全国高等中医药院校规划教材

全国医药院校卓越营销师培养联盟系列规划教材

# 现代创业基础

（供公共事业管理、工商管理、市场营销等专业用）

**主　编**

周良荣（湖南中医药大学）　　　　　李　胜（成都中医药大学）

**副主编**（以姓氏笔画为序）

丁志山（福建中医药大学）　　　　　左　军（黑龙江中医药大学）

孙玉亮（安徽中医药大学）　　　　　吴春英（湖南中医药大学）

张维纯（湖北中医药大学）

**编　委**（以姓氏笔画为序）

毕建敏（福建中医药大学）　　　　　李　昂（黑龙江中医药大学）

李中正（吉首大学）　　　　　　　　杨盈盈（湖南中医药大学）

张　谧（湖南中医药大学）　　　　　易　军（湖南诺舟大药房连锁有限公司）

莫颖宁（山东中医药大学）　　　　　谢冬梅（成都中医药大学）

中国中医药出版社

·北京·

**图书在版编目（CIP）数据**

现代创业基础 / 何清湖总主编；周良荣主编 . —北京：中国中医药出版社，
2017.8（2023.8重印）

全国高等中医药院校规划教材

ISBN 978 – 7 – 5132 – 4203 – 5

Ⅰ. ①现… Ⅱ. ①何… ②周… Ⅲ. ①大学生 – 创业 – 医学院校 – 教材
Ⅳ. ①G647.38

中国版本图书馆 CIP 数据核字（2017）第 102663 号

**中国中医药出版社出版**

北京经济技术开发区科创十三街 31 号院二区 8 号楼
邮政编码　100176
传真　010-64405721
保定市西城胶印有限公司印刷
各地新华书店经销

开本 850×1168　1/16　印张 12.25　字数 305 千字
2017 年 8 月第 1 版　2023 年 8 月第 6 次印刷
书　号　ISBN 978 – 7 – 5132 – 4203 – 5

定价　35.00 元
网址　www. cptcm. com

**服 务 热 线　010 – 64405510**

**购 书 热 线　010 – 89535836**

**维 权 打 假　010 – 64405753**

**微信服务号　zgzyycbs**

**微商城网址　https://kdt. im/LIdUGr**

**官 方 微 博　http://e. weibo. com/cptcm**

**天猫旗舰店网址　https://zgzyycbs. tmall. com**

全国高等中医药院校规划教材

全国医药院校卓越营销师培养联盟系列规划教材

# 编写委员会

**总主编**

何清湖

**编　委**（以姓氏笔画为序）

曲智勇（山东中医药大学）

汤少梁（南京中医药大学）

李　胜（成都中医药大学）

何　强（天津中医药大学）

张丽青（河南中医药大学）

周良荣（湖南中医药大学）

官翠玲（湖北中医药大学）

姚东明（江西中医药大学）

夏新斌（湖南中医药大学）

徐爱军（南京中医药大学）

彭清华（湖南中医药大学）

# 编写说明

　　人类社会发展史就是一部创业史。当今时代，大学生创业教育是顺应国家创新驱动战略和推动"大众创业、万众创新"的必由之路。

　　创业教育最终是培养大批国家急需的创新创业型人才。对于现代大学生来说，并非要求每一位大学生都去创建自己的企业，而是通过高校创业教育掌握必要的创业知识，培养创新精神，培育和开发大学生的创新潜能、创业素质，提高大学生的社会生存能力、竞争能力和可持续发展能力。

　　2002 年，我国 8 所高校开始开展创业教育试点，迄今高校普遍开展创业教育教学，各种创业教育的教材纷纷进入大学课堂，但在教学工作实践中总感觉这些教材有些缺憾。一是目前通用类的创业教材很多，但教材质量良莠不齐，且基本上侧重于创业理论的诠释；二是缺乏行业性创业教材，而且所选案例大多是一些普适性的企业家创业案例。本教材针对中医药院校人才培养的特色定位，由一批在教学一线从事创新创业教学的优秀教师共同编写。本教材具有如下几个特点：第一，紧密结合医药院校人才培养特点和医药行业需求。医药行业是高度知识密集型行业，也是面临高度监管的行业，与其他行业相比，医药行业具有研发周期长、前期投入大、创业风险高的特点。第二，紧密结合医药行业创业案例，集合了医药院校创新创业理论研究者和创业实践工作者的智慧，让学生有亲切感和可复制感。第三，紧密结合医药院校卓越营销师培养模式改革创新。一个成功的创业者首先必然是一个卓越营销师，或者拥有一个卓越的营销团队。本教材是全国医药院校卓越营销师培养联盟系列规划教材之一，编写思路得到了全国 26 所医药院校的高度认可。第四，针对大学生创业群体，提出了加强创业意识培育的同时，优选创新型、知识型、专业型及就业型创业，能够有效克服创业的盲目性和规避无谓的创业风险。本教材供公共事业管理、工商管理、市场营销等专业使用。

　　本教材由周良荣制定整体结构体例、编写提纲和章节内容，编写分工如下：第一章由张维纯、莫颖宁、吴春英编写，第二章由周良荣、杨盈盈编写，第三章由孙玉亮、李中正编写，第四章由吴春英、张谧编写，第五章由丁志山、毕建敏编写，第六章由李胜、谢冬梅编写，第七章由左军、李昂编写，第八章由莫颖宁、孙玉亮、丁志山、吴春英、易军编写。周良荣、李胜、吴春英进行统稿，吴春英、杨盈盈、张谧进行了定稿前的通校。湖南中医药大学夏新斌、王辉、刘平良、湛欢、李玲参与了案例采集与编写。

　　本教材是湖南中医药大学何清湖副校长统筹策划的市场营销专业核心课程"全国高等中医药院校规划教材"之一，在编写和出版过程中，得到了中国中医药出版社、湖南中医药大学教务处、全国医药院校卓越营销师培养联盟的大力支持，在此一并致谢！

　　由于编者水平有限，不足之处在所难免，敬请读者提出宝贵意见，以便再版时修订提高。

《现代创业基础》编委会

2017 年 6 月

# 目 录

# 第一章　绪　论

## 【学习要点】

1. 创业史的发展变化。

2. 发达国家创业活动特点。

3. 当代中国创业活动概况。

## 【导入案例】

### 中医学子张文安的创业之路

30 年前，他考取中医诊断学硕士，意气风发，作为医生，为患者把脉。

20 年前，他走出公立医院，壮志雄心，作为创客，为自己的人生把脉。

10 年前，他的社区门诊接二连三成立，作为先行者，用实际行动为医改把脉。

今天，他又吹响打造"家庭云医生，社区健康城"的号角，作为挑战者，为大健康产业把脉。

他是中国民营社区卫生机构第一人，一位战斗在基层医疗一线的"堂吉诃德"，他所有的斗志、坚持与努力都只为践行"中国式家庭医生"事业。

他就是张文安博士，美安佳医健康产业投资管理有限公司总裁，湖南中医药大学杰出校友。

#### 有点不安分

"那一天，我不得已上路，为不安分的心，为自尊的生存，为自我的证明"，这首歌最能表达张文安创业历程的心境。

张文安，湖南株洲人，1980~1991 年就读于湖南中医药大学（原湖南中医学院）。作为学院首位中医诊断学博士，踌躇满志。或许是因为他的不安分，他放弃了留校和去大城市的机会，选择南下珠海进入一家成立不久的中医医院工作。

在当时有个关于创业的热词叫作"下海"，无数人选择在商海中掘金，而刚走出象牙塔的张博士却是南下寻梦悬壶济世。虽然工作有了着落，但待遇和收入并没有他预期那么好。本来就吃过很多苦，多吃一次又何妨？本来就是当医生，只要能看病这比什么都强。凭着扎实的专业基础和不懈努力，他练就一身过硬的本领，很快就得到领导及患者的认可，并成为全院最年轻的内科主任。

张博士有粉丝无数，年纪最大的当属何老太，今年已是 94 岁高龄的她，20 年来一直是张博士最忠实的患者。老太太当时找博士看病与其他人略有不同，不管有病没病，过上一段时日就会找他，要么检查身体状况，要么咨询养生之道。时间一久慢慢形成一种习惯，张博士也开始定期做回访，在 20 年前很少有医生为患者这样看病。这种在国外盛行的家庭医生服务模式，在国内如何能走得通呢？那段时间一有机会他就以个人名义去中国香港和澳门观摩和学习。这才知道，同样的事情在不同的社会制度和政策环境下操作，结果完全是不一样的。虽然是挑战，反倒勾起了张博士的兴奋点。

### 扎根基层

"别人往上我往下！"这是张博士经常用来调侃自己的一句话，而在当时，但凡拥有博士学历、副主任职称这些头衔，不是院长就是大科主任。

而张博士心思却不在此，他找组织领导要求调动工作，完全是想下基层门诊当医生，这让医院领导很费解，很长时间都不明白他真正的意图。只有张博士自己心里清楚，想要试水家庭医生必须要在基层，在那里不但可以接近居民病患，而且远离医院权力，这样才可能有更大的发挥空间。

1999 年，国家实行医疗体制改革，提出大力发展社区卫生和家庭医生制度。按照市政府国企改革的精神，张博士负责的夏湾社区门诊部将面临两难选择：要么被医院收回，要么与医院脱钩。

正所谓一边欢喜一边愁，喜的是脱钩以后，张博士自主性大大增强，可以按照自己的意愿开展"家庭医生"业务；愁的是必须立马筹措一大笔资金，购买门诊资产。张博士义无反顾地选择了后者，而这一次的选择也彻底改变了他日后的人生轨迹。

### 博士保姆

时光飞逝，一转眼就是 5 年，创业之路虽然波折起伏，但总会有所收获。2002 年 11 月，南方虽然已是冬季，甚是阴冷，但张博士心里却无比温暖。因为在拱北社区卫生服务中心大厅里，将要迎接两位年过八旬的贵客——徐涛和吴旭君夫妇。

徐涛教授曾经是毛主席的保健医生，当他听到珠海有位博士自筹资金创办社区门诊为居民开展家庭医生服务时，不远千里前来考察调研，还亲自为社区卫生服务中心题词：社区医疗先锋，人民健康卫士。

当社区卫生服务中心的护士们向老人请教如何为首长保健的秘诀时，徐老笑容可掬地说："哪有什么秘诀，靠的就是基本功和责任心，真正做好保健就得像做保姆那样无微不至。你们社区医院不是也有博士、教授吗？那你们就做好居民保健的博士保姆吧！"

"博士健康保姆"的雅称由此得来，除了让居民享受到首长级别和博士水平的家庭医生服务外，也变成了日后"美安佳医"追求和奋斗的事业目标。

### 中国式家庭医生

随着医改的深入，珠海先于其他城市，在基层医疗机构投资运营方面做出了大胆的尝试，政府采用购买医疗服务的方式，将接近一半的卫生医疗服务机构开放给民营机构来投资运营。

由于做得早、跑得快，张博士开创的"中国式家庭医生服务"已经不满足于成为当地的行业示范，而是将"互联网＋"的多种手段应用于家庭医生出诊服务当中，积极开发智慧居家康护和居家长期护理的特色医疗服务项目，在产业层面与中兴健康公司、广东省家庭医生协会等社会机构开展深入合作，又蹚出一条行之有效的"医养结合"的新路来。

2016 年 10 月 10 日，张博士在接受央视经济半小时《请进门的家庭医生》专题采访时，珠海市卫生和计划生育局副局长陈耀平这样评价："民营社区卫生服务机构从经营来看，一是效率高，二是积极性更大，他们更加在意贴近老百姓的需求，政府可以采用考核的方式来购买服务，这对于政府而言实际上花费的成本更低。"

**智慧中医**

好事年年有，今年特别多。

2016 年 11 月 18 日，"中国·广州国际中医药大健康博览会暨高峰论坛"在广州琶洲如期举行；同一天，中国国际大健康产业高峰论坛暨第三届中国（海南）国际大健康产业博览会在海口正式开幕；2016 年 11 月 26 日，世界中医药学会联合会中医诊断学专业委员会第三届学术年会在珠海召开。这三场高规格的活动，主办方都无一例外地邀请张博士创办的公司出席参加并进行智慧中医的成果展示。

这段渊源还得从 3 年前说起：2013 年 10 月，世界卫生组织总干事陈冯富珍率领 10 多个国家 40 多位医疗卫生官员组团莅临张文安博士创办的珠海华发新城社区卫生服务中心社区国医馆访问，在参观名医工作室时，陈冯富珍干事还特意请张博士为她把脉并请教中医养生之道，为现场的外国官员们展示了中医药文化的魅力。

陪同考察的还有国家中医药管理局王国强局长，他认真地问张博士："你的社区国医馆能不能走出国门，在世界各国开办和推广？"这意味着中医药服务要借助科技和互联网才能实现。截至 2016 年 11 月张博士已经开办了 4 家智慧型国医馆，虽然尚不成熟，但已经可以在系统平台完成"检、验、疗、康、养、教、研"的标准信息化应用，这也是他创办的尚古杏林公司与湖南中医药大学产学研合作后结出的第一个硕果。

正因如此，在世中联珠海研讨会议上，张博士谈道，中医药面临两大难题，一是传承，二是发扬。随着医学模式的转换和健康产业的蓬勃发展，为中医的全面振兴提供了千载难逢的机会，有选择地解决中医标准化、信息化、现代化问题必须要跳出信息论、系统论、控制论的研究，从实践、实干、实证、实用原则出发，借助当今科技和社会发展的一切成果，让古老的健康科学重现蓬勃生机。

**社区健康城**

当我们再去参观美安佳医旗下的社区医疗机构时，发现社区医疗机构在原有社区卫生服务功能的基础上早已经升级换代了：在这里看到的不只是更加精致的基础医疗和公共卫生服务，也不是温馨的环境和优质诊疗服务，而是为居民提供了更多个性化的有着商业品牌的社区医疗项目。

从社区国医馆到家庭口腔中心，从日间照护到远程心电检测中心，从女性保健中心到健康管理中心，这一个个琳琅满目的大健康项目和基本医疗项目相辅相成，构成了一个新的极富生命力的社区健康综合体，每一个医疗项目又可以单独拆分完成商业化输出，彻底满足了居民日益增长的健康新需求。它为房地产开发商在社区配套医疗服务功能方面提供了产业模式借鉴。

这也让上海市松江区的领导们大开眼界。2016 年 7 月 14 日，区长秦建、副区长龙婉丽率团参观时，秦区长一语道出了社区健康城的真谛：张博士创办的社区医疗机构医养结合得好、信息化结合得好、中西医结合得好；规定动作和自选动作结合得好！

不忘初心，方得始终。美安佳医的 2016，注定是不平凡的一年，因为这一年也正值企业创办 20 周年。站在企业的历史时刻，张博士感慨万千，耳边突然响起曾经接待汪洋副总理考察时说的一席话：做中国最好的家庭医生，走出一条不一样的路！

二十载坚持耕耘，二十载探索创新，二十载砥砺前行。张文安和他的企业正在完成从"家庭云医生"事业向"社区健康城"产业的华丽转变！

（资料来源：根据创业者提供相关资料整理。）

# 第一节　人类历史就是一部创业史

人类发展至今，可以记录考究的历史已经超过了 7000 年，从人类历史发展来看，整个人类社会的发展历程可以划分为原始社会、奴隶社会、封建社会、资本主义社会、社会主义社会等。人类历史是一部鲜活的创业史。创业推动了生产力发展和生产关系变革，推动了社会经济形态更替，推动了人类社会不断向前发展。

## 一、人类社会分工与创业发展

社会分工越细，人类社会就越发展。社会分工与创业相互推动、相辅相成。人类一旦出现社会分工，生产者生产产品就不再只是为了满足自身及其家庭需要，而是开始出现部分剩余产品以满足别人的需要。当自己的剩余产品通过交换得以得到自己额外的需要时，创业的冲动就产生了。

纵观人类历史，经历了三次比较大的社会变革，每一次变革都是产业分工的进一步深入。最早的人类社会是农业社会，第一次分工是农业生产内部的分工，畜牧业从农业中分离出来，形成独立的产业。第二次分工是农业生产内部的进一步分化，手工制造业出现分化，形成独立的产业。第三次分工是商业开始独立，它独立是建立在物品交换日益频繁的基础之上，这些分工都是产生于原始社会与奴隶社会时期。人类早期的社会分工都是从农业的基础之上进行分离，与当时的社会生产力相适应，与当时农业生产占据主导地位的特性相符合。

每一次社会分工，我们都可以感受到创业行为在其中的推动力。农业与畜牧业的分离指的是人类开始改变原有的以畜牧或者狩猎为主的生活模式，开始在固定的区域以种植业为主，对动物进行畜养，开始了定居生活，人们开始进行自我生产，自行制造生活物质。这种分工其实最早源于现在的西亚地区，部分靠近地中海的区域气候较为适宜，植物茂盛，动物较多，无论是农业种植还是动物畜养都具有一定的基础。当时，世界可以分为三个主要的核心区域，不同的区域种植的物品存在差异。这三个区域分别是西亚、东亚及中南美洲，西亚地区的主要种植物是麦子，大麦、小麦的最早发源地都是西亚，东亚地区的主要种植物是水稻等，中南美洲的种植物则是红薯及马铃薯等。

公元前 5000 年左右，人类告别了石器时代，开始进入金属器时期，最早出现的是铜器，但初期的铜器硬度不足，使用范围比较小。经过 2000 多年的发展，铜器得到了进一步的发展，青铜器在这一时期开始出现，其硬度比较高、熔点较低，人们将其广泛用于制造兵器及打造饰品、日用品等方面。但其使用范围还是受到一定程度的限制，因为成本比较高。公元前 2000 年，炼铁术开始在西亚出现，铁的出现对生产工具产生了颠覆性的影响，石器、青铜器迅速地被替代。在这种背景下，人们的劳动效率得到迅速提高，种植业的生产效率远远超过了畜牧业。在生产工具的帮助下，人们将更多的资源用于农业，完全实现了产业的分工。正是这种基于生产力发展产生的创业，使得人类历史发展获得第一个阶段的提升。

在这种背景下，手工制造业开始独立于农业发展起来。在起步阶段，手工业的发展都是围绕着生产工具的制造而产生，包括国家军事设备，如兵器。手工业是人类历史上的一个新的领域，对社会的发展起到了加速的作用。在手工业专业化发展的基础上，生产工具的发展得到极大的提速，生产工具作为第一生产力的雏形开始出现。在这些基础之上，新的文明开始形成，如东方的中国、西方的罗马，其社会文明在这一时期开始出现。

随着畜牧业、农业、手工业的独立发展，不同行业之间的交流加剧，商品交换成为社会发展不可避免的现象。在这种背景下，少数人开始充分利用这些经济规律来进行商品买入卖出，通过价差来寻求利润，商业开始诞生。商业并不直接产生社会生产力，但是它的存在能够加快生产要素的交换，能够优化社会资源的重组，提高社会资源的利用效率，进而促进社会生产力的发展。

随着社会分工的发展，人类历史上出现了影响最大的三次工业革命。每一次工业革命形成了新的人类文明，每一次工业革命都对经济发展产生了颠覆性的影响。通过细分，每一次工业革命都是人类大规模创业史的集中反映，是人类创业的结晶。

第一次工业革命诞生于英国，发达的纺织行业为产业的创新提供了便利。1765 年，纺织工人革命性地发明了"珍妮纺织机"，将机器生产运用到了纺织品的生产过程中，这标志机器化大生产时代的来临。此后，人们对机器的动力进行了优化，例如利用水力来进行推动的织布机。随着经济的发展，越来越多的机器开始出现在社会经济生产中。机器生产的扩大，导致了人们对生产动力的渴求，水力、人力等动力已经难以满足社会大生产的需求。在这个时候，瓦特对蒸汽机进行了改良，满足了人们对于动力的追求。蒸汽机的出现，使得机器大制造开始正式进入人们的生活，社会发展进入了新的时代，蒸汽机已经成为这一时期的代名词。此后，蒸汽机开始在交通制造业等领域得到普遍使用。在社会发展等方面，现代的工厂开始出现，现代化的企业管理模式开始出现。这一切都是生产行业对生产效率提高的不断探索，是创业成功的集中反映。

相对于第一次革命在英国单个国家展开不同，第二次工业革命在多个西方发达国家同步进行，它的代表是内燃机、电机等的使用。人们对于生产效率的追求最直观地体现在机器动力方面，蒸汽机等固有的缺陷如体积庞大等难以满足社会各界的需求，电气作为科技发展综合实力的体现，迅速取代了蒸汽机，成为新的动力根源。此后，基于电气而产生的设备包括电影、电话等开始出现。由于电气革命使得社会垄断开始形成，部分企业利用先进技术进行垄断，资本主义开始进入垄断时期。

最新一次工业革命以现代信息技术、现代生物技术、现代能源技术为基础，对原有产业发展模式产生了颠覆性的改变。第三次工业革命的结果是产生了大量高科技企业，改变了人类社会发展方式。大量新兴企业诞生，例如微软、谷歌、苹果等，传统制造业也被迫利用现代技术进行改进，才能够在竞争中生存发展。

科学技术推动了产业革命，每次产业革命都是创业者创业的结果。随着人类社会发展，科学技术的发展是时代的主题，科学技术对社会的发展起着重要的影响。科学技术已经真正地成为第一生产力的代表。尤其是最近几年，无论是社会大生产还是人们的日常生活方面，科学技术的影响无处不在。例如：信息技术的发展使人们无论是在工作还是在生活都出现了革命性的改进，让人们实实在在感受到了创新发展给我们带来的影响。在科学技术的带动下，越来越多的创新型企业逐渐成长、壮大。例如：谷歌发现人们在面临海量网上信息存在选择困难，于是通过引擎搜索来进行市场细分，逐渐成为目前最大的科技企业之一；阿里巴巴利用网络信息技术，建立免费平台，引领了电子商务发展。这些都表示我们正处于一个迅速革新的阶段，创新成为时代的主题，创业成为经济发展的动力之一。2014年9月，国务院总理李克强在达沃斯论坛上提出了"大众创业，万众创新"的口号，当今中国迎来了大众创业的春天。

从这里我们可以看出，人类的发展史实际上就是一部创业史。人们为了追求社会的发展，不断进行探索，不断利用新的科学技术，不断通过成功的创业来推动技术的发展，通过生产力的发展来带动社会结构的变化，形成新的社会关系。

## 二、马克思社会发展理论的创业意蕴

马克思认为，社会的发展取决于人们的劳动，劳动是社会发展的动力所在。社会发展水平高低可以通过人们劳动发展的水平来进行判别，个人的发展水平则由其劳动的形态来反映，主要的维度包括劳动是否全面性、是否自由等。关于人类劳动的特性，马克思在《1844年经济学哲学手稿》中表明，人类与其他动物最大的区别在于劳动的自由性。至于人的其他特性，人们能够在劳动过程中不断提升自己的劳动技能，不断提高社会的生产力。这种生产力的提升，一方面促进了社会进步，一方面基于此形成自己独有的社会关系，维持社会的稳定与发展。

基于此，马克思又进一步分析："人们用以生产自己生活资料的方式，首先取决于他们已有的和需要再生产的生活资料本身的特性。这种生产方式不应当只从它是个人肉体存在的再生产这方面加以考察。在更大程度上是这些个人的一定的活动方式，是他们表现自己生活的一定方式、他们的一定的生活方式。个人怎样表现自己的生活，他们自己就是怎样。因此，他们是什么样的，这同他们的生产是一致的——既和他们生产什么一致，又和他们怎样生产一致。因而，个人是什么样的，这取决于他们进行生产的物质条件。"对于今天知识社会的生产方式，马克思的判断是："资本主义生产第一次在相当大的程度上为自然科学创造了进行研究、观察、实验的物质手段。由于自然科学被资本用作致富手段，从而科学本身也成为那些发展科学的人的致富手段，所以，搞科学的人为了探索科学的实际应用而互相竞争。发明成了一种特殊的职业。因此，随着资本主义生产的扩展，科学因素第一次被有意识地和广泛地加以发展和应用，实际地体现在生活中，其规模是以往的时代根本想象不到的。"

马克思关于人类社会发展的认识是深刻的，他的关于劳动形态是社会文明的基础这一理论成为社会发展的一个核心标准。在人类历史的发展过程中，人们起初是依赖自然环境生存，包括耕种、渔猎等。随着科学的发展，新兴的行业不断被创造，成为社会发展的一个体现。当人们从事商业、工业等非自然生产相关的行业时，人类社会开始进入工业社会，出现了工业文明。商业、工业的出现，都是由创新、创业引起的，当这种创业行为成为历史的潮流时，它们很快就成为社会发展的主流，形成新的社会秩序。按照马克思的思路，新的分配制度对社会的发展有着促进作用，分配方式能够以一种社会自有的规律来吸引人们进行创业。创业大规模的出现，反过来促进了社会结构的固化，适应现有的生产力模式。这种模式周而复始地进行，成为推动社会进步的动力。

## 三、创业劳动的发展趋势

创业是现代经济发展的主流，创业组织推动了社会经济的发展。劳动者是社会的主要构成，人类社会的发展历史实际上就是一部创业史。人类社会最原始的生活是刀耕火种，与其他动物并无不同，正是创业行为的出现导致了人类社会的发展。不同的创业对于社会劳动者而言具有不同的意义，那么，在现代创业背景下，创业劳动的发展趋势又是怎样呢？

**1. 创业者的范围不断扩大** 每一个劳动者都有可能成为创业者，现代创业者的条件是具备应有的创业技能及创业精神。从这个角度而言，每一个社会成员、劳动者都是潜在的创业对象。从人类发展的历程来看，一旦社会条件成熟，大量的潜在创业者将可能转为实际的创业者。这种社会条件更多的是指社会上层建筑，如社会关系等。以我国目前情况来看，经过30多年的改革开放，我国经济基础得到巨大的提升，但是长期的粗放型发展模式已经难以持续，我们必须对现有的社会关系进行调整，才能实现经济的进一步发展。因此，李克强总理多次呼吁大众创业，希望以此来实现国民经济结构的调整，为更多的创业者创造良好的条件。

**2. 创业劳动普遍存在** 从实际效果来看，创业行为已经在全国铺开，创业的数量急剧增长，这一现象在发达国家尤为明显。以美国和日本为例，根据2014年统计数据显示，美国共有接近2500万家小微企业，我们仅仅假定每一个小微企业只有一名创业者，那么美国至少有超过1/6的人口在进行创业（美国劳动人口约1.4亿人）。同期，日本有近700万家小微企业存在，按照同样的计算方式，日本约有1/7的劳动人口从事创业行为。如果算上合伙人等，该比例将进一步上升。这表明在发达国家，创业已经成为社会经济活动的重要组成部分。

**3. 为每一个劳动者创造了发展条件** 相对于农业文明、工业文明而言，现代创业更多地具有知识属性，创业者通过创业来获得更多的劳动自由及自身的全面发展。大众创业强调的是竞争，企业创立者必须更好地为客户服务，为社会服务，并且比竞争对手获得更高的认可度，才能够在竞争中获得优势，不被社会所淘汰。这种优势的形成不再依赖对资源的占有，更多地依靠其对现有资源的利用，尤其是创造性的利用。创业的核心在于通过资源的合理配置来满足社会潜在的需求。这种资源的配置对于大多数知识分子，包括具有工艺技巧的人员来说有着充分的用武之地。创业的实际也是这些人员知识的组合，通过共同努力来实现发展目标，为所有人创造出更好的条件。

从这里我们可以看出，现代创业劳动具有特殊性，与人类历史发展过程中的创业劳动有显著区别。首先，创业劳动的母体是知识，包括理论文化知识、手工技巧知识等与社会发展相适应的各种知识。其次，作为一种全新的革命性的劳动样式，创业劳动实践要求并实现着人更高的自由性、自主性、创造性、全面性。

## 四、现代创业的特点

虽然创业一词最早由西方国家诞生，但是创业这一行为在中国却早就存在。在社会发展早期，人们都是通过种植渔猎为生，后来由于货物的交换，逐渐产生了商业，这种专业化的商业就是一种创业的行为，因此，创业是一项从古至今就存在的现象。从我们目前对创业的了解来看，创业主要是利用目前的市场环境，寻求不同于其他人的经营模式，只有这样才能够获得高于行业平均利润的收益。我国古代史学家司马迁在《史记》中记载了著名商人白圭的故事，文中描述白圭"乐观时变，故人弃我取，人取我与"，说的就是所谓的商品买卖，收购别人多余的物品，等时机合适，将其卖给需要的人。在这种思想指导下，白圭逐渐成为富甲一方的商人，其核心就在于通过创业来寻求高额利润。从本质来看，古代这种创业与现代的创业两者并未有实质上的区别。但相对来说，现代创业规模更为庞大，给人们带来的冲击在时间方面更短、效果更为明显。这种创业的速度相对于我国古代历史上千年的演变来说更为彻底、更为全面，相对于西方工业时代的创业来说更为高效。总的来说，现代创业具有以下的特点：

**1. 知识性**　目前社会创新活动中所代表的是德鲁克所阐述的"知识社会"，知识成为创业的核心因素。在"知识社会"中，最为核心的生产要素已经不再是自然资源等物质性部分，取而代之的是人力资本。社会配套方面，由于高等教育的普及，高等教育逐渐成为大众化，对社会人力资本的形成起到了有效的帮助。人力资本的携带者是知识分子本身，这种资源具有独特的竞争优势，形成了生产资料所有制的创新模式。

**2. 分工特殊性**　创业的核心在于通过寻求与他人的差异来获取超额利润，目前大众创业模式除了要求知识分子具有一般的劳动性之外，还具有其他特殊的要求。这种要求往往是根据经济发展的特性来进行判定，专业化的分工要求知识分子进行知识互补，强调创新市场机会，对市场潜力有着非常敏锐的意识，这一点与我国目前提倡的供给侧创新具有一定的相似性。

**3. 创业活动对经济发展的影响加重**　不管是长期存在的企业还是新兴的企业，创业都是一个避不开的话题。对于新兴企业而言，创业活动是其存在、发展及壮大的根本，对于已存在的企业而言，二次创业是其面临市场竞争不得不考虑的战略。例如，随着信息技术的兴起，各大传统金融机构不得不就如何应对现代网络金融的竞争进行创业。

**4. 要求的全面性**　创业对于劳动来说，其要求具有全面性，也就是马克思所谓的自由性和自主性。在这种要求下，创业人员必须全面、自由地发展。创业者为了成功创业，必须全面展示自身的能力，这就越能够使创业人员摆脱对物质的依赖，例如微信、微博等的成功，更多的是对人们消费习惯的满足，对社交潜在需求的开发。除了物质以外，创业者一旦具备应有的能力，资本也会逐渐成为其附庸。随着资本市场的不断完善，大量的风险资本开始寻求合适的创业对象。例如美团、滴滴打车等，在创业初期就获取了大量的风险资本支持。综合以上来看，现代创业开始走向全面性，工作的自由性大大得到提升。

**5. 创业组织的特性**　创业组织的特性可以从创业者本身、创业观念及创业组织三个方面进行分析。从创业者来看，体现的是一种平等性，创业者大多是人力资本的携带者，具有高度自由性，他们的交往具有平等性。从创业观念来看，以前的创业往往具有自发性，例如商业的诞生更多的是商品交换发展的自然产物，但从目前来看，创业更多的是一种自觉发展。目前越来越多的创业者将创业作为一种自我实现的途径，既包括经济自我实现，也包括个人理想的自我实现。创业组织相比较于传统组织面临着更多风险，组织间的竞争也更加激烈，组织内部必须根据快速捕捉机会和快速进行资源整合的需要而及时调整，创业企业要选择更加有效的柔性治理结构或网络化治理结构。这种柔性结构使组织具有灵活性和适应性，从而减少创业活动所引致的额外交易费用和内部管理费用。同时创业组织是学习型组织，本身就是一种为组织获取竞争优势的资源。

现代创业与传统创业存在非常大的差距。这种创业形式前所未有，世界经济的发展也与之前的循序渐进模式不同，它的速度、广度及深度都是前所未有的。现代创业的结果并不仅仅体现生产效率的提高，它更多的是对人类社会体系的冲击，个人生产资料所有制形态、人的存在方式、劳动方式、生产的组织方式、人与人之间在生产中的关系、交往方式、思维方式、发展方式都在发生天翻地覆的变化。

# 第二节  发达国家的创业活动与创业教育

## 一、美国的创业活动与创业教育

### （一）美国的创业活动

美国的创业活动与美国的经济活动密切相关，从最早的"西进运动"到 2012 年奥巴马发布"创业美国计划"，可以说美国的经济发展与崛起都与技术活动和创业精神有关。1776 年美国独立时，面积相对较小，经济发展滞后，社会动荡，农民起义频发。在"西进运动"过程中，美国政府通过赎买、武装颠覆或战争等手段，兼并法国、西班牙、英国的殖民地和墨西哥的大片国土，实现领土扩张，其领土从独立时的 80 万 $km^2$ 扩张到 19 世纪末的 900 多万 $km^2$。另外通过经济和立法手段鼓励西部移民，推动边疆开发，促进经济增长：经济上从对英国等强国的依附发展到 1894 年超越英国成为世界工业总产值第一强国，人口也从独立时的 250 万增长到 1894 年的 7000 万。19 世纪末，美国已基本实现人口中心、农业中心、工业中心的西移。在"西进运动"过程中，美国由自给农业向商业农业、由农业国向工业国转变并最终实现"美国崛起"，培育了美国人民的拓荒精神，特别是美国在西部开发中所体现出的不怕牺牲、不怕艰苦、意气风发，不断寻找新的土地、新的财富的牛仔精神、边疆精神。这种精神后来成为美国人一往无前、豪迈乐观、勇于开拓、探索不止的民族精神，也培养了敢于承担风险、勇于探索和发现市场机会、创造财富、实现个人价值的创业精神。1900 ~ 1917 年的"西进运动"除了对社会、政治产生巨大的影响之外，创新活动产生了文化、体育等新兴产业，经济领域的广告活动催生了成千上万的新型消费群体；教育领域的改革使普通民众有权利接受更多知识，而且使美国教育逐步摆脱欧洲形式主义课程、因循守旧的教材教法、繁多的清规戒律及教育与生产严重脱节的倾向，代之以全新的课程设计和新颖的教学方法，使教育与生活更紧密结合，使教育服务于财富的发展，从而为创业教育的产生和发展提供了又一推动力量。

20 世纪 80 年代进入知识时代以后，美国的创业活动生机勃勃。当今美国 95% 的财富是 20 世纪 80 年代以后创造出来的。管理学大师德鲁克分析了美国 1965 ~ 1984 年间的就业结构，发现就业机会都是创业型和创新型的中小企业创造出来的。自 1990 年以来，每年都有 100 多万个新公司成立，即平均每 250 人就有一家新公司。1996 年 6 月美国"考夫曼企业家领袖中心"发布的报告显示，每 12 个人中就有一人期望开办自己的公司，91% 的美国人认为创办自己的企业是一件令人尊敬的工作。由此可见，创业已成为美国精神的一部分。

美国创业活动最活跃的是加州硅谷和麻省理工学院。硅谷是世界上第一个高新技术产业区，也是当今世界上最具创新能力和活力的高科技园区。硅谷吸引了全美约 35% 的风险资本和 50% 的风险基金。著名的英特尔、苹果、FACEBOOK 等公司的总部都设在硅谷。硅谷除了拥有斯坦福、加州大学伯克利分校等著名的研究型大学以外，还有许多专科学校和技工学校，以及 100 多所私立专业学校。这些学校特别注重新理论、新结构、新工艺的研究、开发和运用，而且与企业联合开发研究新技术和新产品。这种校企结合能够使科研成果迅速转化。除此之外，许多大学和科研机构人员直接投资兴办企业。据估计，硅谷中由斯坦福大学的教师和学生创办的公司达 1200 多家，目前硅谷的一半销售收入来自于斯坦福大学的衍生公司，著名的惠普、思科、升阳、谷歌、雅虎等都发源于斯坦福大学。麻省理工学院在美国学术界具有独特的地位，它开创了大学与产业联合的模式。美国波士顿银行历经 7 年发布的《MIT：冲击创新》报告显示：如果把麻省理工学院的校友和教师在全世界创建的公司集合成一个国家，那么这个国家的经济实力在世界排名第 24 位，大约相当于 1160 亿 GDP，比南非的 GDP 稍低，高于泰国。麻省理工学院的校友和教师一共在全世界创建了 4000 多家企业，就业人数 110 万，年销售额达 2320 亿美元。麻省理工学院早在 20 世纪 30 年代就出台了"五分之一"原则，允许教师每周可以有一个工作日为产业工作。这条"黄金法则"奠定了大学参与创业的合理性，后被其他大学广泛采用。

美国的创业活动尤其是研究型大学的新技术的高效转移应用在于良好的围绕创业服务的环境和巨额风险资本投入。首先，美国从法律上确保大学的知识产权收益，出台了著名的《拜杜法案》。《拜杜法案》（Bayh－Dole Act）是美国 1980 年颁布的《大学和小企业专利程序法案》（University and Small Business Patent Procedures Act）的简称。其立法考虑是，由于高校和企业急于参与技术转移活动，国家才从法律层面通过权利和利益分配激励科研人员和私人企业进行技术转移，这项法案因对政府资助项目科研成果知识产权归属制度的创新而备受盛赞。从高校层面而言，《拜杜法案》中规定高校可以获取专利费，按比例奖励给专利发明人，剩余部分用于研发投入，这样极大鼓励大学的技术转移活动。据调查，法案出台后美国高校专利数目增长 10 倍，产学研合作为国家经济贡献了 1870 亿美元，为 GNP 做出了 4570 亿美元的贡献，创立了以高校科研成果为核心的 6000 多家新公司。各大学还纷纷成立技术许可办公室（Office of Technology Licensing，简称 OTL），专门负责申请发明专利，寻找企业，开展专利许可谈判，签订许可协议，分配许可收入。这项措施和保障可以使大学的新技术可以很快转化应用。

其次，美国的技术创业活动的另一个强劲推力就是巨额的风险投资。伴随创业活动兴起的是风险投资，美国也是风险投资的发源地。1946 年，时任麻省理工学院校长的卡尔·康普顿联合政界、商界和教育界的精英成立了美国研究与开发公司（ARD），这是世界上第一个风险资本公司。它的使命就是为新兴的企业提供权益性的启动资金，推动创业企业的发展。1958 年美国国会通过了小企业投资法案，建立了小企业投资公司。美国的小企业可以向"小企业管理署"申请贷款，贷款额度为小企业自身资产的 3 倍，并且可以享受税收优惠和低息贷款的扶持。由于国家层面的扶持和推动，美国的风险投资发展得很快。到了 20 世纪 70 年代末、80 年代中期，美国风险投资进入黄金年代，美国加强立法以完善风险投资环境，先后出台一系列法律，主要包括：1978 年的《减税法案》、1980 年的《中小企业投资促进法》、1981 年的《经济恢复税收法案》等。进入 21 世纪以后，随着通讯及网络技术的发展，加上资本市场的复苏，美国的风险投资又进入了一个快速发展时期。目前美国的风险投资机构大约 2000 家，每年为大约 10000 项高新技术项目提供风险投资资金，也促进了一批高新技术企业飞速发展，包括著名的苹果公司、SUN 微系统公司、微软公司、LOTUS 等。

另外，美国的创业服务也非常便利。在大学外围有配套齐全的中介服务，为创业者提供法律、税务、咨询、办公场地、员工招聘等方面的服务。创业者只要有创业项目和风险投资，可以在很短时间内建立自己的公司并开始运作。

NOTE

### （二）美国的创业教育

目前学术界公认的创业教育起源于美国，第一门创业课程是哈佛大学商学院的 Myles Mace 教授开设的《新创企业管理》。美国的创业教育主要集中于高校，但随着全民创业意识的普及，美国义务教育课程设计中也包含创业教育的内容。目前美国的创业教育已经形成了一个相当完备的体系，涵盖了从小学、初中、高中、大学专科、本科直到研究生的正规教育，哈佛大学和宾州大学从 20 世纪 90 年代中期已经开始培养有关创业学方向的工商管理博士。

近 20 年来，创业学已经成为美国商学院和工程学院发展最快的学科领域。

#### 1. 美国大学的创业教育

（1）美国百森商学院　美国百森商学院在创业管理教学领域是代表国际最高水平的商学院，坐落于波士顿，创立于 1919 年，是一所私立商学院。罗杰·百森先生创办之初的目的是为家族企业培养企业家，所以创业精神一直备受重视。20 世纪 70 年代，百森商学院确定了自己的使命是发展创业精神的教育。1967 年百森商学院率先在全球第一个推出创业管理的研究生课程，随后其整合性的商学本科和研究生课程多次获得美国和国际大奖，在创业学领域成为世界的领军者。

百森商学院的师资非常雄厚，目前有 165 名全职教授，其中 95% 的全职教授拥有博士学位或同等学力。百森商学院的教授不仅毕业于世界著名大学，而且具有商业实践经历：一般在取得博士学位前他们或在跨国公司担任高级经理，或在高新技术公司担任主管，或者自己创业成立了自己的公司。总之，百森商学院的教授既有理论知识，同时又具有创办和管理企业的实践经验。

在课程设计方面，百森商学院在创业教育专家、被誉为"美国创业教育之父"的杰弗里·蒂蒙斯（Jeffry Timmons）教授的领导下，创立了完整的、富于创新的创业教育课程体系，向学生提供学术知识和现实商业经验的创业教育。课程内容除了一般的创业课程之外，还包括特许经营、社会创业、公司创业和家族创业等课程。

百森商学院的创业教育主要由创业教育研究中心承担，其模式是通过创新性教学计划、外延拓展计划和学术研究来领导全球的创业教育，从而在各个团体和社会传播创业思想，激发创业精神，指导创业活动。创业教育研究中心的宗旨是全力帮助学生发展创业的思维方式、进取心、灵活性、创造力、冒险的愿望、抽象思维能力及视市场变化为商机的能力。

（2）哈佛商学院　哈佛商学院是世界上最早开设创业管理课程的商学院，创立于 1908 年，是美国培养高级管理人才的著名学府，也是美国最早的管理学院之一。尽管迈尔斯·梅斯（Myles Mace）率先向 MBA 开设了创业课程，但他并未真正开始创业学的研究。直到 20 世纪 80 年代，创业开始作为一个学术研究领域出现，一批学者才从其他领域（大部分是战略管理领域）纷纷"改行"加入，对创业学的学术基础进行研究并做出了巨大的贡献。1992 年哈佛商学院在总结了自己的 MBA 创业课程经验，以及对世界各大学的创业课程进行调查和研究之后，制定了更适合 MBA 的创业管理教育方案。在利用和整合哈佛传统优势的同时，创立新的重点和特色创业管理课程，试验新的教学方法和组织形式。

哈佛商学院的创业教育优势在于针对创业管理建立完整的资料和案例库，并且是唯一为创业管理与创业教育研究发行期刊的院校，也是一所强调人文与领导管理思想发展的大学。哈佛商学院的代表性创业课程包括：《创业财务》《创业营销》《创业管理》《专业服务》《小企业

NOTE

的经营与成长》《风险投资与个人股权》《开创新企业》《创造性与组织》。除此之外，还有一些具有鲜明网络化、全球化、国际化时代特色的课程，比如《国际创业型财务学》《国际房地产》《网络业务管理》《在网络经济时代创立新企业》《从创业视角看全球化企业的演变》《转型/变革期的创业型管理》等课程。这些课程不仅包括创业中涉及的财务、营销、谈判等方面的课程，还包括领导力、创业力、有效领导等行为科学方面的课程。特别值得一提的是哈佛独特的案例教学法。这种教学方法力图把学生放在一个实际创业者的立场上，从实战的立场来学习什么是创业和如何创业。学生必须每天晚上读完 2~3 个案例，并且进行详细分析，还要做好笔记。要充分准备好一个案例，需要两个小时以上的时间。这要求学生不能死记硬背，必须具备超强阅读能力和分析能力，否则无法完成学习任务。另外哈佛商学院还专门设置研讨课程，让学生在讨论中融会贯通课程的精髓。

（3）斯坦福大学商学院　斯坦福大学成立于 1891 年，是美国著名的研究型大学，也是一个比较另类的大学。斯坦福大学的出名除了与学术成就有关外，还因为与著名的硅谷有千丝万缕的联系。

1925 年，在斯坦福大学第一届毕业生、美国前总统胡佛的倡导下成立了商学院。胡佛倡导成立商学院的原因是他觉得美国西海岸缺少经济管理方面的教育。哈佛和斯坦福这两个商学院一东一西，都被认为是世界上最好的商学院，在美国权威杂志的商学院排名中并列第一，但他们具有非常不同的风格。哈佛位于东海岸的历史名城波士顿，文化气息浓厚，代表比较传统的经济管理教育，培养的是"西装革履式"的大企业经营管理人才；而斯坦福地处世界高科技发展中心的硅谷，更强调开创新科技型企业的"小企业精神"，培养的是"穿 T 恤衫"的新一代创业型企业家。

斯坦福大学的创业教育独特之处在于教师带头创办企业，师生共同积极参与创新创业实践活动。斯坦福大学具有宽容失败、推崇创新、鼓励冒险创业的文化传统。政策上斯坦福大学允许教师每周有一天到公司从事开发和经营等兼职工作，允许教师离岗 1~2 年创办科技公司或兼职，允许教师将自己在学校取得的科技成果向公司转移，也允许参与创业的学生不论创业是否成功两年之内均可回到学校继续学业。对于教师或学生在学校期间获得的专利，技术转让后学校只从毛收入中扣除 15% 作为专利申请费和办公费，其余的归所在院系和专利所有者。与硅谷联系最紧密的电器工程系，大部分教授以不同的方式参与企业的经营活动，有数以千计的教授和学生在硅谷工作。斯坦福大学的许多教授通过参加创业企业的咨询服务对创业有更深刻更全面的了解，反过来对学生的创业教育更加具有针对性。

斯坦福大学的创业教育也体现了斯坦福的实用教育思想，体现在"文科与理科结合，教学与科研结合，文化教育与职业教育结合"的课程设置上。斯坦福大学商学院的创业教育课程由商学院和工学院的老师联合开发。他们打破专业壁垒，注重拓宽基础性课程，适量减少专业性课程，把基础教育与专业教育结合起来。另外增加综合性课程，开设科学技术与社会科学相结合的跨学科课程，充分体现文、理、工的渗透。这样的课程设置很好地满足了学生创新创业的学习需求。目前斯坦福大学开设的创业课程有 20 多门，涵盖创建一个企业的方方面面，包括如何融资、组织资源、员工招聘等。商学院的创业研究中心开发的《创业管理》《创业和创业投资》《创业机会评价》《创业管理和创业财务》深受学生欢迎，91% 的 MBA 至少选修一门创业课程。除了课程教育之外，斯坦福大学还有丰富多彩的非课程教育项目。学生发起组建了各种创业俱乐部，组织各种论坛，参观硅谷的企业，邀请企业家和投资者到学校做讲座，部分讲座可以计入学分。斯坦福大学的学生在浓厚的创业文化影响下，很多人在上学期间就建立了自己的公司，从实践中深刻体会创业的真理。

**2. 美国的创业教育特征**　从以上三所美国最著名的创业教育的大学来看，美国的创业教育具有以下特征：

（1）突出战略性的而非功利性的创业教育目标　创业教育（enterprise education）这一概念是在 1989 年联合国教科文组织召开的"面向 21 世纪教育国际研讨会"上正式提出的。会议报告指出，21 世纪的青年除了接受传统意义上的学术教育和职业教育外，还应当拥有第三本教育护照，即创业教育。如果一个人缺乏事业心和开拓能力，学术和职业方面的能力就不能充分发挥，甚至变得没有意义，所以创业教育又被称作企业家精神和能力教育。从广义来说，创业教育是培养学生的创业意识、创业基本素质的开创型教育。创业教育的内容包括创业者的进取心、事业心和探索精神及冒险精神等特质的教育，同时也包括如何在创业过程中进行经济增值、创造利润等企业生产经营活动的教育。狭义的创业教育就是通过课堂的教学传授创办企业的基本要领、能力和技能等，让创业者掌握创办企业的基本要领、技巧和步骤，从而在创业实践过程中能够创造新的就业岗位。以扩大就业为目标的创业教育是一种功利性行为，对国家和社会的推动作用不大，缺乏战略意义。因此美国考夫曼企业家精神研究中心将创业教育定位成向创业者传授创业理念和创业技能，使其能够识别他人忽略的机会并勇于完成别人犹豫的事情，包括机会的识别、投资风险的控制、开创新企业和创新企业的经营与管理等内容。这种创业教育的目标是使接受创业教育的学生具有一定的创业意识和个性心理特征，从而能适应社会发展和变革的需要，而不再是以岗位职业培训为内涵，或者以企业家速成为导向。

（2）强调创业课程的师资队伍具有创业实践经验　由于创业本身是一种实践活动，所以对创业师资的要求也和一般的理论课师资有区别：创业课程教师必须有创业或在企业任职的经历。百森商学院的近 40 位创业学教师中绝大多数有创业或企业任职经历。从 1980 年开始百森商学院就聘请了美国石油公司的创始人、主席和首席执行官 Stephen Spinelli，Jr. 博士，他同时也是杰斐润滑油国际公司的发起股东、董事和经理。美国的创业学师资除了全职教师外还包括兼职教师。这些"校外兼职的校内教师"往往都是成功的创业者或者企业家，他们对创业过程中的相关问题有深刻和独到的分析。在美国的创业学课堂上，经常会有两名老师上课：一名从理论上阐述，提供解决问题的工具；另一名讲案例，提出实践中需要解决的问题。这种教学方式能直白、精准地诠释理论和实践的结合。

（3）多层次、内容丰富的课程体系设计　美国的创业教育发源于大学内部，因此其课程体系融合了各自院校的不同特色。最开始创业教育只是商学院的边缘课程，后来逐步发展为本科生创业课程和全校性的创业教育项目，这样创业教育就分成两个方向：一是针对商学院和管理学院开展的创业教育，二是针对其他院校和全校性的创业教育课程和活动。前一个方向主要是为了促进创业学的学科发展，后一个方向着重培养学生的创业精神和创业意识，期望学生结合自己的专业和技术进行创新和创业。2004 年美国创业教育联盟在考夫曼基金会的支持下，发布了《创业教育国家内容标准》。但这一标准只是美国高校创业教育的参考标准，并不具备强制约束力。在课程内容方面，美国的创业课程内容丰富，涵盖了创业的各个阶段和流程，包括创业意义、创业者、创业机会识别、创业计划和资源需求、企业成长等理论内容，也包括公司评估、公司启动、法律基础、公司责任、财务管理、市场营销、人力资源管理、生产运营管理等技能课程。除此之外还包括一些相关专题的课程，比如麻省理工学院曾开设《主流创业型企业的挑战和解决方案》《供应链管理专题》《商业及领导能力》公开课。

(4)创业教育手段的多元化  创业是一项复杂且时间性强的活动，创业教育仅仅在课堂上进行理论教学是远远不够的，需要其他独特的活动来强化教学效果。百森商学院除了让学生成立小公司进行创业实战之外，还有一个独具创意的活动"Rocket Pitch"。这项活动就是在学生基本完成创业学的知识后，学校举行一个公开的"创业点子"的展示会，每个学生用3分钟阐述其创业点子及实施构想，全体教师参与评分，结果就作为课业成绩的一部分。为了这3分钟，学生在课外所做的各种思考和准备工作涵盖了所学的全部知识点，学生需要很大的投入，对创业学的理解和收获也很多。美国的创业教育还进行了多种外延拓展活动：创办创业名人堂，请杰出的创业校友回校做讲座；建立校园孵化器和科技园，鼓励学生创业；成立风险投资基金会，支持师生创业；为小企业开展咨询服务；成立创业俱乐部等。这些活动体现的示范和潜移默化作用非常明显，同时对学生的创业实践也有鼓励和支持作用。

(5)丰富多彩的创业大赛  创业大赛是创业教育的关键组成部分，是实现创业创意、建立大学外部联系、落实运营资金的平台。据考夫曼基金会的统计，自1983年美国德州大学奥斯汀分校首次举办创业大赛以来，到2006年美国大学共有353个创业竞赛，到2010年又已经翻了一番。创业大赛诞生了许多优秀的公司，雅虎就是在斯坦福的创业大赛中脱颖而出的。杨致远当初就是凭着他对网络搜索引擎的构想赢得了400万美元的投资，短短几年雅虎就创造了70亿美元的市场价值，投资回报率高达几百倍。MIT的创业竞赛从1990年开始，由于MIT的高技术含量而备受关注。创业竞赛第一年只有一份获奖的创业计划获得风险投资而成为很成功的高技术公司，到1997年有7家公司诞生。剑桥的一家咨询公司的统计表明，表现最优秀的50家高科技公司中有46%出自MIT的创业竞赛。

## 二、英国的创业活动与创业教育

英国的创业推动力与美国不同，美国的创业动力基本从下而上发源于大学，尤其是研究型大学。英国则是从上而下推动，主要从政府层面。1998年英国政府发表了《我们竞争的未来：建设知识推动的经济》白皮书。白皮书写道："我们的成功取决于我们如何善用我们最宝贵的资产：我们的知识、技能和创造力。这个世界对企业家的挑战是要求他们具有创新、创造性、能够持续改善、建立新的联盟和合作冒险的能力。对政策制定者的挑战是创造一个框架，用这个框架支持科技持续发展，加强竞争及创业和创新文化，并使环境得到有效保护。若有一个稳定的金融和经济背景，有一个支持创业的商业和社会环境，市场、技术和资金容易获得，有一支教育精良和技术熟练、灵活的劳动队伍，创业就能获得成功。"英国政府为支持大学生创业，在市场管制和准入方面降低了标准，同时也降低了行政成本、税收成本和风险成本，提高了创业的预期收入。

20世纪80年代，英国经济增长乏力，失业增加。为解决失业问题，王储查尔斯王子1983年成立了王子基金会，启动了青年创业计划。该计划的主要内容是动员社会和企业力量，为失业、半失业的青年提供创业、资金、技术和网络支持，帮助青年大学生创业。这一计划的主要目的还是增加就业。据统计，2000~2007年的7年间，王子基金会共帮助了3万名青年创业，为每人提供了 1500~3000 英镑启动资金。1998 年英国政府启动了"大学生创业项目",这个项目主要针对 18~25 岁的在校大学生,为他们提供创业教育和开办公司服务。2002~2003 年,这个项目培训了 13154 人,2004 年英国贸工部下属的"小企业服务"中心拨款 15 万英镑,用于帮助大学生的创业教育培训、指导和服务。

英国青年创业计划项目获得成功主要有以下几个因素:一是提供发展债券式的创业启动金。一般情况下创业者获得启动资金的途径包括:银行商业贷款、小额贷款和政府及其他机构的无偿资助。但对于年轻人来说既无经验也无财产,很难获得启动资金,这也是年轻人创业最大的困境。英国的创业计划针对年轻人的特点,提供发展债券式启动资金。这种资金不同于银行贷款和小额贷款,它不需要任何财产抵押或者担保,而且手续简便。这种启动资金也不是无偿的创业赠款,需要支付利息,但利息低于银行利息,并要按规定分期还款。如果经营失败,年轻人也可以申请减免或者延期还款。总之,发展债券式的启动资金介于商业贷款和慈善救济之间,它是一种以年轻人的信用为担保、以促进救济和社会发展为目的、债券式的投资资助方式。二是青年创业计划项目提供一对一的创业辅导。这种一对一的创业辅导是项目的特色,也是项目取得成功的关键。参加创业计划的年轻人,在创业的头三年里都会获得一名创业导师的帮助,这些导师通常是经验丰富的企业家或者职业经理人。他们平均每个月花费四五个小时对创业青年进行具体指导,导师不仅提供经验、专业知识、技术网络等方面的帮助,更是青年创业者的朋友和向导,相当于把青年人"扶上马,送一程"。这些导师的不图名利、志愿奉献,保证了青年创业计划的成功率。当然这些导师上岗之前也要接受专业培训,上岗期间要接受项目管理人员的跟踪和监督,以保证创业辅导的质量和信誉。三是对项目的运行进行管理。这个创业计划项目不同于创业大赛,要在项目运行过程中进行辅导、监督和管理,因此工作量最大的一部分是导师和专家的协调,包括招募、培训、管理、跟踪、监督和评价。目前整个项目的服务人员有 8050 人,其中 7103 人是志愿者身份的导师。为此项目特地设计了专门的管理软件,建立了数据库和内部网络系统,项目管理人员在处理项目流程中所涉及的各项工作都要在内部网络上进行及时记录并做出总结。

英国的创业教育起步较晚,开始于 2004 年。与中国一样,英国也面临大学生的就业压力。1950 年英国只有 3% 的人口接受高等教育,到 20 世纪这一数字达到 200 万,大学生数字猛增但就业岗位并未增加多少。为缓解就业压力,2004 年英国贸工部下属的"小企业服务"中心与高校联合成立了大学生创业促进委员会。委员会的任务是促进高等院校、地区及当地商业之间加强联系,鼓励大学生加强创业技能的培养,向决策部门提供影响大学生创业关键因素的信息,开展创业理论的研究。到 2006 年有 13 万大学生接受了创业教育,占 190 万学生的 7%,参加课外创业活动的学生人数 87869 人,占 66%,并创造出与美国硅谷媲美的大学生创业的剑桥奇迹——硅沼,也就是剑桥周边信息技术企业所在的那片沼泽地。20 世纪 80 年代以来,这片 130 英亩的土地上集中了 1000 多家高新技术企业,员工达到 3 万多人,年收入 30 多亿美元,是欧洲最成功的科学园。

### 三、德国的创业活动与创业教育

德国是一个严谨务实、注重科技发展的国家。在创新创业领域德国表现出与众不同的一面。德国 99.7% 的企业为中小企业,99.3% 的营业税来自于中小企业,70% 的就业机会和

82%的培训机会也来自于中小企业。每年德国创建大约45万家企业，但同时关闭约34万家，有约11万家企业生存下来，大多数是中小企业。中小企业之所以在德国兴旺发达，不仅是德国人敢于创业的竞争意识使然，更是德国政府重视改善中小企业创业环境的结果。

德国政府从立法上保护中小企业，支持创业。德国政府设有联邦卡特尔局和托拉斯局，禁止大企业的合并和对中小企业的兼并。在日常经营过程中，对大企业监督，检查大企业是否利用自己的优势地位采取压价或者提价等不正当手段打击限制中小企业。德国的民商法、经济法和社会保障法比较健全，不同时期制定的相关法律为中小企业的行为提供了基本规范，为创造公平竞争、优化中小企业的外部环境创造了广阔的法律空间。20世纪六七十年代，德国先后制定了《改善地区经济结构法》《落后地区振兴政策》《改善中小企业的结构的基本纲领》《中小企业组织原则》《反垄断法》《反对限制竞争法》《关于提高中小企业的行动计划》。1974年以后，各州相继出台了《中小企业促进法》《中小企业增加就业法》等相关法律，从法律上营造了鼓励中小企业创业的环境氛围。

在财税政策方面德国也鼓励创业。从1984年开始德国对创业阶段的中小企业实行税收减免政策，在落后地区创业的中小企业可以免交营业税5年，新建企业的动产投资免交50%所得税，中小企业盈利用于投资部分免交财产税；1994年德国将营业税起点从2.5万马克提高到3.25万马克；2005年将所得税从1998年的25.9%降低到15%，基本免税额从6322欧元提高到2005年的7664欧元。除了对中小企业进行减税外，德国还对失业者创业进行补贴。凡失业者创办中小企业，德国政府给予2万马克的补贴，每招收一名失业者，再资助2万马克。

在解决创业人员和现有中小企业的融资方面，德国政府也采取多种金融扶持手段给予支持。这些手段包括贷款、投资补贴、贴息和担保。德国主要通过政策性银行——复兴信贷银行和平衡银行牵头扶持中小企业融资，另外各州还有储蓄银行和建设银行参与扶持，目前德国共有2万~3万家可资助中小企业的银行机构。创业者申请贷款的手续非常简单，只要自有资金不少于投资总额的10%，就可向复兴信贷银行和平衡银行申请30%的创业援助资金。这种贷款由国家担保，期限一般为10~20年，年息低于市场利率，而且前两年可以不付利息，前10年可以不还本金。德国还为新办企业成立了创新基金（ERP），凡新办企业自有资金不足者，可以得到ERP的自有资金证明，凭证明到复兴信贷银行或平衡银行可以得到贷款。如果发生风险，政府ERP要承担80%的风险，银行只承担20%。

德国良好的创业环境还包括完善的社会化服务体系。经过几十年的发展和完善，德国形成了纵向与横向交错的组织机构框架，为中小企业提供全方位、系统且高效的服务。德国联邦经济和贸易管理局（BAFA）负责开展对中小企业的创新、经营、环保等事务，对创新企业的业主和经理进行培训，帮助中小企业参加展览会。德国各地政府都开办职业教育中心，为当地中小企业培训徒工，对中小企业职工进行知识更新或改行培训，经费由政府拨款补贴，中小企业只需要为自己的职工出部分培训费。

德国的创业教育课程主要由政府和金融研究机构在中学和大学联合开设，让学生尽早接触和涉及企业管理和经营知识，尝试自己开公司。德国经济研究所曾发起"青年企业家"项目，中学九年级以上的学生在学校的指导下创建微型公司，这些微型公司同正规公司一样被置于市场环境中运行。相对于创业知识和创业能力，德国的创业教育更注重创业精神的培养，高等院校要成为"创业者的熔炉"。1998年，德国大学校长会议和全德雇主协会联合发起一份名为

"独立精神"的倡议，呼吁创造一个有利于高校学生独立创业的环境，使高校真正成为"创业者的熔炉"。德国校长会议也在2000年提出明确的要求，要通过对大学生的创业精神的培养，把学生的创业比例由10%提高到20%~30%。目前德国已在12所大学设立了创业学首席教授的职位，5所大学开设了独立专业，12所高校开展小企业方案咨询。

## 四、日本的创业教育和特点

### （一）日本的创业教育

虽然日本属于发达国家阵营，但日本的创业活动与西方发达国家相比仍然有相当大的差距。

以往日本高校重研究、轻经营，技术成果往往由民间企业进行商品化开发。近年来日本政府鼓励高等院校创办研究开发型企业，期望推动日本经济的复苏。到2002年6月，日本高校已经创办了300多家企业，其中1/3由教授或学生担任总经理。这些企业虽然创办时间不长，但相对于其他企业来说科技含量很高。其中38家企业已经取得308项专利，加上正在申请中的专利，数目达到了1134项。到2008年年底，日本高校创办的企业数目6年之内翻了3番。

在鼓励高校创办企业的同时，日本政府也大力支持大学生创业就业。2003年6月，日本经济产业省、文部科学省、厚生省联合召开了"青年自立·挑战战略"会议，专门研究如何支持青年创业和就业问题，4位内阁成员出席会议并授权发表了《青年自立·挑战计划》。该计划综合了日本各中央省厅关于青少年就业的对策，并将实施这一计划的经费纳入下一年度政府预算，这是政府近年来为促进青少年创业就业而发表的一个重要政策性文件。但是日本的大学生就业率在经济危机之后仍然下降。2010年大学毕业生就业率为91.8%，比2009年下降3.9个百分点，比2008年更是下降5.1个百分点，创下2000年以来的新低。后来日本政府又推出"大学生就业能力培训扶持项目"，鼓励在校大学生积极提高就业能力。文部科学省将向130所通过审查的大学提供每年约2000万日元的专项经费。为引导和鼓励毕业生到地方企业和小企业工作，日本经济产业省和日本工商会议所还共同推出了"梦想实现"项目。该项目搭建专用的网络平台，免费为小企业和大学生之间搭建沟通的桥梁，登陆的大学毕业生有望在最短两个星期内拿到企业的录用通知书。为让大学生有更多的实践经验，鼓励企业接受大学生实习，日本中小企业厅还推出了"应届大学毕业生就业支援项目"。企业每接受一名实习生将得到每天3500日元的教育训练补助和1300日元的实习生宿舍补助，学生则能拿到每天700日元的技能学习补贴，政府为这个项目拿出了108亿日元的专项资金。

日本的创业教育从小学抓起。1998年文部省和通产省合作，在小学开始实施创业教育。学校可以自行开发能让学生掌握自我负责和投资意识、风险意识和意志品质的课程，也可以通过学生手工制作、理财教育等启发学生对创业的认识。对中学生则通过新的课改，开设"商店街活动""创业发明大王""动手练习"等活动和课程，为学生提供了模拟创业的空间。各职业教育机构尤其是工程方面的专科学校、短期大学，也开展了各种创业教育活动，通过创业技能的培训使同学实现创业梦想。大学的创业教育在课程设置、开设对象、学习程度上更加深入和广泛，同时大学也非常注重与小学、初中、高中之间的校际合作。

### （二）日本高校创业教育的特点

**1. 培养灵活的创业师资队伍**　日本的创业师资队伍主要有两种：一是来自于校内管理学

院、理工科和创业教育专业部门，二是校外的风险企业家、金融机构的专业人士、律师、经营顾问、校友毕业生等。校内老师主要进行创业知识和技能的讲授，内容包括市场营销、经济学、MBA 课程等。校外师资主要参与正式课程、讲座、讨论、创业计划制订的指导，主要从实践的角度向学生传授创业知识。创业师资的培训在日本比较灵活，主要从理论和实践两个方面提高师资水平。培训方式包括：社会人讲师派遣制度、教员企业研修制度、企业参观制度等。这些制度可以保证教师有足够的时间和机会与优秀的企业经营者进行对话，认真学习企业的经营理念、创业过程、经营方法等，进一步来研究创业者所需要的素质，并将学到的经验反馈给学生。创业师资的培训往往利用长假期进行，此外还有学校之间针对教学方法手段进行教师互访、经验交流等方式也大大提高了创业教育的师资质量。

**2. 全方位的创业实习机会**　日本很重视学生的创业实践实习机会，近年来日本的很多大学引入了德国的双轨制，尤其重视在校生的实习，为此日本众多企业为学生提供了多种多样、全方位的实习。除了企业实习之外，日本还通过模拟的公司实习来帮助学生了解创业过程。这种模拟实习也并非空穴来风，实习之前学校一般会安排学生对当地的试点和企业进行走访、调查，收集好企业的发展策略和数据，以及行业的发展概况和市场潜力，通过模拟企业的创办、运营和决策来学习创业的基本知识。日本的动漫产业在世界有名，这种创意产业的发展与日本高校的创业实习教育密不可分。

**3. 开展创业教育讲座**　讲座是一种微型课程，内容丰富、时间短、信息量大、方式灵活、人数限制小，是一种非常行之有效的创业教育方式。日本的创业教育讲座创始于 1986 年，1990 年本土化。日本大和总研调查机构曾调查 22 所高校，共有 71 个创业教育讲座，其中 MBA（工商管理）类占 52%，MOT（技术经营）类占 20%，讲座的 28% 是面向本科生的。近年来 MOT 类课程有增加的趋势。面向本科生的讲座主要是为促进学生良好的人格发展和更多的认识经历。在正规的讲座之外各高校还衍生出许多附属讲座。早稻田大学风险企业创业基础讲座、高科技风险事业讲座下设大和证券组社内讲座、R. JS 氏附属讲座，九州大学风险创业计划讲座下设黄氏附属讲座，庆应大学企业家论坛讲座下设 DKB 银行附属讲座。这些讲座拉近了企业和学校的距离，能使在校学生了解企业的运作模式、管理模式，企业也可以通过这种形式为公司物色人才。

**4. 举办创业计划大赛**　日本非常重视创业计划大赛，把创业计划大赛作为检验学校创业教育成效的一个重要手段。日本高校会定期举办不同层次的创业计划大赛、创业想法大赛、发明王大赛等，为创业者提供展示创业想法的舞台，其中以早稻田大学的创业计划大赛最为有名。从 1998 年起，早稻田大学就开始举办创业计划大赛，参赛者大多为本科生和研究生。按专业分为生物化学、金融、软件、电子信息和医疗环境等。早稻田大学非常重视大赛的效果，不仅关注参赛者的层次和数量，更关注参赛项目的实施效果。在参赛评比完成之后，校方还会举办会议，聘请相关专业人士为获奖者提供建议以完善创业计划，期望参赛者能够更好地实施参赛项目。这种创业计划大赛涌现了大量具有市场潜力的创业想法，同时创业计划大赛作为学校创业教育的辅助手段也发挥了重要作用。

**5. 进行国际创业教育的交流与合作**　日本在自身积极努力探索创业教育的同时也非常注重国际合作和交流，学习其他国家优秀的创业教育经验，日本引进的国际合作项目主要有联合国"青年就业网"（KAB）、冒险事业实验室（VBL）、国际创新创业发展协会（Global TIC）三种项目。KAB 是国际劳工组织、世界银行及青年问题专家创建的项目，目的是为创造青年就业机会和解决青年失业问题提供支持和咨询。项目的主要内容是教育青年怎样开办经营企业，由一系列培训资料和新的创业教育的教学方法组成，教学方式以学生为中心，强调理论和实践相结合、产业和学校相结合，课程设计比较创新，培训过程和考核质量标准化，赢得了世界各国的青睐。VBL 主要是针对新兴产业的创业和相关研究，得到了日本科学技术、情报通讯振兴特别政策费用的支持。到 2006 年，日本设立冒险事业实验室的学校达到 70 所。利用 VBL 课程，各高校还邀请关于冒险的企业家、有独创性的发明家、世界文明的学者现身说法，推动 VBL 项目的开展。Global TIC 由来自美洲、亚洲、中东等地区的参与创业竞赛的专家、团体法人、企业人士组成，日本是参与国。协会整合各国既有的创业竞赛、课程与社会资源，促进许多专业学习，增加创业与实业投资的机会，是促进全球创新经济区域成功的有效模式，同时也是一种国际型成果展示及发布会。

## 五、澳大利亚的创业活动与创业教育

### （一）澳大利亚的创业活动

澳大利亚的创业活动、创业教育与经济发展和教育政策密切相关。为了促进高等教育的发展，澳大利亚政府在 20 世纪 90 年代陆续出台了一系列政策：《知识与创新：科研与科研培训政策》《高等教育：关于政策的讨论》。这些政策主要是在当时的环境背景下要求学校提高科研成果转化效率。20 世纪 80 年代澳大利亚经济萧条，联邦政府不得不大幅度削减教育拨款，1986～1987 年度的政府拨款低于 10 年前的水平，并且还在不断下降。大学的教学经费中，来自政府的投入比例从 1997 年的 46.4% 下降到 2002 年的 33.1%。而同时澳大利亚的高等教育进入普及化阶段，学生人数不断激增，对教学资源和经费的要求越来越高。1987 年澳大利亚教育部长积极推动高等教育改革，在加快高等教育合并的同时，推行高等教育产业化政策。鼓励高校通过贸易摆脱财政危机，进而教育出口创汇。澳大利亚与欧美国家不同，高校缺乏私人基金和校友的捐赠支持，在政府对大学的预算日益减少的情况下，澳大利亚大学在积极开展商业行为的同时，大力开展跨国教育，靠收取学费、教育产业化赢得经费。澳大利亚根据本国教育质量上乘、学费低廉、社会稳定且毗邻亚洲等地域和文化优势，以亚太为中心开展国际教育。在教育类型上包括高等教育、职业教育和英语专修学校等多种类型，教育方式上涵盖了境内高校、海外分校、联合办学、特许课程、远程教育等模式，教育层次包含从本科到博士的各个层级。这些举措极大地满足了学生的各种需求，也为澳大利亚的大学赢得了无限商机。以莫纳什大学为例，到 2009 年底国际生已占注册学生的 32.5%，学费收入高达 4 亿多澳元。学费已经成为政府拨款、科研商业化之后经费的又一重要来源。

澳大利亚的高校在国家政策支持和经费短缺的环境逼迫下，纷纷建立合作促进，把科研成果向工业界转移。澳大利亚大学的技术转让和商业化服务外扩机构主要有两种：一是大学科研办公室，就是在大学专门成立一个与研究机构分开的行政部门，代表学校与政府、工业及其他研究资助者建立和培养长期的合作关系，为技术和专利提供认证、保护和提升服务，监督科技成果从生产到运用的所有活动。二是大学校办企业。大学具有科技、人才优势，可以把高校的科技成果直接转化为成熟的产品，实现创业化。前一种方式比较单一，对于科研成果的收益也只限于转让费用，而后一种可以将科研成果商业化运用，更高效地促进知识产业化的发展。

### （二）澳大利亚的创业教育

澳大利亚的创业教育具有以下特点：

**1. 创业教育导向的非功利化**　澳大利亚最早的创业教育始于二战之后，当时为了缓解大学生就业的压力，澳大利亚开展了创办小企业的系列培训，这是澳大利亚创业教育的起源。最初的创业教育仅仅局限于创业基础知识的传授，这种局面持续了很长一段时间。这在价值导向上非常功利。随着社会和经济的发展，实施创业教育的高校发现，以功利化为导向的创业教育存在后劲不足、教育内容片面化的问题，不能从根本上解决就业的问题。澳大利亚高校的创业教育在经历了挫折之后，教育理念改成注重受教育者个人潜质的发掘及综合能力的培养。斯塔马里亚大学学者 Colin Jones 在其研究成果中就强调："尽管发展创业教育的初衷是缓解当时就业压力，但创业教育发展至今，它已不再从属于就业的应急政策，而更多的是教育学生终身学习方法，培养创新精神，获得持续创业能力，塑造新兴企业家。"

**2. 创业机构系统化**　澳大利亚高校设置了专门的创业机构，全面负责学校的创业教育的课程实施、创业研究、创业实践等。各个创业教育机构中配备了专职的教学和科研人员，而且还包括高校的主要领导，这些领导往往担任重要的研究工作。另外各高校还建立了由校董事会、校务管理委员会、企业家组成的创业教育智囊团，依托其掌握的社会资源帮助创业教育筹集资金，寻找实践机会。

**3. 创业教育课程体系化**　目前创业教育在澳大利亚已作为一门专门课程或学科进行建设和研究，已经建设成一套比较完善的课程体系。在内容上包括市场营销学、企业家精神、企业发展战略、创业精神和创造力养成、企业管理等几十门课程。各高校的课程设置和侧重点不同，但普遍涵盖了创业意识、创业知识、创业能力培养、创业实践操作、企业家精神等主要领域。课程层次涉及 TAFE 学院继续教育课程、本科教育课程、研究生教育课程等方面。课程有通选课程，也有学科背景的专业课程。目前澳大利亚的创业教育包括三种模式：一是以高校创业学学科建设为目标的模式，以培养专业化创业人才为目标，主要依托商学院和学校创业教育研究中心；二是以提升大学生创业精神和创业能力为目标的通识教育课程，面向所有大学生开放，旨在提高在校大学生的创业意识和创业精神，促使大学生获得基本的创业能力；三是以培训为目的的 TAFE 学院创业教育课程，以政府制定的统一的教学大纲为导向，依托政府开发的创业教育模块化教材为蓝本，并结合学院自身情况合理调整，通过集中培训的方式提升 TAFE 学院学生的创业能力。

**4. 创业教育师资队伍专业化**　首先，澳大利亚高校从数量上保证有足够的师资。斯塔马里亚大学自创业教育开始实施便汇集了企业管理学院的全院师资力量支持创业教育，阿德莱德大学创业与创新研究中心仅核心教学和科研专家就有 9 位，此外还有大量的教研人员和客座学者，保障了学校创业教育的开展和实施。其次，强调创业教师的选拔和专业培训。一是创业教师培养坚持以提高综合创业教育能力为核心，通过普遍性的教师发展计划聘请政府部门、企业界和社会团体等领域的专家学者对创业教育师资进行培训；二是吸收一批既有专业背景又有丰富创业实践经验的社会人士担任高校兼职教师；三是重视教师的创业教育科研能力的培养及研究成果的转化，比如澳大利亚创业教育目标的变革很大程度上就得益于学者们对原有创业教育不足的研究。

**5. 创业教育支持体系社会化** 首先是政府高度重视。从 20 世纪 80 年代起虽然澳大利亚的教育经费减少，但政府在政策和资金上给予支持，鼓励创业活动和创业教育，如 1998 年尽管经济不景气，澳大利亚政府还是提供 4.01 亿澳元用于支持小企业创业和发展。其次，政府从政策上对大学生创业给予全方位支持，先后启动了创业拓展计划、咨询服务计划、新创业工作坊等咨询和服务，同时还要求高校对自主创业的大学生尽可能提供支持和帮助。再次，创业教育组织及企业界积极投入到高校的创业教育活动中，高校的创业教育中心通过有效整合社会各界创业教育资源，形成政府机构、高校、社会组织为一体的创业教育体系，为大学生创业教育提供有力的社会支持体系。最后，得到了良好的国际支持。澳大利亚的高校创业教育已经获得了国际社会的普遍认可和大力支持，联合国教科文组织亚太办多次在澳大利亚召开创业教育研讨会，欧盟职业教育联合会和 OECD 等重要国际组织也多次邀请澳大利亚创业教育专家参加专题研讨会。国际组织的建设性工作既是对澳大利亚创业教育的肯定，同时也是对澳大利亚创业教育的推动。

**6. 创业教育过程实践化** 创业教育的一个重要特点就是实践性和开放性，因此要求教学过程中安排大量的实践教学。澳大利亚的创业教育在教学过程中始终坚持创业教育实践化的教学理念，贯穿大量实践教学内容。首先，在课堂教学环节通过分组讨论、启发式案例教学等形式开展小班教学，组织学生模拟创业，促使学生掌握创业技巧和能力。其次，依托实践指导老师和顾问的企业家背景，组织学生实地调查撰写创业分析报告，或到公司开展创业实践，或独立创建小企业，在实践中发现创业存在的问题，并在实践中培养解决问题的能力。

## 六、韩国的创业活动与创业教育

1997 年亚洲金融危机重创韩国经济，企业大量裁员，大学生就业面临巨大压力。为增加就业机会，政府鼓励创业，以创业带动和保障就业。但在韩国大学生心目中，最理想的职业仍然是进入一家大公司工作。到 2004 年，经济环境已经好转以后，就业意向的调查显示，仍然有 68.0% 的毕业生愿意到大企业和政府工作，14.7% 的毕业生愿意考研或者出国留学，立志独立创业的毕业生只有 11.1%。为解决这些毕业生的就业观念问题，韩国政府和民间组织通过努力，让"创新创业" 4 个字逐渐深入韩国大学生的心中。到 2009 年，调查显示 28% 的大学毕业生回答将放弃就业而直接创业。韩国大学生对创业信心增加，与创业的成功率逐步提高有很大关系。自金融危机以来，韩国的创业每年以一倍的速度增长，创业领域不仅深入到 IT、BT、NT、ET 等尖端领域，还包括制造业和农业等多个领域。韩国庆尚北道政府对回乡务农的大学生最多奖励 2 亿韩元，该道政府还奖励每个大学生农业产业小组 1000 万韩元，对回乡创业定居超过两年的大学生提供 1000 万韩元的奖励和 2000 万到 2 亿韩元、年息 1.5% ~ 2.0% 的贷款，2009 年扶持了 150 户创业者回乡落户，2010 年扶持了 200 户。除了资金扶持，还在道、市、郡成立 "回乡创业咨询服务中心" 来提供服务，农民士官学校（农民领军人才培养学校）还根据创业农业经营人的种养种类对其按需求进行专业化培训。而且大学生还根据自身精力旺盛、时间充沛、适应能力强和求变心切的特点，自主选择和发展第二职业，践行终身学习的创业精神。

韩国政府为支持鼓励创业，制定了很多优惠政策。韩国中小企业厅筹集创业基金奖励扶持创业，基金由2008年的2.5亿韩元增长到2009年的6亿韩元，增长2倍多，扶持了120多个优秀创业小组，每个小组可获得800万韩元。在商业贷款方面，大学生创业所需的贷款享受更加优惠的政策，政府也鼓励各州社会资本对创新项目进行投资，个人对创新项目进行投资时政府会返还其中的30%。除了资金支持以外，政府最直接的支持是建立大学创业支援中心。几乎每一所韩国大学都设有创业支援中心，中心采用"严进宽出"的政策，对申请进入中心的项目进行严格筛选。寻求创业的大学生需要提交创业计划书，然后根据创业的方向，由大学教授和创业投资专业委员会组成的评审团评价决定。通过评审的项目和创业小组进入创业支援中心，接下来可以得到人性化的一条龙服务。这些服务除了人才招聘、场地租赁、办公桌椅、网线等基本设施外，还可以得到创业导师的指导，协助创业者进行可行性调查和分析。此外还包括提供法律、税务、谈判等咨询服务。

## 第三节　当代中国企业家创业历程

当代中国企业家的创业是从改革开放开始的，先后经历了三个不同的发展阶段。

### 一、萌芽阶段（1979年初~1988年4月）

中国的创业大潮最早可以说是从温州兴起。1979年，在党的"让一部分人先富起来"的政策感召下，一些贫困农民首先行动，以家庭为单位，办起了手工小作坊。他们的作为和高出农业生产几倍的经济收入使人们惊讶和羡慕，人们争相效仿。于是，这种家庭小作坊迅速推广，遍及温州，这便是后来经济学家称为"温州模式"的创业之路。几乎在同一时期，生长在长江南岸的江苏人以更加稳妥的方式创办了带有公有制性质的自负盈亏的乡镇企业，在全国引起了关注，江苏农民以"四千四万"的创业精神首开发展乡镇企业之先河，造就了江苏乡镇企业的异军突起，这项伟大的创造被邓小平同志称为"完全没有预料到的最大的收获"，这便是后来被经济学家津津乐道的"苏南模式"。紧接着，1980年，随着深圳特区的建立，位于珠江三角洲的顺德、中山、三水等地的农民也大受改革开放之风的鼓舞，纷纷走上创业之路，成为先富起来的一部分人。

1984年10月党的十二届三中全会通过的《关于城市经济体制改革的决定》指出："社会主义经济是公有制基础上的有计划的商品经济，商品经济是社会经济发展不可逾越的阶段。"这就突破了过去把社会主义经济同商品经济对立起来的不正确看法，标志着我国的经济体制从计划经济转向商品经济。随之而来的学术界关于"劳动力商品""技术商品化"的讨论和劳务市场、技术市场的建立，使许多人看清了社会发展趋势。他们从"个体户"身上看到了创业的光辉前景，纷纷"下海"经商，创办企业，掀起了中国创业的第一波大潮。

这个阶段的主要特点：创业人数不多，并且多是农村人口和城镇无业人员，一般文化素质不高，经营方式为个体户，经营行业一般都是传统劳动密集型产业，如饭馆、小商店、加工业、长途贩运等行业。这一时期由于"文革"结束不久，百废待兴，社会经济生活方面形成了多方面、多层次的需求，党和国家在这时出台了一系列鼓励发展个体经济的富民政策，为个体户的成长提供了良好的机会。刚开始时城市绝大多数人还受计划经济的影响，抱着"铁饭碗"不放，认为经商单干没面子，都不愿辞职创业。而农村普遍实行生产承包责任制，破除了人民公社旧体制，出现了大量富余劳动力，这些人自然抓住这个机会投身创业，从而率先成为"暴发户"。典型创业者如温州的南存辉和胡成中、顺德的何享健和梁庆德、张家港的沈文荣、四川的刘永好、安徽炒瓜子的年广久、大连开摄影摊亭的姜维、黑龙江包工队的张宏伟等人，都是从干个体起步。由于市场刚刚发育，竞争不激烈，钱也好赚，他们大多很快积累了财富。从 1984 年 10 月，创业人员开始加入了大批敢为人先的知识分子，所创办的通常是具有现代意义的企业；创业者所从事的主要是第三产业、科技产业等。现今的许多大企业家，如联想集团的柳传志、华为集团的任正非、玖龙纸业的张茵、娃哈哈集团的宗庆后、三一重工的梁稳根、万科集团的王石、四通集团的段永基、北大方正的王选、王码集团的王永民等，都是在这一时期开始创业的。

## 二、发展阶段（1988 年 4 月～1999 年 11 月）

1988 年 4 月，第七届全国人民代表大会通过的宪法修正案增加了"国家允许私营经济在法律规定的范围内存在和发展"的内容。同时，第七届全国人民代表大会第一次会议通过了成立海南省和设立海南经济特区的决定。这一举措对渴望创业致富的中国民众无疑是一支强心剂，给他们带来了一股难以遏制的创业冲动，使一大批有学历、有稳定工作的人毅然走上自主创业之路，中国再次出现创业高潮。

1992 年是中国企业家成长的转折年。这一年邓小平发表了南行讲话，提出了"三个有利于"的判断是非的标准，"不争论，大胆地试，大胆地闯"，"特区姓'社'不姓'资'"，邓小平的讲话再次为私营经济的发展鸣锣开道，犹如一股春风驱散了笼罩在人们心头的疑云，大大解放了人们的思想；同年，国家经济体制改革委员会颁布了《有限责任公司暂行条例》《股份有限公司暂行条例》；1992 年 10 月，党的十四大决定抓住机遇加快发展，确立了市场经济体制的改革目标，推动了创业活动高速增长。1992 年、1994 年、1996 年全国私营企业户数的增长率分别达到 28.8%、81.7%、25.2%。一度沉寂的创业热潮再次高涨起来，深圳成为当时创业的前沿阵地，"深圳速度"成为当时的流行语。中国第三波创业高潮随之到来。

这个阶段的显著特点：创业经商人数大增，政府机构、科研院所的"下海人员"猛增，下岗人员以创业实现再就业的人员有所增加，形成"全民经商"之势，甚至大学校园中也出现"练摊"的学生业主。万通集团的冯仑、SOHO 中国的潘石屹、苏宁电器的张近东、"打工皇帝"段永平、打不倒的"巨人"史玉柱等都是在这一时期开始创业，并最终取得成功的。从创业的行业看，除涉及金融、房地产、教育等第三产业外，创业者看到了互联网蕴藏的巨大商业机会，纷纷选择互联网创业。著名的创业者有阿里巴巴的马云、比亚迪的王传福、康泰人寿的陈东升、中坤集团的黄怒波、搜狐的张朝阳、网易的丁磊、蒙牛的牛根生等。

## 三、成熟阶段（1999 年底至今）

1999 年 8 月，第九届全国人民代表大会常务委员会第十一次会议通过了《中华人民共和国个人独资企业法》，这部法律为民间创业亮起了一盏明灯。它的最大突破是降低了企业经营者做"老板"的门槛，取消了开办企业注册资金的规定，改变了过去那种只有"富人"才能创办企业的陈规，意味着一元钱也可以注册企业。这个法律的公布与实施，为民间投资创业打开了绿灯。中国出现了第四次创业高潮。

2002年11月，党的十六大报告指出："必须尊重劳动、尊重知识、尊重人才、尊重创造，并将其作为党和国家的一项重大方针在全社会认真贯彻；必须形成与社会主义初级阶段基本经济制度相适应的思想观念和创业机制，营造鼓励人们干事业、支持人们干成事业的社会氛围；必须放手让一切劳动、知识、技术、管理和资本的活力竞相迸发，让一切创造社会财富的源泉充分涌流。"在造福于人民的创业方针的鼓励下，人们再一次爆发了创业冲动和创业热情，我国成为世界上创业活动活跃的地区之一。

2005年10月27日，第十届全国人民代表大会常务委员会第十八次会议表决通过了修订后的新公司法，并于2006年1月1日起正式施行。新公司法规定，设立有限责任公司取消按照公司经营范围和行业性质区分最低注册资本额的规定，将有限责任公司的最低注册资本额一律降为3万元，其中货币出资额不得低于公司注册资本的30%，并允许按照规定的比例在两年内分期缴清出资；同时，还对一人有限责任公司做出特别规定。修订后的新公司法为公司的设立和运营提供了制度便利，进一步推进了创业热潮。

2007年10月15日，胡锦涛同志在中国共产党第十七次全国代表大会报告中首次强调指出："实施扩大就业的发展战略，促进以创业带动就业。"创业被党中央列为事关国计民生的重大发展战略，标志着党中央在国民经济发展战略上新的突破和理论创新。

2008年下半年，迅速蔓延的国际金融危机导致我国经济增速趋缓、出口下滑，相当数量的中小企业接不到订单，经营困难，不少农民工被迫返乡；一些行业部门如房地产、金融证券、进出口行业，是整个金融危机中被卷入最深的领域；相当多的企业削减或放缓了招聘计划，大学生等新增就业人口的就业形势更加严峻。

在这样的形势下，政府出台了一系列保增长、促就业、鼓励创业的政策措施。

2008年7月，国家人力资源和社会保障部等11个部门起草了《关于促进以创业带动就业工作的指导意见》，其中对创业企业提供的政策支持空前强大，并酝酿在20个城市试点。

2008年12月2日，首届全球创业型经济论坛在京举行，我国学者在论坛上正式提出，中国应当发展创业型经济。创业型经济的概念最早由德鲁克于1985年提出，是指以大量新创的成长型中小企业为支撑的经济形态。中国发展创业型经济应当是以知识和企业家为核心生产要素，以创意和创新为主要手段，以中小企业为微观经济基础，通过创业机制持续推动经济发展。这是中国转变经济发展方式的必由之路，是提高自主创新能力、建设创新型国家的根本途径。

2009年3月，我国启动创业型城市建设，包括深圳、南宁、太原等82个城市被国家人力资源和社会保障部列为首批创建国家级创业型城市。

2010年4月22日，教育部下发了《关于大力推进高等学校创新创业教育和大学生自主创业工作的意见》，高校创新创业教育正式进入教育行政部门指导下的全面推进阶段。

2012年8月1日，教育部又印发了《普通本科学校创业教育教学基本要求（试行）》，要求把创业教育融入人才培养体系，贯穿人才培养全过程。并规定"创业基础"是面向全体高校学生开展创业教育的核心课程，要求面向全体学生单独开设"创业基础"必修课，不少于32学时，并附"创业基础"教学大纲。

2013～2015年，政府全面推进大众创业、万众创新，主张要借改革创新的"东风"，推动中国经济科学发展，在960万平方公里土地上掀起"大众创业""草根创业"的新浪潮，形成"万众创新""人人创新"的新态势。在国务院常务会议上，围绕创业提出一系列改革措施，同时，政府也出台了一系列文件。

这一阶段政府的各种政策日趋成熟，不断完善，并把创业列入国家战略的高度，高科技领域成为创业的热点，大批海外留学人员归国创业成为引人注目的亮点。国内成为海内外投资创业的热土和各类人才施展才华的广阔天地，创业在更大范围、更广阔的空间展开，中国进入全面创业的伟大时代。

创业者们凭借卓越的聪明才智和对资本市场机会的把握走在新经济的前列，以互联网为主导的新经济催生了一批财富英雄，涌现了一大批以百度的李彦宏、盛大的陈天桥、尚德的施正荣为代表的阳光富豪。这批富豪的崛起转变了社会对富豪的认识和看法，他们很少利用权力资源，相反，他们与权力保持了一定的距离，依靠个人和市场的力量催生和带动了一个新的产业，为社会提供了更多的就业选择和足够的虚拟空间，通过高科技和互联网经济实现了真正的产业革命，使整个国家更具有创新活力和创业动力。

可以预言：一个全新的创业时代、新一轮中国创业高潮即将到来。

## 【本章小结】

人类历史是一部鲜活的创业史。创业推动了生产力发展和生产关系变革，推动了社会经济形态更替，推动了人类社会不断向前发展。

创业学已经成为美国商学院和工程学院发展最快的学科领域。

英国的创业推动力与美国不同，美国的创业动力基本从下而上发源于大学，尤其是研究型大学；英国则是从上而下推动，主要从政府层面。

德国是一个严谨务实、注重科技发展的国家。在创新创业领域德国表现出与众不同的一面。德国政府重视改善中小企业创业环境。

以往日本高校重研究、轻经营，技术成果往往由民间企业进行商品化开发。近年来日本政府鼓励高等院校创办研究开发型企业，期望推动日本经济的复苏。

澳大利亚的创业活动、创业教育与经济发展和教育政策密切相关。

韩国为增加就业机会，政府鼓励创业，以创业带动和保障就业。

当代中国企业家的创业是从改革开放后开始的，先后经历了3个不同的发展阶段，包括：萌芽阶段、发展阶段和成熟阶段。

## 【重要概念】

创业教育　创业带动就业　创业型经济

## 【复习思考】

1. 试述美国创业活动的特点及对我国创业的启示。

2. 简述改革开放以来我国创业活动经历的发展阶段和主要驱动因素。

NOTE

# 第二章　创业、创业精神与人生发展

## 【学习要点】

1. 创业与创业精神的概念。

2. 创业的时代特征。

3. 创业与职业规划的关系。

4. 大学生创业意识的培育。

## 【导入案例】

### "小草皇后"的天泉草业

梁伟是湖南天泉生态草业工程有限公司董事长。在越来越多的创业者投入互联网领域的时代，她带领天泉草业以顽强的生命力在市场经济的浪潮中默默生长。16年来，梁伟的天泉草业凭借对科学种草和生态理念的坚持，专业工程市场与产品销售结合，形成了完整的生态农业产业链。天泉草业因其文化基因——"小草精神"，以社会担当促企业发展，以企业发展带动社会发展，实现了两者的有机统一。

"我的梦想是打造一个生态草业王国，添绿自然，绿化世界。"梁伟满怀憧憬地说。

**慧眼独具：不恋公职恋小草**

梁伟，就读于湖南中医药大学，学的是中医专业，以优异成绩大学毕业后留校任教10年，并担任学校团委书记。在经济高速增长下日益恶化的生态环境问题一直在梁伟心中徘徊。1997年，梁伟来到北京寻找机会，希望能找到一条能用生态的方式解决生态问题的有效途径。

一次偶然机会，梁伟在中国林科院一名老教授家中，发现了无土栽培草毯这个未转化的发明专利。在与这名教授沟通后，她用5万元的积蓄买下了专利技术，并辞掉了高薪工作回到湖南，于1999年注册成立了湖南天泉科技开发有限公司，开始了她的种草事业，与小草结下了不解之缘。自此，梁伟的生命里就只有小草，种的是小草，看的是小草，心里想的也是小草，所以大家给她取了一个非常好听的名字叫"小草皇后"。

她1999年回湘创业之初，带回来的唯一一项资产只有在北京购买的一项专门用于无公害种草的专利。因该专利耗材成本过高，无法直接商业化，公司成立后，梁伟马上开始了在专利技术基础上的实用技术研发与改造。经过半年多的学习、借鉴和反复试验，梁伟终于建起了第一个占地十几亩的无土基质草毯生产科研基地。

"创业初期百事难。基础设施建设投入大，投资期长，贷不到款，土地流转、农民关系都不容易做好。"梁伟坦言，当时让其头疼的还有天泉培育出的无土基质草毯，工艺太先进，成本太高，观念太超前，以至于市场难以理解和接受。公司创办头几年，规模扩展速度慢，品牌知名度传播速度慢，最差时一连3个月发不出工资。梁伟说："但是无论碰到什么困难我从不退缩，因为我是把天泉当作社会企业来做的。"

创业初期，梁伟身先士卒，亲力亲为。缺人手，她卷起裤管下田栽种；市场推广难，她不辞辛劳去跑业务，拜访客户。

### 浪漫情怀：誓为石头披绿装

在石头上种草，看似天方夜谭，但梁伟和天泉草业做到了。

2003 年，常张高速修建时提出一个口号：要修建环保路，高速两边不能用水泥。梁伟毛遂自荐，常张高速项目负责人把梁伟带到高速工地，指着一处红砂岩坡面说道："如果你们的草毯能在这个红砂岩上种活，我就用你们的产品。"

红砂岩是湖南特有的一种风化岩，遇水就膨胀、风化，极不稳定。梁伟马上组织专业力量进行研究，决定使用天泉强力护坡草毯，配上耐贫瘠、耐旱、根系发达的多个植被产品，铺上去后草的根系马上钻进岩石缝里，紧紧护住坡面，成活率高达 90% 以上。最终，天泉草毯用到了常张高速公路共五个标段的 10 万余平方米的坡面上。2008 年，常张高速公路在 300 多个项目中脱颖而出，被环保部评为国家级环保公路。

从此一发不可收，天泉草业的产品进入了皂市水库山体治理、怀通高速、长株高速、南水北调生态修复等工程。长沙的橘子洲、芙蓉路等也铺上了天泉草业的草毯。"每块草毯都像一个小生态基地，空中飘浮的各种植物花草种粒、幼虫菌类都有了附着点，慢慢地，一个小环境就好起来了。"梁伟说。

天泉草业这棵小草在梁伟的精心呵护下，日益茂盛。如今公司已拥有 15 项生态专利技术和 30 多项专有技术，在湖南、山西、陕西、江西、天津等地建立草业生产基地超过 1.5 万亩，并实现连年业绩倍增。统计显示，天泉草业仅在湖南建植的绿地，减少水土流失就超过 1000 万立方米，利用农业垃圾、废料也超过 1000 万立方米。

### 联村惠农：打造天泉绿色生态圈

梁伟高瞻远瞩以开创者的思维不断创新模式，实施创新驱动发展战略。梁伟带领公司积极投身湖南省委统战部、省工商组织开展的"万企联村，共同发展"活动，在各有关部门支持推动下，通过与农村有效对接，致力发展生态草业和花卉苗木业，助力城乡统筹发展。2010 年，天泉草业对长沙岳麓区莲花镇立马村 8000 亩土地实行整村流转，打造"天泉草业生态谷"，目标是把立马村建设成"两型生态示范村"。然而，就在"（莲花）天泉草业生态谷"建立的第一年，农业产业项目投资大、投资周期长，融资渠道限制，对土地、气候依赖强等特点凸显出来，生态循环产业机械化转型也需要大量的资金投入，这些给梁伟和她率领的创业团队带来巨大的经济压力。可是，梁伟没有放弃，没有资金，她想办法打开新的市场渠道和商业模式从而获取融资和投资伙伴，没有人力，就卷起袖子带着产业工人一起亲自下田播种除虫。功夫不负有心人，2010 年立马村"（莲花）天泉草业生态谷"项目被湖南省委省政府确立为"万企联村，共同发展"的省级示范项目。

现在，"（莲花）天泉草业生态谷"已完成基础设施、项目建设投入 4000 多万，修建道路 30 多公里，水系、电力和生态环境得到全面提升，城乡统筹和新农村建设发展取得重大成绩，同时建设标准化生态草业生产区 1500 亩、花卉苗木区 500 亩、传统农作物种植 500 亩。有了"（莲花）天泉草业生态谷"为坚实的产业基础，企业规模也迅速扩大。

在梁伟带领下的"（莲花）天泉草业生态谷"以产业、产品、技术等为依托，农民以资

NOTE

金、土地租金、实物资产等要素入股,建立以产权为纽带的新的合作关系,形成企业与农民之间"利益共享、风险共担"的利益共同体的"股田制"。企业到农村开展规模化、标准化生产,农民以土地入股并成为企业产业工人,"租股结合、离而不脱,带田入股、脱而不离",创造了一种新型的农民土地承包经营权流转模式,仅人均工资收入一项,每年达到3万以上。

此外,在2011年,天泉草业总结"(莲花)天泉草业生态谷"运营模式,应山西、江西生态修复市场需求,成功在天津、山西、江西复制"生态天泉";2012年应陕西富平县政府邀请,又开发运作了"陕西生态天泉",在富平县建设生态农业产业园。目前,天泉草业所形成的生态农业项目已辐射到全国五个省,开启了以湖南为中心的天泉绿色生态圈。

**胸怀世界:携手同道绿地球**

为进一步推广生态理念,梁伟加入了中国新型城镇化研究会(院),成为该会的监事会成员。中国新型城镇化研究会通过汇聚一批有理想主义情怀、奉献主义精神、倡导经营哲学的企业家,构建城镇化过程中产业与金融平台,探索中国新型城镇化道路,在实践与合作中找到中国新型城镇化系统性解决方案,为中国企业的绿色经济转型提供思路与平台,为政府推进新型城镇化建设提供可操作依据,从而带动中国现代化过程中城乡二元结构、区域发展失衡、经济增长方式变革及农村现代化问题的有效解决,引领中国城镇化健康发展,带动农民富裕起来,从而实现全国人民共同富裕的目标。

2014年阿拉善SEE生态协会邀请梁伟董事长成为湖南中心创始会员之一。阿拉善SEE生态协会成立于2004年6月5日,是由中国300多名知名企业家出资成立的世界级环境保护组织。梁伟的加入意味着湖南天泉的"小草皇后"成为中国生态领域的新标杆词汇。这也使得梁伟离"生态天泉,绿满全球"这一天泉的终极目标更近了一步。

16年来,梁伟秉承"敬天爱人,保护自然"的宗旨,以"让小草长到每一个渴望的地方、贫瘠的角落"的企业目标,聚合各路精英,带领农民建立以天泉生态草毯结合大型生态治理、生态园艺的生态产业集群,以点(总公司)带面(其他各省子公司),形成独特的市场开发模式:推出以生产销售、工程为依托的养护服务进入市场,并进而持续以高新科技技术回报大自然的核心理念,来维护自身草毯品牌美誉度。梁伟将"天泉生态草业谷"建设、专业生态绿化工程、专业养护工程等三大块组成了天泉草业生态梦的圆梦基石。梁伟说在创业过程中,她感受最深的是:我们在出发时,如果能将企业的目标与国家、民族的前途紧密结合在一起,就能越做越好,长盛不衰——即便是小草,也能与大树争辉,与山川同艳!

(资料来源:根据创业者提供相关资料整理。)

# 第一节　创业与创业精神

## 一、创业

### (一)创业的含义

创业是指创业者发现某种信息、资源、机会或掌握某种技术,利用或借用相应的平台或载体，将其发现的信息、资源、机会或掌握的技术，满足人们的需求、需要或潜在需求、需要，以一定的方式转化、创造成更多的财富、价值，并实现某种追求或目标的过程。

创业有广义与狭义之分。广义的创业是指创造各种奠定性事业，它强调以下几个方面：①事业的基础性，为事业的长远发展打下基础；②过程的开创性，突出过程的开拓与创新；③成果的创新性，侧重在前人的基础上有新的突破。狭义的创业即创办一个企业，是指创业者通过发现和识别商业机会，注册成立企业，利用各种资源，提供产品和服务，最终创造价值的过程。

### （二）创业的要素

创业的要素包括人的因素、物的因素、社会因素和组织因素等。

**1. 人的因素**　人是创业活动的主体，创业当然离不开人。人的因素包括：

（1）创业者　创业者可以是一个人，也可以是一个团队。

（2）内部的人际关系　人在社会上不是孤立的个体，而是生活在与他人的关系中，需要与他人互相支撑。

（3）外部的人际关系　任何单位都不是一个封闭的体系，而是一个开放的系统，它与外部的供应商、客户、当地政府和社区发生相互联系。所以，创业过程中人的因素还包括外部的人际关系。

**2. 物的因素**　物的因素也是创业过程中不可缺少的条件。创业过程中物的因素主要包括：

（1）资金　我国在 1999 年将个人独资企业的注册资金降低到 1 元，有这个象征性的标准，就可以开办一个公司或一个工厂。但是，创业所需的资金远不止这些，技术（或专利）、生产设备、原材料的购买及人员的招募等都需要大量的资金。

（2）技术创新　企业中技术含量的提高已经成为一个趋势，在新推出的产品中，高技术产品所占的比例越来越高。

（3）原材料和产品　对于生产型企业而言，创业过程中包括原材料和产品，这是一件不言自明的事情。对于从事其他事业的企业来说，同样存在一个由投入到产出的过程。

（4）生产手段　介于投入和产出之间的是一个"处理器"，对于企业而言，这种处理器就是生产手段，包括设备、工艺及相关的人员。

**3. 社会因素**　社会因素是企业协作体系的一个重要组成部分。创业中的社会因素包括两个方面的含义：

（1）社会对创业活动的认可　创业活动必须得到社会的认可。改革开放以来，创业活动得到了蓬勃的发展，一个重要的原因就在于社会对创业活动的认可。创业是一个高风险、高回报的活动，如果得不到社会的认可，创业活动不可能顺利进行。

（2）所创造的事业符合社会发展的需要　企业的存在在于它能够为社会提供某种产品或服务，这是企业成立和生存的根本。

**4. 组织因素**　组织因素是企业协作体系的核心，只有通过组织的作用才能创造新的价值。人的能动性要通过组织来实现。具体到创业活动中，组织因素具有以下功能：

（1）决策功能　决策是创业活动中的一项重要职能，既包括对创业目的的规定，也包括对实现目的的手段的决定。从创造价值的角度上讲，对创业目的的规定显得尤为重要，因为它

NOTE

决定着创业活动的方向，甚至影响企业的发展。

（2）创建组织　创业通常由一个团队来进行，因此需要对团队进行组织和管理，需要一个企业组织章程。按照章程进行分工与协作，有条理地完成创业的相关活动。创建组织既包括组织结构的构建，又包括沟通体系的形成。

（3）激励员工　创业需要最大限度地发挥现有人力资源的作用，那么对参与创业者的激励就成为创业活动的一项重要内容。"人心齐，泰山移"，充分调动人的积极性能够产生一种合力，同时会增加创业团队的凝聚力。

（4）领导　创业者在创建企业的过程中，需要扮演多个不同的角色，承担不同的职能，其中，领导无疑是最重要的。对于创业活动而言，领导的作用没有任何因素能取代。

### （三）克里斯汀的创业分类

创业类型的选择与创业动机、创业者风险承受能力密切相关，也会影响创业策略的制定，因而是创业管理中不可忽视的议题。克里斯汀（B. Christian）等人依照创业对市场和个人的影响程度，把创业分为四种基本类型，即复制型创业、模仿型创业、安定型创业和冒险型创业。

**1. 复制型创业**　即新创立的公司复制原有公司的经营模式，创新的成分很低。例如某人原本在餐厅里担任厨师，后来离职自行创立一家与原服务餐厅类似的新餐厅。新创公司中属于复制型创业的比率相对较高，这些企业的创新贡献较低，但成功的概率比较大。

**2. 模仿型创业**　这种形式的创业，虽然无法带来新价值的创造，创新的成分也很低，但与复制型创业的不同之处在于，创业过程对于创业者而言还是具有很大的冒险成分。例如某一纺织公司的经理辞掉工作，开设一家当下流行的网络咖啡店。不过，这种形式的创业具有较高的不确定性，学习过程长，犯错机会多，代价也较高昂。这种创业者如果具有适合的创业人格特征，经过系统的创业管理培训，掌握正确的市场进入时机，还是有很大机会可以获得成功的。

**3. 安定型创业**　这种形式的创业虽然为市场创造了新的价值，但对创业者而言，本身并没有面临太大的改变，做的也是比较熟悉的工作。这种创业类型强调的是创业精神的实现，也就是创新的活动，而不是新组织的创造。例如某企业研发单位的小组在开发完成一项新产品后，创办新的企业生产该新产品，或者继续在该产品技术的基础上改良、开发更新的产品。

**4. 冒险型创业**　这种类型的创业除了对创业者本身带来极大改变，个人前途的不确定性也很高。对新企业的产品创新活动而言，也将面临很高的失败风险。冒险型创业是一种难度很高的创业类型，有较高的失败率，但成功所得的报酬也很惊人。这种类型的创业如果想要获得成功，必须在创业者能力、创业时机、创业精神发挥、创业策略研究拟定、经营规模设计、创业过程管理等各方面都有很好的搭配。

### （四）创业的阶段划分

一个新兴企业从创建到成熟通常需要经历五个时期：种子期、早期、发展期、晚期和成熟期。

种子期（Seed Stage）是创业的第一个时期。在这个时期，创业者仅有一个好的点子或创意而已。种子期有下列特点：①尚未注册企业或刚刚注册了企业；②尚未或正在进行市场调研；③尚未或正在建立商业计划；④尚未形成核心创业团队，没有产品或服务，没有销售和利润。因此，在该时期，创业者需要获得种子资金，以进行较深入的市场调研，确立商业计划，创建核心创业团队等。种子期通常持续 3 个月到 1 年，到该时期结束，企业应已基本建立。

早期（Early Stage）即产品或服务开发期。经过种子期后，企业需进行产品或服务的开发。该时期的特点有：①企业已经注册；②商业计划已确定；③企业核心团队已基本形成；④企业产品或服务正在开发；⑤企业还没有销售和利润。创业者在这个时期需要筹集产品或服务的开发资金，以进行产品或服务的开发，进一步完善核心团队，建立和发展销售渠道，寻求商业合作伙伴等。该时期通常需要 1 年至 1 年半，到该时期结束，企业应完成产品或服务的开发工作，产品样本已完成，具备规模生产和产品上市的能力。风险投资把种子期和早期资金通常称为第一轮融资。

发展期（Expansion Stage）即规模化生产、产品或服务上市及扩大生产时期。其特点有：①企业已有开发完成的产品或服务，且产品或服务已推向市场；②企业已有销售收入；③企业整体上尚未盈利或已有些利润。在这个时期，企业需要发展资金，以进行规模化生产，维持迅速增加的库存和应收账款，以及促销产品和服务，而此时从销售收回的现金流量还不足以支持发展所需的资金。所以企业还需进行第二轮的融资。并且有时要扩大规模、开发新产品等，企业还需要进行第三轮的融资。到发展期结束，企业应有利润并占领了一定的市场份额。企业的发展期通常需要 2~3 年的时间。

晚期（Later Stage）为企业主要的扩展期。晚期的特点有：①企业有了可观的销售收入；②企业已拥有一定的市场份额。在这个时期，企业需要开发新产品或新服务，扩大规模，以进一步占领市场和领导市场。有时企业需要进行第四甚至第五轮的融资。到晚期结束，企业应已赢利和有正的现金流量，并已占领了相当的市场份额。这个时期通常持续 2~3 年的时间。

成熟期（Mezzanine Stage）是创业企业经过种子期、早期、发展期到晚期以后进入的阶段。在这个时期，创业者需要确定企业未来的发展方向：上市、被并购或继续独立发展。为了使风险投资价值化，获得高额回报，风险投资公司通常促成所投资企业走上市或被并购之路。如果上市，由于此时企业的股份仍然相对集中，为了满足上市的要求企业需要获得夹层资金（Mezzanine Fund）以调整股本结构。如果被并购，企业可能被兼并或收购（并购可分吸收并购、新设并购和购售控股权三种形式）。收购方有可能采取杠杆收购的形式。在杠杆收购的情况下，企业可能被该企业的经理人员或其他收购方所收购。收购方可以目标企业的资产或未来的现金做抵押向银行以优先债形式获得 60% 左右的收购所需的资金，从风险投资公司以可转化债券和优先股形式获得 30% 左右的夹层资金，以及自己投入 10% 左右的资金来完成杠杆收购。所以上市或被并购通常会涉及夹层资金，因此，成熟期的融资通常称为夹层资金。

## 二、创业精神

### （一）创业精神的含义

创业精神是指在创业者的主观世界中，那些具有开创性的思想、观念、个性、意志、作风和品质等。

创业精神又可分解为创业意识、创业思维。创业意识可对创业与工作产生积极主动性，而创业思维是创业过程中解决创业问题的核心能力，是创业意识的升华。创业思维更多是通过模拟与实践在实战中得来的。

创业精神有三个层面的内涵。哲学层次的创业思想和创业观念，是人们对于创业的理性认识；心理学层次的创业个性和创业意志，是人们创业的心理基础；行为学层次的创业作风和创业品质，是人们创业的行为模式。

### （二）创业精神的基本特征

创业精神具有以下几方面特征：

**1. 高度的综合性**　创业精神是由多种精神特质综合作用而成的。诸如创新精神、拼搏精神、进取精神、合作精神等都是形成创业精神的特质精神。

**2. 三维整体性**　无论是创业精神的产生、形成和内化，还是创业精神的外显、展现和外化，都是由哲学层次的创业思想和创业观念，心理学层次的创业个性和创业意志，行为学层次的创业作风和创业品质三个层面所构成的整体，缺少其中任何一个层面，都无法构成创业精神。

**3. 超越历史的先进性**　创业精神的最终体现就是开创前无古人的事业，创业精神本身必然具有超越历史的先进性，想前人之不敢想、做前人之不敢做。

**4. 鲜明的时代特征**　不同时代的人们面对着不同的物质生活和精神生活条件，创业精神的物质基础和精神营养也就各不相同，创业精神的具体内涵也就不同。创业精神对创业实践有重要意义，它是创业理想产生的原动力，是创业成功的重要保证。

### （三）创业精神的要素

创业精神是一种天赋。尽管不同的企业家具有不同的创业经历，但他们身上都或多或少表现出了如下共同的创业精神要素：

**1. 远见卓识**　企业的发展需要不断创新，但创新不是玩花架子，为了求新而创新，而是为了一个长远的目标持续改进。因此企业家必须具备远见卓识，才能带领企业走得更远，实现基业长青。

**2. 敢为人先**　企业成功和企业创始人的性格有着密切的关系。熊彼特在总结企业家精神时就提到，企业家要有首创精神，要敢为人先。只有发扬敢为人先的精神，勇做创新发展的先行者，才能引领企业发展，成为时代的弄潮儿。

**3. 激情**　激情是一种状态、一种境界、一种精神。不少创业成功的典范，无不彰显着创业激情和永不服输的念头。成功永远属于那些满怀激情、意志坚强、永不言败的强者。

**4. 执著**　创业源于对梦想的执著，成功始于对执著的坚持。创业艰难百战多，坚持不懈的精神很重要。英国著名作家狄更斯说："顽强的毅力可以征服世界上任何一座高峰。"那些创业不成功的人大多是因为面对困难就半途而废。大部分想创业的人都是一样，晚上想想千条路，早上起来走原路。他们能想出非常多的创业好点子来，但是他们面对困难时也能找到更多的借口和理由放弃。

**5. 绩效**　"以结果为导向，关注过程"是创业成功的关键。如果不考虑结果，只一味地关注过程，创业的目标将很难实现。有了结果导向的意识后，如果能够做到有想法并迅速付诸实施，创业的成功率将大幅度提升。"思想的巨人，行动的矮子"是不可能取得什么成就的。对于创业者来说，在创业前必须培育自己的结果导向意识和能力，学会如何以结果为导向，有效提升自己的行动力，掌握在有限时间、有限资源条件下出成果的能力。

【创业新视野】

## 创业到底需要什么

### 1. 思考＋执行＝全能选手

大学的时候我们这样开玩笑："以后甲会成为一个作家，乙会成为一个律师，丙会成为一个 CFO，丁啊，丁什么特长都没有，那就去做领导吧。"对于领导我们总是会有这样一种偏见，觉得他们就是那种只会发号施令不会具体工作的人。其实，这属于一种"多数人谬误"，因为领导在人群中的数量少，所以多数派并不真正了解少数派。

没有任何一个职位像创业者一样对人的综合素质要求如此之高，如果你在任何方面存在短板，都难以成为一个成功的创业者。

Ben Horowitz 在《创业维艰》当中把管理者分为两种类型。1 型管理者思考能力强，眼光长远，见解深刻，总能够抓住事物的本质，但缺点是他们容易忽略细节，执行力偏弱；2 型管理者执行力强，做事井井有条，能够制订缜密的工作计划，并且总能够让计划成为现实，但是 2 型管理者的缺点在于不舍得花时间来进行思考，他们会觉得单纯的思考问题是浪费时间，不如执行几个任务实在。

在现实世界当中很难在一个人身上同时发现这两种特质，因为两者几乎就是一对矛盾。但悲剧的是，对合格 CEO 的要求恰恰就是要同时具备这两种素质。

### 2. 真正的挫折经历

如果我是一个投资人的话，我一定会问创业者这个问题："请告诉我让你最刻骨铭心的一次挫折。"

如果他经历过"真正的挫折"，然后现在还能够乐观地和我面对面谈笑风生，那我会比较放心，我会认为他是足够成熟的。如果他从来没有遇到过真正的挫折，哪怕他表现出非常高的智商、非常优秀的情商，我也会在心里给他的估值打一个暗暗的折扣，我必须要扣去他的"挫折成本"。

挫折对人的教育主要是在意志层面，而非经验层面。如果经验只能从错误当中学习，那估计没有哪家公司能活过 1 岁，经验其实是可以从书本、从牛人身上学习的。唯独意志这个东西，只能靠"悟"，不能靠"教"。我们去看名人传记的话，会发现所有人在早年都有过遭受"毁灭性打击"的经历，他们也总是会告诉别人："我感谢那些经历，它让我成熟起来。"

### 3. 你有没有核心团队

在创业这件事情当中，没有哪种资源比"人"更加重要，其中又没有哪种人比"核心团队"更加重要。

"核心"二字从来不是单纯从"专业"的角度来定义的，它是"专业＋忠诚"的合体。核心团队是那些你在 A 轮融资还没到位时，挤在居民楼里跟你高谈改变世界的人；核心团队是当你遭遇危机时，愿意降薪帮公司控制成本的人；核心团队是在会议室里敢和你拍桌子，出了会议室却坚定执行你的决议的人；核心团队是竞争对手花多少钱也挖不走的人。

NOTE

**【创业实践训练计划】**

**一、实训项目**

校园网络超市。

**二、实训项目的目的、意义**

在网络飞速发展的今天，作为天之骄子的大学生们，上网早已是日常生活中的一部分，各大高校校园网络基本形成，并已有自己的BBS。在此基础上发展校园网络经济不仅可为老师和同学带来快捷方便的网上购物环境，同时给周边超市的管理者也带来了全新的商业契机。开设一家校园产品网络超市，既帮助学生选购了称心如意、物美价廉的商品，也为商家带来了丰富的经济利润。这个实践还有利于将我们大学生的想法运用到实际中去，在一定程度上可调动大学生对生活的积极性和事业上的激情，挖掘潜力。通过与实际想象相对比，激发斗志，提高学习能力和管理能力，培养新型创新人才，对大学生的就业生涯有着积极作用。

**三、实训项目计划**

1. 建立自己的商务网站，选好网页的模板，大胆运用学生群体喜欢的风格，针对学生喜好设计网页版面：信息分类明确，物品介绍详细，有购物指南，可以意见反馈，单独设计促销等新颖栏目。

2. 联系校园超市，以网站的形式为超市做广告宣传，达成合作意向。

3. 通过电话、网络交易平台、QQ等通讯方式接受订购，代购三餐，送货上门等服务。严格的时间控制，提高派送速度与效率，尽快将货物送入顾客手中，并且对顾客友好礼貌。

4. 以低价、快速、送货上门为核心竞争力，扩大校园区市场份额。

5. 在广告、商品利润、运送费用的受益基础上扩大业务范围，成为一些购物网站的校园代理，不断增加商品种类、提高服务质量。

6. 争取学校和学院的支持，扩大校内影响。同时延伸消费人群，适时跟踪消费人群并且拓宽市场。

# 第二节 创业的时代特征

"创业"概念可能是近现代才出现的，但创业活动却伴随着人类发展始终。经济时代是一种经济形态发展到成熟阶段后，以这种经济形态为主导形成的人类经济社会发展的特定历史时期。人类社会经历了农业经济时代、工业经济时代和信息经济时代。由于每种经济时代具有各自的特征，因此各个经济时代中的创业也各具特色。

## 一、农业经济时代的创业

### （一）农业经济的时代特征

农业经济是指以广大耕地和众多的人口劳力为基础的、主要取决于劳力资源的劳动经济。包括生产、交换、分配、消费等方面的经济活动和经济关系。其时代特征主要表现在以下几个方面。

**1. 农业技术的主流是精耕细作**　农业的产生是经济形态第一次由"攫取经济"过渡到"生产经济"，人类开始发展了原始种植业和原始畜牧业，人类获取食物的方式发生了革命性变化。

**2. 种植业和畜牧业的发展相辅相成**　种植业在为人类提供食物的同时，也通过主副产品为动物提供饲料，促进了畜牧业的发展；畜牧业在为人类提供肉、蛋、奶、皮毛等产品的同时，也为种植业提供畜力、运输工具和肥料，从而促进种植业的发展。

**3. 各地区各民族农业发展不平衡**　根据各地区自然环境的差异及各民族传统风俗的不同，以种植业为中心、农牧结合、综合经营的广大农区与以游牧为主的广大牧区并存和相互补充。

（二）农业经济时代创业的特点

人类在发展农业生产力的过程中开展了生产工具和生产技术的创造发明。人类发明了陶器用来储存和烧制食物，从而延长了食物存放时间，改善了人类饮食方式，发明了酒的加工制作，这也成为发酵工业的原始雏形，铸造使用金属工具，大大提高了农业经济的生产力。这些生产工具和生产技术的创造发展，也为工业化的起步打下基石。

这个时代，创业活动的特点主要表现在：

**1. 以满足自身及其家庭成员需要为主**　为了自身及其家庭成员生存的需要，人们不得不利用一切可以利用的资源进行生产活动。年景好的话，可以而且能够生产一定的剩余产品，通过交换剩余产品，满足自身及其家庭成员更多的需要。

**2. 参与创业活动人数多，但单体规模小**　人人都可能参与创业活动，但往往以家庭为单位，家庭是创业活动的天然边界。

**3. 创业活动集中在农牧业**　生产工具和技术只能适应农牧业，人们的需求主要是农牧产品。

## 二、工业经济时代的创业

（一）工业经济的时代特征

工业经济又叫资源经济，即经济发展主要取决于自然资源的占有和配置。自 19 世纪以来，世界发达国家陆续完成了工业革命，科学技术取得了巨大发展，拖拉机、机床等代替了手工生产工具，汽车、货车、轮船和飞机代替了落后的交通工具，生产效率有了很大的提高。但是在这一时期，知识对于经济的作用尚未起到决定性作用。铁矿石、煤、石油等发展机器生产的主要资源很快成为短缺资源，并开始制约经济发展，因此，这一阶段的经济发展主要取决于自然资源的占有。其时代特征有：

**1. 实现了产品的规模化**　工业经济运用机器作为主要生产工具，从农业经济依赖人力、畜力的生产，到依赖以蒸汽机为代表的动力机的生产，劳动生产率从人的生理限制中解放了出来，产品的规模化成为可能。

**2. 建立了以发达的分工协作为基础的合理的劳动组织**　以往社会的分工只是社会内部保持个体劳动方式的分工，劳动更多是在交换意义上具有社会性；机器大工业的生产方式独特地建立了企业内部的分工与协作，产品从个人的产品变成了共同的、社会的产品。通过企业内部

NOTE

的合理分工，确立了从事不同职能劳动的人数比例，发展了社会劳动过程的质的划分和量的比例，形成了劳动的连续性、统一性、规则性和秩序性的体系。

**3. 创新成为工业经济的主要特征与显著标志**　工业经济采用了新的能源类型，从农业经济的依赖植物能源到开采矿物能源，矿物能源成为驱动工业文明的新动力；使用了新的材料类型，从农业经济以自然生长的材料为主到以人工制造、冶炼、合成的材料为主，自然物经过物理、化学方法的加工、处理与组合，变成了新型的人工材料；等等。不仅生产领域在创新，社会领域也在创新。社会创新不仅表现在经济基础、上层建筑宏观领域内的不断变更、变革上，也表现在社会关系、社会组织、社会行为微观领域内的改进与更新上。如教科书的发明，使普及教育成为可能；又如现代医院，对卫生保健事业产生了重大的影响。

### （二）工业经济时代创业的特点

工业经济的兴起是与市场经济的发展相辅相成的，普遍的市场关系、发达的市场经济是在工业经济时代成形的。近代以来，市场经济体制本身不断完善与创新，同时它又是技术创新的经济关系与制度框架。市场交换的普遍化促成了货币媒介的普遍化，使一切产品和活动转化为交换价值成为可能。这个时代的创业活动具有以下特点：

**1. 以满足他人需求和需要为目的**　社会分工细化后，专业技能成为人们赖以生存和发展的主要依靠，市场成了人们创业的动力和压力源泉。

**2. 风险偏好者成为创业主体**　工厂出现并且规模扩大，更多的人走向就业，只有那些风险偏好者敢于、乐于创业。

**3. 创业教育兴起**　经历几次科学技术革命和产业革命，市场经济越来越发达，企业间、国家间竞争越来越激烈，创业者培养成了企业和国家间竞争的重要内容。

**4. 创新成了创业的主要杠杆**　随着第一产业规模缩小，第三产业尚不发达，创业活动大多见于第二产业，新技术、新产品等的出现激励着人们加入创业者队伍。

## 三、知识经济时代的创业

### （一）知识经济的时代特征

1996 年，世界经济合作与发展组织（简称经合组织）发表了题为《以知识为基础的经济》的报告。该报告将知识经济定义为建立在知识的生产、分配和使用（消费）之上的经济。其中所述的知识包括人类迄今为止所创造的一切知识，最重要的部分是科学技术、管理及行为科学知识。从某种角度来讲，这份报告是人类面向 21 世纪的发展宣言——人类的发展将更加倚重自己的知识和智能，知识经济将取代工业经济成为时代的主流。

知识经济的特征表现在：

**1. 经济发展可持续化**　知识经济是促进人与自然协调、持续发展的经济。高技术产生在多种自然资源几近耗竭、环境危机日益加剧的时代，反映了人类对自然界与人类社会的科学全面的认识。其指导思想是科学、合理、综合、高效地利用现有资源，同时开发尚未利用的资源来取代已近耗竭的稀缺自然资源。

**2. 资产投入无形化**　知识经济是以无形资产投入为主的经济。知识、智力、无形资产的投入起决定性作用。当然也需要资金投入。

**3. 世界经济一体化** "知识经济"是世界经济一体化条件下的经济。依靠无形资产的投入是实现"知识经济"可持续发展的前提。

**4. 经济决策知识化** 知识经济是以知识决策为导向的经济。科学决策的宏观调控作用在知识经济中有日益增强的趋势。

### (二)知识经济时代创业的特点

知识经济的兴起将对投资模式、产业结构、增长方式和教育的职能与形式产生深刻的影响。在投资模式方面,信息、教育、通讯等知识密集型高科技产业的巨大产出和展现出的骤然增长的就业前景,将导致对无形资产的大规模投资。在产业结构方面,①电子贸易、网络经济、在线经济等新型产业将大规模兴起;②农业等传统产业将越来越知识化;③产业结构的变化和调整将以知识的学习积累和创新为前提,在变化的速度和跨度上将显现出跳跃式发展的特征。同时,知识更新的加快使终身学习成为必要。

知识经济时代就是现时代。现代创业特点可见本教材第一章相关内容。

### 【创业实践训练计划】

#### 一、实训项目

老年养生馆。

#### 二、实训项目的目的、意义

中医养生是中华民族优秀文化的一个重要组成部分,它历史悠久,源远流长。在漫长的历史中,人们非常重视养生益寿,并在生活实践中积累了丰富的经验,创立了既有系统理论、多种流派、多种方法,又有民族特色的中医养生,为中国人民的保健事业和中华民族的繁荣昌盛做出了杰出贡献。中医文化博大精深,对于养生方面更是有着极大的造诣。中医需要我们去继承,去传播。在养生方面,需要我们去钻研,去发展。通过正规中医养生馆,可以让更多的人重视中医,相信中医。将我国的这一医学瑰宝发扬光大。

#### 三、实训项目计划

该项目是集公益与商业于一体的养生馆。主要分为休闲区和养生区。

休闲区是用于弈棋与阅读,并经营药茶与药酒。在休闲区,注重的是公益,除药饮外其余一切免费。这既丰富了老年人的生活,也让本馆在周围人眼中留下好口碑。另外休闲区设有养身讲座室,通过养生讲座课堂,让老年人加深对养生保健知识的了解,也让老年人明白治病不如防病的道理。

养生区主要是针灸推拿,主要针对亚健康及慢性病老年人,用刮痧、拔罐、针灸、按摩、食疗等简、便、廉、验的传统中医适宜技术调理老年人身体。尽管多数老年人会关注养生保健,但是大多都是一知半解,没有疾病就不会去体检或者调理,更不用提花钱去调理身体,这也是一种侥幸心理。其实防病比治病重要得多,只不过老年人对这方面不了解,所以不轻易涉足。因此,养生区需要依赖于休闲区养生保健知识的宣传和对外的宣传,让老年人逐渐意识到养生保健的重要性。

NOTE

## 第三节　创业与职业生涯规划

### 一、职业生涯与职业生涯规划

#### （一）职业生涯

**1. 职业生涯的含义**　职业生涯指个体职业发展的历程，指一个人一生连续从事的职业、职务、职位的过程。职业生涯不仅是职业活动，还包括与职业有关的行为和态度等内容。

**2. 职业生涯相关概念的含义**

（1）**职业**　指人们在社会生活中所从事的以获得物质报酬作为自己主要生活来源并能满足自己精神需求的、在社会分工中具有专门技能的工作，是在不同的专业领域中一系列相似的服务。例如，运动员是一种职业。

（2）**职位**　是和分配给个人的一系列具体任务直接相关的岗位。因此，职位和参与工作的个人相对应，有多少参与工作的个人，就有多少个职位。例如，一个足球队需要 11 个队员，意味着这个足球队中有 11 个职位。

（3）**工作**　指由一系列相似的职位所组成的一个特定的专业领域。例如，一个足球队中有左前锋和右前锋，而他们都是一个工作，即前锋。

#### （二）职业生涯规划

职业生涯规划是指个人和组织相结合，在对一个人职业生涯的主客观条件进行测定、分析、总结研究的基础上，对自己的兴趣、爱好、能力、特长、经历及不足等各方面进行综合分析与权衡，结合社会需要，根据自己的职业倾向确定其最佳的职业奋斗目标，并为实现这一目标做出行之有效的安排。比如：做出自我评估、个人职业的近期和远景规划、职业目标、方案设计、评估与行动方案等一系列计划与行动。职业生涯设计的目的绝不只是协助个人按照自己的资历条件找一份工作，达到和实现个人目标，更重要的是帮助个人真正了解自己，为自己筹划未来，拟订一生的目标，在"衡外情，量己力""知己知彼"的情形下设计出各自合理且可行的职业生涯规划方向。

#### （三）大学生职业生涯规划的意义

**1. 有助于明确个人职业目标**　古人云："志不立，天下无可成之事。"人生需要有前进的方向和目标，没有目标就像轮船在大海里失去了航向和灯塔，不仅会浪费大量的时间和精力，甚至会导致沉船，即一生一事无成。古罗马帝国的凯撒大帝，战功赫赫，他一手造就了整个世界的文明发源地，他一生的成功被他自己归纳成 8 个字："提前布局，抓住机会。"

哈佛大学的专家曾经做过一个著名的调研。1953 年召集 100 位大学生做了目标对人生影响的跟踪调查，调查对象是那些智力、学历和环境因素基本相同的学生。调查开始时的数据表明：27% 的人，没有目标；60% 的人，目标模糊；10% 的人，有清晰但比较短期的目标；3% 的人，有清晰且长期的目标。25 年之后，再来对这些"年轻人"的生活进行调查。他们的状况如下：3% 有清晰且长期目标的人，25 年来几乎没有改变过自己的目标，并且向着这个目标不懈努力，最后几乎都成了社会各界的精英、行业领袖。10%有着清晰但是短期目标的人，大部分生活在社会的中上层。他们的短期目标不断通过努力得以实现，生活水平稳步提高，成为社会各个行业中不可缺少的专业人士，如著名的医生、设计师、学者、律师等。60%目标模糊的人，几乎都生活在社会的中下层，虽然能够安稳地生活和工作，但是除此之外，没有其他特别的成绩。27%没有目标的人，生活在社会的最底层，经常处于失业状态，靠领取失业救济维持生活，对整个社会和世界充满怨恨。

调查结论：目标对人生有着巨大的导向性作用。大学作为大学生职业生涯规划的第一站，其作用至关重要。

**2. 有助于大学生进行正确自我分析，转变就业观念** 通过职业发展规划理论的系统学习，用科学认知的方法和手段，对自己的性格、兴趣、气质、能力及价值观等进行全面分析，认清自己的优势与特长、劣势与不足。同时，结合职业分析，充分考虑职业的区域性、行业性和岗位性等特性，认清行业的现状和发展前景，以及职业岗位对求职者自身素质和能力的要求，从而清晰地知道自己能做什么，适合做什么，据此帮助自己，做到知己所长，知己所短，然后选择适合自己从事的具体职业，这对大学生确立正确就业观十分重要。良好的就业观念是大学生在认识和处理职业问题时的准绳，正确地认识和把握这一准绳，不仅有助于个人找到合适的就业岗位，而且有助于大学生的成长、成才和职业理想的实现。

**3. 有助于大学生获得持久的学习动力，完善知识结构** 大学生学习职业发展规划，用科学的方法认识自我、认识职业，就会清晰地把握自身的优势和劣势，明确自己在学业上的努力方向，将已有知识科学重组，最大限度地发挥知识结构的整体效能。特别是通过自身现有条件的测量评估，可以调动大学生自我完善的愿望，增强学习专业知识与技能的动力；通过对职业要求的调查了解，使大学生发现自身现有条件与职业要求之间的距离，从而挖掘潜力，奋发学习，提升自我；通过制定合理可行的生涯目标和职业目标，促使大学生规划自己的专业学习和技能锻炼，并为获得理想的职业去做各种准备，最终达到"人职匹配"的目标。

**4. 有助于大学生坚定职业理想，走向成功人生** "晴带雨伞，饱带干粮""人无远虑，必有近忧"。众多遭遇职业瓶颈的咨询者当中，不少在工作了3~5年便遇到了"无规划窘迫症"，因为没有良好、系统的职业规划，所以在跳槽N次后开始感觉力不从心，感到茫然，不知道自己可以干什么、应该干什么和喜欢干什么，这就是"活在当下"的心态造成的苦果。面对竞争越来越激烈的职场，无法认清自己的能力和职业定位，就像在大海里用手捕鱼一样，抓到一条算一条，不知道哪个水域鱼多，也不知道应该使用什么工具。英国前首相丘吉尔曾说过："一个人看不到未来，就把握不了现在。"大量资料显示，一个人事业的成败，人生的成就，在很大程度上取决于其能否认真地思考和规划自己的未来。职业规划的设计能够催人奋进，督促有远大抱负的人按着规划的目标坚定地去学习，去提高自己，一步一个脚印地向前，直到成功。

### （四）职业生涯规划的步骤

个人职业生涯规划的内容尽管因人而异，但在制定个人职业生涯规划时所要考虑的要素却是基本相同的。我国人事科学研究者罗双平用一个精辟的公式总结出了职业生涯规划的三大要素，即职业生涯规划 = 知己 + 知彼 + 抉择。知己、知彼是抉择的基础，正所谓"知己知彼，百

NOTE

战不殆"。知己就是认识与了解自我，知彼就是探索外在的世界，特别是与职业生涯规划有关的工作世界。抉择就是在获得内外部信息的基础上，进行正确的选择。在职场上，知己、知彼、抉择之间是密切关联的。

在综合考虑了上述因素的基础上，我们可以把职业生涯规划分为自我评估、组织与社会环境分析、生涯机会评估、生涯目标确定、制定行动方案、评估与反馈六个基本步骤。

**1. 自我评估**　主要包括对个人的需求、能力、兴趣、性格、气质等的分析，以确定什么样的职业比较适合自己和自己具备哪些能力。

**2. 组织与社会环境分析**　短期的规划比较注重组织环境的分析，长期的规划要更多地注重社会环境的分析。

**3. 生涯机会评估**　生涯机会评估包括对长期机会和短期机会的评估。通过对社会环境的分析，结合本人的具体情况，评估有哪些长期的发展机会；通过对组织环境的分析，评估组织内有哪些短期的发展机会。

**4. 生涯目标确定**　职业生涯目标的确定包括人生目标、长期目标、中期目标与短期目标的确定，它们分别与人生规划、长期规划、中期规划和短期规划相对应。首先要根据个人的专业、性格、气质和价值观及社会的发展趋势确定自己的人生目标和长期目标，然后再把人生目标和长期目标细化，根据个人的经历和所处的组织环境制定相应的中期目标和短期目标。

**5. 制定行动方案**　把目标转化成具体的方案和措施。这一过程中比较重要的行动方案有职业生涯规划路线的选择、职业的选择、相应的教育和培训计划的制订。

**6. 评估与反馈**　职业生涯规划的评估与反馈过程是个人对自己的不断认识过程，也是对社会的不断认识过程，是使职业生涯规划更加有效的有力手段。

## 二、创业和职业生涯规划的关系

**1. 创业是职业生涯规划的一部分**　创业是一个活动，一个过程，它包含在职业生涯发展中。创业并不只是简单地开办一家企业，获得财富，让生活更好。它是一个人实现人生价值，完成人生使命的一个过程，这一过程存在于职业生涯的发展中。

**2. 创业有利于更好地规划职业生涯**　尽管我们在进行职业生涯规划时有清晰的定位、明确的目标、合适的通道，但是，通往成功的道路总是充满艰辛坎坷。人的职业生涯充满了变数，多一点创业经历，体验更多的领域，人生会有更多收获，也更能找准自己的人生和职业发展方向。

**3. 创业是职业生涯发展的飞跃**　每个人都想创造出巨大的价值。这么多人从事创业，正是因为它能够给社会、给个人带来巨大的价值。职业生涯发展的意义在于生存、发展和实现个人价值，所以创业对于一个人的职业生涯发展来说是一次质的飞跃。

## 三、创业教育对大学生职业生涯规划的意义

**1. 创业教育能增强大学生自我认识的敏锐性**　创业教育能培养学生的创新意识和创业精神，从而大大提高学生的思维品质。创新意识在引导学生发现客观世界新生事物的同时，也启迪学生客观对待人的生理、心理和性别等差异，对自身的兴趣和特长更加敏感，敢于发现、肯定和主动培养自己的优势，挖掘自身潜力，不断尝试新的领域，在职业生涯规划中扬长避短，

个性化地设计自己的职业生涯。

**2. 创业教育能引导大学生主动进行职业探索** 职业生涯规划不是一成不变的计划，而是个体在自我认知的基础上，基于对未来职业的前瞻性和全局性认识，对客观世界发展变化的主观预期和主动适应。创业教育有助于引导大学生主动地进行职业探索，积极地规划未来，以良好的心态在职业生涯的发展中不断调整自我、更新自我、完善自我，以适应外部职业环境的变化，使自身的职业规划与社会发展互动。

**3. 创业教育能提升大学生职业生涯规划的高度和广度** 创业教育培养学生的求异思维，使学生带着创业的思路去就业，以创业带动就业，学生就能在工作岗位上不断创新，为社会做出更大的贡献。创业教育也能增强学生的岗位转换能力和抗挫折能力，使之不惧怕失业和失败，在职业生涯的发展中不断开辟新路。

# 第四节 大学生创业的机遇、挑战及意识培育

## 一、大学生创业的机遇与挑战

### （一）大学生创业的含义

大学生创业是指创业者在校学习期间或毕业离校之时发现机会、整合各种资源独立开创或参与开创新企业，提供新产品或新服务，最终实现自身创业目的的一系列活动。

### （二）大学生创业的机遇

当代大学生创业机遇主要表现在以下四个方面：

**1. 知识经济为大学生创业提供了新机会** 30 多年来，我国由计划经济向市场经济转型的过程中产生了前所未有的环境机会，并由此造就了一批抓住商机的创业者和企业家。我国经济转型期还远远没有结束，正不断向知识经济的纵深发展，这就为有知识的大学生创业提供了大量新的商机。

**2. 党和政府的大力支持** 党的十七大报告提出"以创业带动就业"的战略，各级政府相应出台了许多支持大学生自主创业的政策，各级社团组织也都积极响应，举国上下支持大学生创业活动，这在新中国是史无前例的。

**3. 创业文化的兴起** 我国的个体创业活动古已有之，但从历史上看，我国一直是一个重农轻商的国家，商业、商人的社会地位较为卑微。新中国成立后至改革开放前，个体经济日益受到抑制，商业不是按照经济规律来发展，而是附属于政治的需要。直到改革开放后，个体经济、民营企业才雨后春笋般地发展起来。成功的创业者们以他们丰厚的经济收入和不断提升的社会地位，为国人树立了经商、创业光荣的社会文化。

**4. 创业教育步入主流** 尽管我国创业研究与创业教育比欧美国家晚了 20 年，但由于党和政府的重视，近年来创业研究与创业教育呈现高增长态势。与此同时，学习创业知识、开展创业实践、增长创业技能已成为在校大学生新的学习需求。在创业教育与培训方面，我国先后引进国际劳工组织培养大学生创业意识和创业能力的 KAB 教育项目和针对一般创业者开办中小企业的 SYB

NOTE

教育项目等。2010 年，教育部出台了《关于大力推进高等学校创新创业教育和大学生自主创业工作的意见》，成立了创业教育指导委员会，将大学生创业教育逐步纳入大学教育体系中。

（三）大学生创业的挑战

我国大学生在面临着前所未有的创业机遇的同时，也面临着巨大的挑战。

从宏观环境看，伴随当代大学生成长的是独生子女政策、高考制度、校门到校门的教育体制等宏观政策与环境，使得当代大学生缺乏社会实践，不利于创业能力的形成；从微观环境看，无论是在企业组织资本（创办企业必须的人、财、物等资源）方面，还是在企业社会资本（创办企业必须的人脉、经验、社会关系等）方面，大学生都处于劣势地位。

（四）大学生创业的特点

大学生是一个特殊的创业群体，其主要创业特点有如下几方面。

**1. 有创业愿望但缺乏创业资本**　大学生期望创办企业而又缺乏创业启动资金是一个不争的事实。由于大学生是一个无固定收入的群体，他们的学费和生活费主要依赖于家庭支持，因此缺少创业资金。但与此同时，他们中的许多人又具有明显的独立意识与倾向，希望开办自己的企业，获得经济上的独立。

**2. 有创业激情但缺乏创业耐力**　创业如同婚姻又难于婚姻。美满的婚姻不仅需要恋爱激情，而且需要激情过后对爱的呵护和对日常生活中琐碎与烦恼的忍耐与豁达。激情创业后接踵而来的是企业生存期考验。市场是无情的，无论创业者毅力有多坚定、激情有多高涨，当企业的产品无法获得市场响应，没有现金流进账时，只能无奈地选择倒闭。没有人怀疑大学生的创业激情，但人们有理由怀疑缺乏雄厚创业资本支撑的大学生的创业耐力和企业生命期。

**3. 有专业背景但缺乏社会资本**　与一般创业者相比，大学生同时拥有青春和专业知识。虽然他们的专业背景对一般创业者来说弥足珍贵，但大学生普遍缺乏一般创业者所拥有的市场意识、实战经验和人脉资源，而这些恰恰是成功创业的重要保障。

因此，目前大多数在校大学生并不具备自主创业的条件与能力，除非他们在大学期间改变自己，否则，毕业时很难成为成功的创业者。

面对挑战，有志创业的大学生的基本对策就是：开展创业学习，积累创业资源，掌握创业技能，充分利用当前的创业机遇，变劣势为优势。

## 二、大学生创业意识的培育

（一）创业意识的内涵

创业意识是指在创业实践过程中对创业者起动力作用的个性倾向，包括创业的需要、动机、兴趣、理想、信念等要素。创业意识是大学生对创业这一实践的正确认识、理性分析和自觉决策的心理过程。

（二）创业意识的要素

创业意识包括创业的需要、动机、兴趣、理想、信念等心理成分，支配着创业活动中创业者的态度和行为，是创业的动力因素。

1. 创业需要是创业活动的最初诱因和最初动力。只有当创业需要上升为创业动机时，才能形成心理动力。

2. 创业动机对创业行为产生促进、推动的作用，有了创业动机，标志着创业实践活动即将开始。

3. 创业兴趣能激发创业者的深厚情感和坚强意志，使创业意识得到进一步升华。一般在创业实践活动中取得一定的成效时，便引起兴趣的进一步提高。

4. 创业理想、信念属于创业动机范畴，是创业者对未来奋斗目标的向往和追求，是人生理想的组成，有了创业理想、信念，创业者的创业行为就会充满朝气和活力。

### （三）创业意识的重要性

大学生创业是当前高校的一个热门话题，大学生自主创业对于当今社会、经济的发展和大学生自身的成长都非常重要。创业一方面可以解决自身的就业问题，获得精神和物质上的满足，另一方面，创造了更多的就业机会，在一定程度上解决更多人的就业问题。这无疑是缓解就业压力的一个现实而非常有效的途径。众所周知，就业压力的缓解对于家庭和谐、社会稳定、民族经济发展起到至关重要的作用，并构成稳固社会主义建设事业环境的一个必备因素。如今，创业热潮已成为澎湃于浩渺商海的一道风景，而广大有活力、有抱负、高素质的大学生亦在这股创业热潮中一显身手。

要创业就得从培养创业意识入手，因为意识是行动的指南。

1. 创业意识集中体现了创业素质的社会性质，支配着创业者对创业活动的态度和行为，是创业素质的重要组成部分。为此，我们要强化大学生的创业意识，做好创业的精神准备，促进和帮助大学生开拓进取，有所作为。

2. 创业意识在很大程度上影响了大学生的创业态度、创业方式和创业结果。

### （四）创业意识的培养途径

创业意识是大学生从事创业活动的强大内驱动力，因此只有培养好大学生的创业意识，才能使大学生真正实现自我创业。

培养大学生的创业意识，要着力做好以下几个方面：

**1. 不畏艰难，敢于拼搏** 培养强烈的事业心和责任感，刻苦钻研、勤奋工作、努力学习，牢固掌握专业知识及技能；树立高标准、严要求、勇于创新、敢于创业、不怕困难、争创一流的思想，从而激发创业意识。

**2. 摒弃安逸思想，培植个人求发展的心理** 创业活动过程中会遇到很多困难，如果没有坚定的创业信念，仍抱着随遇而安的安逸思想是不可能成就一番事业的。在生活工作中要注意培植个人求发展的心理，积极进取，不安于现状，使创业需要发展为创业动机。

**3. 积极投身社会实践，养成善于观察、勤于思考的良好习惯** 在实践中锻炼自己，了解社会、了解自我，完善素质、提高能力；通过对事物的观察和思考，激发创业需要，树立创业理想，坚定创业信念。

**4. 培养脚踏实地的工作作风** 在日常工作与学习中，要坚持解放思想与实事求是相统一，既要敢想敢干，又要求真务实；积极参与各种创业与创新活动，在活动中感受创业情境。

**5. 要发展健康个性与兴趣** 健康的个性与兴趣可以激发创业者的创业热情，升华创业意识，是创业意识形成的重要因素。因此，要创造可以发展健康个性和兴趣的自由空间，积极参加兴趣小组和社团活动，有意识地培养兴趣、发展兴趣。

【创业新视野】

### 创业，特别的人生

创业不是"创"的事，也不是"业"的事，是人生选择的事情。创业是一种特别不同寻常的人生。如果你要选择一个特别的人生，那么就选择创业。

**创业就是失去现在要未来**

创业是脱离多数人的轨道，选择一种特别的人生。如果不想脱离常轨，就不要创业。大家都知道，马云高考好几年都没考上，好不容易考上了杭州师范学院外语系，毕业以后当了五年英语老师。他突然要到北京去做生意，中间做了很多小买卖都做不成，失败以后发誓要办一个世界上最伟大的公司。现在才十几年，居然成了。他为什么成功了？那就是因为他变得和普通人不一样了，他不再当老师，不再朝九晚五，脱离了所有的常轨，社保没了，当时的保障都没了，然后就去做一件事情，结果把这事做起来了，现在是全球最伟大的公司之一。这就是脱离了常轨。人生只有两种，一种过日子讨生活，日子要熬着过，这是多数人过的生活，尤其是苦难的时候，不讨就要饿死；还有一种人生就是挑战命运，创造自己的未来，这部分人是非常少的。比如张艺谋，挑战并改变了自己的命运，从摄影折腾到导演；比如刘晓庆，不停地折腾，60 岁变 18 岁。这都是不按常规来，都是挑战命运，改变未来，创造生活新形式。

**创业，从 95% 的人变成 5% 的人**

世界上有两种人生且非常不平衡。第一种人生占到 95%，第二种人生只占到 5%。大部分都是第一种人生在电视和故事里看第二种人生，但是进入 5% 以后会发现，是非开始改变了。在 95% 里面的时候，像刘晓庆这样，刚开始她的种种会遭到批评，但当刘晓庆进入 5%，人们会更关注她的精彩。比较尴尬的是从 95% 到 5% 之间的时候，相当于虫子变化为飞蛾，还没有蜕变完的时候，95% 的人还在骂你，5% 的人还没有接受你。但一旦进入 5%，就像卫星进入另外一个轨道。

创业是要做梦想中想做的那件事，为之奋斗，改变你的生活轨迹，创造一个别人都不知道的未来。这是超越的开始。在这个过程中，面临的所有事情都会和传统人生不一样了。这个不一样就是以不确定的方式在不确定的环境下寻找确定的结论，这个结论就是成功。所以最大的精彩就是在不确定中体验这种确定带来的失败、成功、焦虑、等待、孤独、喜悦。

【创业实践训练计划】

**一、实训项目**

校园格子铺。

**二、实训项目的目的、意义**

现在大学生自我需要和希望更多人肯定自己的这种心理为自己创业实现了可能性，很多大学生希望通过一种方式来肯定自己，来创造价值，来更多地表明自己已经成长为成人。

格子铺通过出租格子来做生意，也就是说你可以做店主也可以做格主，但做店主难免风险会比较大。在校的大学生没有任何的经济收入，在自己的课余时间做格主赚取一定的生活费用。做格主好处诸多，因为花在上面的租金不是很多，可以很好地尝试一下。很多时候尝试一下就有胜利的可能性，如果你在经营一个月之后觉得这种方式不怎么适合或者并不是很好，你可以选择退格，使你不至于损失太多。

格子铺最大的好处就是投资少，省去商铺租金、装修、雇工等大头花费，为缺乏资本而又想创业的人提供了便利。店主主要是赚取租金，经营一家格子铺可以更舒心地做自己想做的事情。格主有很大的自由空间，租用这些格子的一般都是新潮、时尚、想创业的大学生。格子里的内容靠自己经营，售卖的商品五花八门，化妆品、装饰品、衣物、玩具、健康食品等，不少柜门上还贴着"人气商品""格主推荐""DIY 原创"等标签。其实一直以来尤其是毕业的时候，很多学生都会把自己不带走或不再需要的东西拿出来在校园里摆地摊，现在的形式只不过是把这些东西拿到了店铺里卖，使这种买卖成了一种长期性，也有了自己经营的意义，有一种类似淘宝的意味。

有很多大学生不是为了赚钱，而是为了体验这样一种代表潮流与时尚的方式，在校的青年大学生很多人都是潮流与时尚的追求者，他们只是为了体验这种生活方式，也会选择租用格子来体验一把。

### 三、实训项目的发展计划

事业发展分为两个阶段：

第一阶段：开设格子铺，赚回成本。

第二阶段：盈利。

### 【本章小结】

本章包含四节，分别介绍了创业与创业精神、创业的时代特征、创业与职业生涯规划及大学生创业意识培育。

创业的要素包括人、物、社会和组织因素。不同的创业类型有着不同的活动特点。一个新兴企业从创建到成熟通常需要经历五个时期：种子期、早期、发展期、晚期和成熟期。

在不同的经济时代，创业活动展现出不同的特点。经济的发展为创业活动提供了更广阔的空间，同时创业活动为经济的发展做出了巨大的贡献。

作为大学生，必须规划好自己的职业生涯。创业是职业生涯规划的一部分，有利于更好地规划职业生涯，是职业生涯发展的飞跃。创业教育能增强大学生自我认识的敏锐性，能引导大学生主动进行职业探索，能提升大学生职业生涯规划的高度和广度。

创业意识是指在创业实践过程中对创业者起动力作用的个性倾向，包括创业的需要、动机、兴趣、理想、信念等要素。大学生创业机遇与挑战并存，大学生要创业就得从培育创业意识入手。

### 【重要概念】

创业 创业精神 创业意识培育

### 【复习思考】

1. 结合本章介绍的创业分类思考，你还可以说出哪些创业类型？

2. 创业精神对于创业成功与否起着怎样的作用？

3. 在知识经济时代，创业呈现出哪些新变化？

4. 大学生创业应该做好哪些准备？

### 【创业访谈】

结合本章所学，设计一份访谈提纲，找一位身边的创业者进行访谈。在访谈时注意以下几点：

1. 认真准备和设计访问提纲，问题可以来自本章的主要知识点，可以是你对创业、创业活动及创业精神的理解，也可以涉及你感兴趣的或者感到困惑的与创业相关的问题。设计访谈提纲时，对可能的答案进行预想。

2. 访谈形式可以多样化，注意控制访谈时间。

3. 访谈所要寻找的创业者类型不限。

4. 访谈时做好访谈记录，在对方允许的情况下，最好进行录音或者录像。

5. 访谈结束后要对访谈内容进行整理，对照访谈前你预想的答案，进行深入分析。

6. 再次回顾你所涉及的访谈提纲，看看是否有需要修改的地方，修改并完善你的访问提纲。

# 第三章　创业者与创业团队

【学习要点】

1. 创业者的定义及类型。

2. 创业者的基本素质和能力。

3. 创业团队组建与优化。

【导入案例】

### 金之剑的健缘梦

让人人都与健康结缘，是金之剑创立健缘集团的初衷和梦想！

金之剑创建健缘控股集团有限公司迄今只有7年时间，但他立足发展，勇于进取，用他的远见卓识和脚踏实地，用他的汗水、智慧与诚信，书写着创新创业的精彩篇章。

从全市"创业标兵"到"创新创业人才""湖南中医药大学客座教授"，再到"娄底市医疗器械行业协会会长""湖南省医疗器械行业协会副会长"，企业从"高新技术企业"到"国家中医诊疗设备生产示范基地建设单位"，产品技术从"国内领先"到"湖南省名牌产品"，这些荣誉凝聚了金之剑与他的团队的艰辛付出，也见证了健缘人的矢志追求。

#### 勇于进取，确立中医康复创新创业目标

2009年5月，在中山大学副校长颜光美教授，中国科学院、中山大学肿瘤医院院长曾益新院士助推下，娄底市委、市政府在广州科学城举办"2009年湖南娄底广州科学城高新产业投资推介会"，时任广州梓豪医疗科技有限公司董事长的金之剑应邀到会，与市政府达成投资意向，决定在娄底建设最好的中医诊疗及康复设备制造企业。

说干就干，金之剑就是这样的性格。从注册湖南省健缘医疗科技有限公司，带领他的团队起早摸黑，在一片荒草地上建起6000多平方米的高标准厂房，走南闯北，采购设备，足迹踏遍大半个中国，到顺利通过了省食品药品监督管理部门最为严格的考核，取得医疗器械生产企业许可证，实现年产10万台中医封包综合治疗生产线正式投产，他用了不到1年的时间，为企业发展奠定了坚实基础。

#### 科学管理，推动中医康复创新创业进程

科学管理，是有效推动中医诊疗及康复产品创新创业进程的重要保证。

建立产品研发体系。公司成立伊始，他就确定了科技先行的方针，形成了以自主知识产权为核心的科研体系，成立了包括电子技术、生物医学工程、信息传输、软件控制、产品结构、外观设计等20多名技术人员组成的研发团队，引进先进的理念，开发新产品。他坚持"产学研医"相结合，与中山大学、广州中医药大学、南方医科大学、湖南中医药大学等进行合作。至今，申报专利50多项，其中发明专利授权4项、实用新型专利21项，承担国家级、省级科

NOTE

研项目 10 余项。

建立质量管理体系。质量是企业的生命，金之剑亲自挂帅公司质量管理领导小组组长。他要求配齐检验设备和检验人员，严把原辅料进厂检测关，从源头上保证产品质量；加大内审员培训和自查力度，严格生产流程控制，公司顺利通过了 ISO9001、ISO13485 质量管理体系认证和欧盟 CE 认证，产品质量稳步提高，生产至今未发生过重大不良事件。

建立市场营销体系。公司拥有一支 100 余人的 95% 具有药学、临床或营销专业背景的营销团队，目前，在国内设有 10 多个区域办事处，近 50 个经销商，产品覆盖全国各地并远销越南、马来西亚、新加坡、印度尼西亚、英国、匈牙利、土耳其等世界各地。

**诚实守信，实现中医康复创新创业梦想**

诚信，是做人之本，也是企业创新创业、持续发展的前提。在商海摸爬滚打近 20 年的金之剑深谙此道。

对员工真诚。他在公司倡导简单、阳光的员工关系，工作中员工对就是对，错就是错，是非分明，与员工真诚相处。

对客户实诚。他在企业建立了合同管理制度、信用管理办法、与供应商合作制度，以及市场调查制度和产品"三包"制度等对客户的诚信制度，他注重信息沟通，增强相互间的信任感，年年用户满意率达 96% 以上。

诚实守信天地宽，创新创业喜圆"梦"。7 年间，健缘完成投资近 2 亿元，已发展成为集中医诊疗及康复设备研发、生产和销售于一体的企业集团，拥有健缘国医堂、健缘进出口贸易有限公司、健缘中医研究院等多家子公司。这几年公司产销保持了 23% 的增长速度，2014 年营业收入突破 1 亿元。

2015 年 4 月，在苏州国际博览中心举行的以"寰球康复、让生命闪亮"为主题的"国际物理医学与康复医学学会发展中国家峰会"上，来自海内外的 70 余名顶级康复医学专家对健缘产品给予高度评价，一致认为健缘医疗引领了康复医学事业的发展，成为康复事业发展的"风向标"。

（资料来源：根据创业者提供相关资料整理。）

# 第一节　创业者及其基本素质

## 一、创业者的定义

创业者是指某个人发现某种信息、资源、机会或掌握某种技术，利用或借用相应的平台或载体，将其发现的信息、资源、机会或掌握的技术，以一定的方式，转化、创造成更多的财富、价值，并实现某种追求或目标过程的人。在欧美学术界和企业界，创业者被定义为组织、管理一个生意或企业并承担其风险的人。创业者的对应英文单词是 entrepreneur，它有两个基本含义：一是指企业家，即在现有企业中负责经营和决策的领导人；二是指创始人，通常理解为即将创办新企业或者是刚刚创办新企业的领导人。创业者一词由法国经济学家 Cantillon 于 1755

年首次引入经济学。1800 年，法国经济学家萨伊（Say）首次给出了创业者的定义，他将创业者描述为将经济资源从生产率较低的区域转移到生产率较高区域的人，并认为创业者是经济活动过程中的代理人。著名经济学家熊彼特（1934 年）则认为创业者应为创新者。这样，创业者概念中又加了一条，即具有发现和引入新的更好的能赚钱的产品、服务和过程的能力。

## 二、创业者的类型

### （一）创新型创业者

创新型创业者是指创业者建立新的市场和顾客群，突破传统的经营理念，通过自身的创造性活动引导新市场的开发和形成，通过培育市场来营造商机、不断满足顾客的现有需求及开发其潜在需求，逐步建立起顾客的忠诚度和对企业的依赖，对经济社会的全面进步提供巨大的原动力的一类创业者。

凡是引入新产品、引用新的生产方法和工艺、开辟新市场、获得原材料或半成品的新供给来源等都是创新。企业的成本、质量、产品差异、品牌形象、组织形式的先进性都是以创新为前提的。只有通过创新，才能形成企业独特的品牌优势。创新还可促进企业组织形式的改善和管理效率的提高，从而使企业不断提高效率，不断适应经济发展的要求。企业只有依据市场变化，不断调整产品结构，提高技术水平，推陈出新，才有可能在激烈的竞争中立于不败之地。创新是企业生存和发展的必要前提，是企业生命力的不竭源泉。

### （二）知识型创业者

知识型创业者是指以自己拥有的丰富知识为核心竞争力来进行创业活动的创业者。创业者具备丰富知识，同时能熟练应用所掌握的知识，将拥有的知识技术发展成新创企业，并成功推向市场。

根据经典创业理论，创业是一个机会发现过程，知识和决策在其中扮演了重要角色，机会是创业的核心和关键问题。那些没有被商业化或没有被彻底商业化的知识是创业机会的重要来源。知识创业过程也是创新能力吸引和凝聚的一个过程。近几年许多大学生、研究生利用知识、技术不仅创办科技企业，而且在平凡的传统行业中创造了奇迹。例如，被媒体关注的一个复旦大学毕业生回乡创业卖鸡蛋，研制开发了品牌鸡蛋的"网上身份查询系统"，给鸡蛋注入新的理念，1 年多就赚了 35 万，胜过他父亲多年的传统农业操作模式。这其中不可忽视的一个重要因素，就是知识和技术创新为创业成功起到了重要作用。

### （三）专业型创业者

专业型创业者是指以自己拥有的专业特长或已有技术成果为核心竞争力来进行创业活动的创业者。创业者具备某一专业（技术）特长，或已习得一项新产品、新工艺，同时发现潜在市场或利润空间，将拥有的专长或知识技术发展成新创企业，并成功推向市场。

根据统计，目前全世界有 86% 的研发收入、90% 以上的发明专利都掌握在发达国家手里，凭借科技优势和建立在科技优势基础上的国际规则，发达国家及其跨国公司形成了世界市场高度的垄断，从而获取大量的超额利润。中国的企业之所以在市场上获得持续竞争力，是因为不断的自主创新，开发拥有自主知识产权的新技术，从而获得持续的市场优势。专业型创业者正是在此背景下，利用自己拥有的专业特长或已有技术成果来达到创业的目的。

NOTE

### （四）模仿型创业者

模仿型创业者是指看到他人创业成功后或在就业的过程中，采取模仿和学习而进行创业活动的创业者。模仿型创业具有投资少、见效快、迅速进入市场等特点。这种形式的创业，对于市场来说虽然也无法带来新价值的创造，创新的成分也很低，但与复制型创业的不同之处在于，创业过程对于创业者而言还是具有很大的冒险成分。创业者如果具有适合的创业人格特性，经过系统的创业管理培训，掌握正确的市场进入时机，还是有很大机会可以获得成功。

世界上很多著名的商业大师，其强大产品背后的技术，从来不是他们自己的发明。但是依靠模仿，在模仿中不断创新，却换来了商业上的巨大成功。沃尔玛创始人沃顿声称："我做的事，多半都是模仿他人。"零售行业最初使用条形码，只是用来标示价格的。但沃尔玛通过用条形码来标示产品类别，可以分析顾客的购买习惯。结果，既不是条形码发明者，也不是第一个使用条形码的零售商的沃尔玛，在公众眼中，却成为世界零售业条形码的最大创新者。在B2B 互联网网上商城做得十分出色的刘强东，他的这种商业运作模式也是对亚马逊的一种模仿，今天京东成为了中国网上电商行业的第二大公司，京东的成功有很大一部分来自模仿。

## 三、创业者的基本素质

创业是极具挑战性的社会活动，是对创业者自身智慧、能力、气魄、胆识的全方位考验。一个人要想获得创业的成功，必须具备基本的创业素质。创业基本素质包括强烈的创业意识、具有远见卓识、意志坚定、良好的创业心理品质、创业精神、竞争意识等。

### （一）强烈的创业意识

要想取得创业的成功，创业者必须具备自我实现、追求成功的强烈的创业意识。强烈的创业意识帮助创业者克服创业道路上的各种艰难险阻，将创业目标作为自己的人生奋斗目标。创业的成功是思想上长期准备的结果，事业的成功总是属于有思想准备的人，也属于有创业意识的人。

### （二）具有远见卓识

"创业者是指能看见别人看不见的东西的人，他们强烈渴望开发新技术、提供新服务、建立新的组织结构。"换句话说，他们具有远见卓识，不满足现状，能够坚定地去实践自己的梦想。

### （三）意志坚定

意志坚定的人才能不畏惧创业道路的崎岖。面对困难，他们反而愈战愈勇，努力尝试解决问题。这样的人很喜欢参加竞赛性的游戏，也很在乎自己技能的好坏。

创业的道路上既有成功，也有失败，无论是面对成功还是失败，创业者都要充分发挥坚忍不拔的品性。同时，创业者要在公司内部建立一套宽容的机制，允许公司员工犯错误，鼓励员工勇敢地去创新。

### （四）良好的创业心理品质

创业之路充满艰险与曲折，自主创业就等于是一个人去面对变化莫测的激烈竞争及随时出现的需要迅速正确解决的问题和矛盾，这需要创业者具有非常强的心理调控能力，能够持续保持一种积极、沉稳的心态，即有良好的创业心理品质。它是对创业者的创业实践过程中的心理和行为起调节作用的个性心理特征，它与人固有的气质、性格有密切的关系，主要体现在人的独立性、敢为性、坚韧性、克制性、适应性、合作性等方面，它反映了创业者的意志和情感。创业的成功在很大程度上取决于创业者的创业心理品质。正因为创业之路不会一帆风顺，所以，如果不具备良好的心理素质、坚忍的意志，一遇挫折就垂头丧气、一蹶不振，那么在创业的道路上是走不远的。只有具有处变不惊的良好心理素质和愈挫愈强的顽强意志，才能在创业的道路上自强不息、竞争进取、顽强拼搏，才能从小到大、从无到有闯出属于自己的一番事业。

### （五）自信、自强、自主、自立的创业精神

自信就是对自己充满信心。自信心能赋予人主动积极的人生态度和进取精神，不依赖、不等待。要成为一名成功的创业者，必须坚持信仰如一，拥有使命感和责任感；信念坚定，顽强拼搏，直到成功。信念是生命的力量，是创立事业之本，信念是创业的原动力。要相信自己有能力、有条件去开创自己未来的事业，相信自己能够主宰自己的命运，成为创业的成功者。自强就是在自信的基础上，不贪图眼前的利益，不依恋平淡的生活，敢于实践，不断增长自己各方面的能力与才干，勇于使自己成为生活与事业的强者。自主就是具有独立的人格，具有独立的思维能力，不受传统和世俗偏见的束缚，不受舆论和环境的影响，能自己选择自己的道路，善于设计和规划自己的未来，并采取相应的行动。自主还要有远见、有敢为人先的胆略和实事求是的科学态度，能把握住自己的航向，直至到达成功的彼岸。自立就是凭借自己的头脑和双手，凭借自己的智慧和才能，凭借自己的努力和奋斗，建立起自己生活和事业的基础。

### （六）竞争意识

竞争是市场经济最重要的特征之一，是企业赖以生存和发展的基础，也是立足社会不可缺的一种精神。人生即竞争，竞争本身就是提高，竞争的目的只有一个——取胜。随着市场经济发展，竞争愈来愈激烈。从小规模的分散竞争发展到大集团集中竞争；从国内竞争发展到国际竞争；从单纯产品竞争发展到综合实力的竞争。因此，创业者如果缺乏竞争意识，实际上就等于放弃了自己的生存权利。创业者只有敢于竞争，善于竞争，才能取得成功。创业者创业之初面临的是一个充满压力的市场，如果创业者缺乏竞争的心理准备，甚至害怕竞争，就只能一事无成。

### （七）高效意识

真正的创业者们是无法容忍低效率的工作方式的，而且他们没有企业中的那些繁琐程序，因此出现了问题可以迅速解决。

想一想如果你的创业组织不能高效率的工作，那么创业何时才能成功呢？如果你是个真正的创业者，那么首先就要高效率地完成工作，然后及时地发现创业过程中出现的问题并想一想解决方案。这可是一个千载难逢的机会，既可以帮助公司创造长期价值，又可以使自己在里面显得格外闪耀。

### （八）创新意识

创新对于创业能否成功是至关重要的，创业者必须花时间让自己的头脑清醒一下并多多交流，说不定新想法就突然冒出来了。记得 Virgilia Singh 曾这样说过："创新很难，但是创新的开始只是始于一个简单的活动——玩。"如今越来越多的初创公司在办公室里放着一块白板和

一只画笔，主要是鼓励员工们创新，产生新点子，然后集思广益。因此创新很重要，创业公司可以每星期抽出一些时间互相交流沟通一下。

### （九）风险意识

风险是指在某一特定环境下，在某一特定时间段内，某种损失发生的可能性。奈特发现有两种风险：一种叫风险（risk）；另一种风险被称为不确定性（uncertainty）。风险是指可度量的不确定性，不确定性是指不可度量的风险。

根据对待不确定性的不同，分为风险爱好者和风险厌恶者。风险爱好者不是喜欢风险，而是他与风险厌恶者对风险的认知不同。卡尼曼实验的一个重要发现就是，影响人们决策的关键因素不是客观概率分布，而是主观概率判断，他们用概率函数来定义概率判断。概率函数实际上就是风险认知函数，它反映人们对未来情景的一种评估。显然，风险爱好者和风险厌恶者的评估是不同的。比如，风险爱好者往往从小概率事件中发现出大可能，风险厌恶者刚好相反。

相比风险厌恶者，风险爱好者更可能成为创业者，那究竟是什么让风险爱好者具有成为创业者的先天优势？脑刺激（brain stimulation）技术部分地解释了这一问题。神经科学家观察人们的某一脑区接受某种刺激后行为偏好会发生什么样的变化，以此来推断它们之间的因果联系。正是这一技术创新，使得今天的神经经济学家可以在大脑神经元和神经细胞的水平上重新定义人类行为偏好的内涵。

2008 年，剑桥大学做了一项实验，16 位创业者和 17 位公司经理智商和经验水平相似，后进行神经认知测试，扫描大脑，结果发现：冒险精神与智力、教育背景及多年商业经验没有必然联系，但与生理机制有关，包括大脑的化学反应及个人的个性。交通灯理论认为，人们的决策受大脑中的"交通灯"控制。当决策面对"好"和"不好"两种结果时，向前冲还是停在十字路口等待，取决于交通灯是红灯还是绿灯。参加实验的创业者们，大脑中都是绿灯亮起。他们天生具有行动偏好，遇事会先出发，并带上水桶，随时准备浇灭路上窜出来的火苗。那些犹豫不决的人，大都是那些公司经理们，大脑中都是红灯亮起。这时，他们就像被按下了暂停键，一动不动。这些人关注哪里会出错——所有可能输掉的东西他们都关注。就像任何街头的交通灯一样，红灯和绿灯不可能同时亮起。所以，大脑中是红灯还是绿灯亮就反映出你为获得超额利润冒险的能力高低。

促使创业者大脑中绿灯亮起的东西是什么呢？研究人员发现，当绿灯亮起时，创业者的大脑中会释放出一种特殊的化学物质，这种化学物质就是"多巴胺"。多巴胺是激素的一种，被称为大脑的"酒神"或"愉悦中心"，对驱动力和注意力也有至关重要的作用。Monica Mehta 指出，对多巴胺的敏感度与职业选择有关。多巴胺充足的人更趋于被动、保守，迈出下一步之前需要分析理解这一步的逻辑；多巴胺水平较低的人往往不安分，喜好冒险，他们的一生都在寻找能够刺激多巴胺释放的活动。我们这个时代最伟大的领袖和世界上最富有的人中，有一部分就属于这类人。Larry Chambers 基于多巴胺的自然水平，研究不同类型的人所从事的典型职业。多巴胺水平低的人，他们大脑中的化学物质不允许他们安静地坐在教室里，他们是天生的行动派。当计划派还坐在路边反复审视自己的设想时，行动派早已经在路上了，即使他们对前方的路况一无所知。这些行动派就是风险爱好者，也更有可能成为优秀的创业者。

# 第二节 创业者的能力及提升途径

能力，是完成一项目标或者任务所体现出来的素质，是顺利完成某一活动所必需的主观条件。能力是直接影响活动效率，并使活动顺利完成的个性心理特征。

## 一、创业者的基本能力要求

**1. 具有决策的胆识和魄力** 作为创业者，你就是团队的灵魂。团队运营后，甚至在筹备之初就会面临各种各样的决策，你的一举一动都左右着创业的发展走向和兴衰。前期创业者可能会广泛地征求亲朋好友的建议，一旦自己能够独立自主后，就必须要通过自己的智慧和胆识去决定各种大小事务。当在自主地做出决策时，谨慎是必不可少的，一旦优柔寡断可能就会失去一个绝佳的商业机会。同时，决策的胆识和魄力一定要建立在深思熟虑的基础之上，既要选择风险小又要兼顾利益最大化。

**2. 具有计划管理的能力** 在创业过程当中，要经常性地提前计划或规划一些事情。在制订计划的时候一定要综合各种因素，形成切实可行的动作分解，要将任何可能的细节都考虑在内。而在实施的过程当中要针对当下的具体情况进行，适时做调整。运营需要强有力的计划管理能力，只有具备这一能力才能让自己更靠近成功创业之门。

**3. 具有管理信息的能力** 创业者每天都会通过不同渠道接触各种信息，如：竞争对手又开始降价了、明天要下雨、厂家又有新政策等。如何从大量的信息里筛选与自己相关的，再从与自己相关的信息里找到有效的，这需要长时间的锻炼。只有正确有效的信息才能指导自己企业各项工作有序开展。对于创业者而言，由于缺乏大量的社会实践经验，所以在接触各种信息的时候，难免会有失偏颇地做一些决定。在大家对信息无所适从的情况下，可以向过来人进行请教，加以甄别。要在观察和请教别人的过程当中，不断提高自身管理信息的能力。

**4. 具有目标管理的能力** 创业必须要有明确的目的性。在不同创业阶段需制订明确的目标，把目标进行细致化的分解。一个团队要想得到长远发展，那么必须得有长远的发展目标，长远的发展目标又可以按阶段分解成不同的小目标，而这些小目标又可以分解到每个相关人。在这个过程当中，作为创业主导者，就需要对不同的目标进行统筹和管理。

**5. 具有授权能力** 一个创业团队的发展无法单靠某一人完成，只有充分调动团队每个成员的主动性才能让团队的发展更加迅速。让团队每个成员主动工作必须得让他们认识到，他们对于团队的重要性，而授权给员工无疑是最有效的管理方法。授权是建立在对员工的信任基础之上的，一旦员工得到创始者的充分信任，他们则会更加主动地为创始人分担一部分工作，从而使创始人自己将精力投入到更加重要的事务当中去。

**6. 具备谈判的能力** 在创业者人际交往过程当中，与人谈判的情况必不可少。谈判对创业者的要求是综合多面的，要求创业者有一定的语言能力、心理分析能力、人文素养等。要想在谈判当中占得主动地位，必须要有很强的谈判能力。杰出的谈判能力能够让创业者在谈判过程当中直接获得更多的利益。

NOTE

**7. 具有处理突发事件的能力**　在创业过程当中，会不可避免地发生一些突发事件，而其中很大部分都是我们想避免的。然而当事情发生的时候，需要我们更为积极地应对。如果这些事情发生在企业顾客身上，处理得当的话，还能起到广告效果。通过用心的服务向顾客传递一种负责任的形象。"好事不出门，坏事传千里"，任何一件突发的事件，稍加不注意，就会使自己的形象一落千丈，甚至砸掉招牌。处理好每次的突发事件，化险为夷，甚至通过这些事件的妥善解决，让顾客更加认同你或者你的团队，再借由顾客之口，为你不断传播好的口碑。

**8. 具有学习能力**　现代社会要想不断地取得成功，必须具备持续的学习能力。市场和行业的竞争日益激烈，大到一个企业，小到个人要想力争上游，那就必须比竞争对手更快地掌握更多的知识，通过不断的学习使自己处于不败之地。对于创业者而言，除了书本的理论知识，更要重视学习其他方面的综合能力。

**9. 具有社会交往能力**　良好的人际关系不仅能给人生带来快乐，而且还能助人走向成功。创业者在开始创业后必将会接触到各种不同类型、身份的人，而接触的人大多都是跟自己的利益攸关的。所以从创业最开始就要学会跟各种人打交道。要尽可能地去结交人脉，认识朋友，舍得给自己投资。在与前辈们的交流和学习当中不断认识到自己的不足，针对性地加以完善。

**10. 心态调节能力**　创业者经常是要与孤独和挫折为伴，绝大多数的创业过程不是一帆风顺的。时下流行一个词"逆商"，也就是说人适应逆境的能力。创业者如何保持乐观而稳定的心态，需要在长时间的历练当中找到方法。而创业者一般都比较心高气傲，有着强烈的自尊。建议创业者们要放低姿态，平静地去接受一切可能的打击。同样，在得意时，也要克服骄傲的情绪，切不可沾沾自喜，妄自称大。

**11. 保持身体健康的能力**　身体是革命的本钱，创业者只有身体健康才能够支撑一切的打拼和奋斗。为事业拼搏而废寝忘食的精神非常值得肯定，但是终究不能视之为常态。创业者精力旺盛，一旦投入工作中就难以自拔。在创业的过程当中一定要注意劳逸结合，切莫因为太拼而影响自己的健康状况。

**12. 专业技术能力**　专业技术能力是创业者掌握和运用专业知识进行专业生产的能力。专业技术能力的形成具有很强的实践性。许多专业知识和专业技巧要在实践中摸索，逐步提高、发展、完善。创业者要重视在创业过程中积累专业技术方面的经验和加强职业技能的训练，对于书本上介绍过的知识和经验在加深理解的基础上予以提高、拓宽；对于书本上没有介绍过的知识和经验要探索，在探索的过程中要详细记录、认真分析，进行总结、归纳，上升为理论，形成自己的经验特色，积累起来。只有这样，专业技术能力才会不断提高。

## 二、提升创业者基本能力的途径

创业者的基本能力与大脑的智能有一定关联，但关键在于大量的知识积累和实践中的反复训练。因此，主要应该加强以下几个方面的训练。

**1. 积累**　积累就是通过大量的学习，积累各方面知识。加强学习是提高个人观察、记忆、思维、想象能力的重要手段。知识像烛光，能照亮一个人。人只有在一生中不断地加强学习，汲取知识，才能丰富自己的知识面。同时，通过自己的认真思考，并加以分析，才能使其所学知识得到升华。学习知识犹如向自己的记忆仓库储存大量有用的东西，当你需要时，随时去取。学习哲学、史学、文学等多方面的书籍。学习哲学、政治经济学使人能够站在高处看问题，用战略眼光观察问题、分析问题，以提高个人解决问题、驾驭态势的能力。广览群书，博采众长，才能不断增加知识，拓宽自己的视野。人在学习知识的同时，还要善于思考。

**2. 实践**　在掌握大量知识的基础上，要在社会实践中反复运用才能将书本上的知识变成自己在社会实践中的真正本领。积极向上的心态、勇于拼搏的精神和服务于人民的胸怀与抱负，有助于能力的迅速提升。否则，即便智力超长的人，能力也不可能有多大的长进。

# 第三节　创业团队的要素和组建

创业团队是指由少数具有技能互补的创业者组成，他们为了实现共同的创业目标和一个能使他们彼此担负责任的程序，共同为达成高品质的结果而努力的共同体。现代企业，需要的是少走从前的弯路，而从一开始就走规范化管理道路，因此，创业者在注册公司时就应该组建创业团队。一个好的创业团队对新创科技型企业的成功起着举足轻重的作用。新型风险企业的发展潜力（即其打破创始人的自有资源限制，从私人投资者和风险资本支持者手中吸引资本的能力）与企业管理团队的素质之间有着十分紧密的联系。一个喜欢独立奋斗的创业者固然可以谋生，然而一个团队的营造者却能够创建出一个组织或一个公司，而且是一个能够创造重要价值并有收益选择权的公司。创业团队的凝聚力、合作精神、立足长远目标的敬业精神会帮助新创企业渡过危难时刻，加快成长步伐。另外，团队成员之间的互补、协调及与创业者之间的补充和平衡，对新创企业起到了降低管理风险、提高管理水平的作用。

## 一、创业团队的要素

目标——是将人们的努力凝聚起来的重要因素，从本质上来说创业团队的根本目标都在于创造新价值。

人员——任何计划的实施最终还是要落实到人的身上去。人作为知识的载体，所拥有的知识对创业团队的贡献程度将决定企业在市场中的命运。

团队成员的角色分配——即明确各人在新创企业中担任的职务和承担的责任。

创业计划——即制订成员在不同阶段分别要做哪些工作及怎样做的指导计划。

## 二、创业团队的组建

### （一）创业团队组建的基本原则

**1. 目标明确合理原则**　目标必须明确，这样才能使团队成员清楚地认识到共同的奋斗方向是什么。与此同时，目标也必须是合理、切实可行的，这样才能真正达到激励的目的。

**2. 互补原则**　创业者之所以寻求团队合作，其目的就在于弥补创业目标与自身能力间差距。只有当团队成员相互间在知识、技能、经验等方面实现互补时，才有可能通过相互协作发挥出"1 + 1 > 2"的协同效应。

**3. 精简高效原则**　为了减少创业期的运作成本，最大比例地分享成果，创业团队人员构

NOTE

成应在保证企业能高效运作的前提下尽量精简。

**4. 动态开放原则**  创业过程是一个充满了不确定性的过程，团队中可能因为能力、观念等多种原因不断有人在离开，同时也有人在要求加入。因此，在组建创业团队时，应注意保持团队的动态性和开放性，使真正完美匹配的人员能被吸纳到创业团队中来。

### （二）创业团队组建的主要影响因素

创业团队的组建受多种因素的影响，这些因素相互作用共同影响着组建过程并进一步影响着团队建成后的运行效率。

**1. 创业者**  创业者的能力和思想意识从根本上决定了是否要组建创业团队，以及团队组建的时间表和由哪些人组成团队。创业者只有在意识到组建团队可以弥补自身能力与创业目标之间存在的差距，才有可能考虑是否需要组建创业团队，以及对什么时候需要引进什么样的人员才能和自己形成互补做出准确判断。

**2. 商机与外部环境**  不同类型的商机需要不同类型的创业团队。创业者应根据创业者与商机间的匹配程度，决定是否要组建团队，以及何时、如何组建团队。创业团队的生存和发展直接受到了制度性环境、基础设施服务、经济环境、社会环境、市场环境、资源环境等多种外部要素的影响。这些外部环境要素从宏观上间接地影响着对创业团队组建类型的需求。

**3. 团队目标与价值观**  共同的价值观、统一的目标是组建创业团队的前提，团队成员若不认可团队目标，就不可能全心全意为此目标的实现而与其他团队成员相互合作、共同奋斗。而不同的价值观将直接导致团队成员在创业过程中脱离团队，进而削弱创业团队作用的发挥。没有一致的目标和共同的价值观，创业团队即使组建起来，也无法发挥协同作用，缺乏战斗力。

**4. 团队成员**  团队成员能力的总和决定了创业团队整体素质和发展潜力。创业团队成员的才能互补是组建创业团队的必要条件，而团队成员间的互信是形成团队的基础。互信的缺乏将直接导致团队成员间协作障碍的出现。

### （三）创业团队的组建程序及其主要工作

创业团队的组建是一个相当复杂的过程，不同类型的创业项目所需的团队不一样，创建步骤也不完全相同。概括来讲，大致的组建程序如下。

**1. 明确创业目标**  创业团队的总目标就是要通过完成创业阶段的技术、市场、规划、组织、管理等各项工作实现企业从无到有、从起步到成熟。总目标确定之后，为了推动团队最终实现创业目标，再将总目标加以分解，设定若干可行的、阶段性的子目标。

**2. 制订创业计划**  在确定了一个个阶段性子目标及总目标之后，紧接着就要研究如何实现这些目标，这就需要制订周密的创业计划。创业计划是在对创业目标进行具体分解的基础上，以团队为整体来考虑的计划，创业计划确定了在不同的创业阶段需要完成的阶段性任务，通过逐步实现这些阶段性目标来最终实现创业目标。

**3. 招募合适的人员**  招募合适的人员也是创业团队组建最关键的一步。关于创业团队成员的招募，主要应考虑两个方面：一是考虑互补性，即考虑其能否与其他成员在能力或技术上形成互补。这种互补性形成既有助于强化团队成员间彼此的合作，又能保证整个团队的战斗力，更好地发挥团队的作用。一般而言，创业团队至少需要管理、技术和营销三个方面的人才。只有这三个方面的人才形成良好的沟通协作关系后，创业团队才可能实现稳定高效。二是考虑适度规模，适度的团队规模是保证团队高效运转的重要条件。团队成员太少则无法实现团队的功能和优势，而过多又可能会产生交流的障碍，团队很可能会分裂成许多较小的团体，进而大大削弱团队的凝聚力。一般认为，创业团队的规模控制在 2~6 人之间最佳。

**4. 职权划分**　为了保证团队成员执行创业计划，顺利开展各项工作，必须预先在团队内部进行职权的划分。创业团队的职权划分就是根据执行创业计划的需要，具体确定每个团队成员所要担负的职责及相应所享有的权限。团队成员间职权的划分必须明确，既要避免职权的重叠和交叉，也要避免无人承担造成工作上的疏漏。此外，由于还处于创业过程中，面临的创业环境又是动态复杂的，不断会出现新的问题，团队成员可能不断出现更换，因此创业团队成员的职权也应根据需要不断进行调整。

**5. 构建创业团队制度体系**　创业团队制度体系体现了创业团队对成员的控制和激励能力，主要包括了团队的各种约束制度和各种激励制度。一方面，创业团队通过各种约束制度（主要包括纪律条例、组织条例、财务条例、保密条例等）指导其成员避免做出不利于团队发展的行为，实现对其行为进行有效的约束，保证团队的稳定秩序。另一方面，创业团队要实现高效运作需有效的激励机制（主要包括利益分配方案、奖惩制度、考核标准、激励措施等），使团队成员能看到随着创业目标的实现，其自身利益将会得到怎样的改变，从而达到充分调动成员的积极性、最大限度发挥团队成员作用的目的。要实现有效的激励首先就必须把成员的收益模式界定清楚，尤其是关于股权、奖惩等与团队成员利益密切相关的事宜。需要注意的是，创业团队的制度体系应以规范化的书面形式确定下来，以免带来不必要的混乱。

**6. 团队的调整融合**　完美组合的创业团队并非创业一开始就能建立起来的，很多时候在企业创立一定时间以后随着企业的发展逐步形成的。随着团队的运作，团队组建时在人员匹配、制度设计、职权划分等方面的不合理之处会逐渐暴露出来，这时就需要对团队进行调整融合。由于问题的暴露需要一个过程，因此团队调整融合也应是一个动态持续的过程。针对运行中出现的问题不断进行调整直至满足实践需要为止。在进行团队调整融合的过程中，最为重要的是要保证团队成员间经常进行有效的沟通与协调，培养强化团队精神，提升团队士气。

# 第四节　创业团队优化

对于一个创业团队来说，最重要的就是保持团队的团结，那么如何才能保证自己的创业团队达到最好的状态呢？优化创业团队的方法会帮助你完成这些。

## 一、推动团队行动整齐一致

在一个创业团队中，大家有着一个相同的创业目标，但并不意味着团队成员不打算从不同的方向来完成这些相同的目标。正因如此，团队就需要保持一致，并且从一个单一的方向入手。无论是一两个人一起工作还是一二十个人一起工作，向同一个方向共同努力比各自为政更容易成功。

## 二、确保团队坦诚地反馈

如果创业者手下没有人去做有挑战性的事，如果创业者正在扼杀创造力和创新性，抑或是创业者刚愎自用，那么创业者将不会有一个积极拼搏的团队。作为领导者，创业者需要鼓励多元性的思维和方法，尤其是那些富有经验，并有娴熟技能的员工。只要他们的反馈是专业的，并经过深思熟虑，且有利于我们团队的发展，创业者应该保证身体力行。

## 三、保持稳定而集中的沟通

对于一个团队来说，一个很重要的元素就是稳定的沟通。不管是电子邮件、电话会议、面对面会议还是网络会议，有开放的沟通渠道对公司的成功至关重要。如果没有沟通，很难保证所有的创业者会有同样的想法和努力的目标，创业者要做的就是不间断地跟自己的团队保持沟通和交流。被誉为管理学大师的彼得·德鲁克在他的《卓有成效的管理者》一书中就指出过："工作沟通的根本就是目标沟通。"一个公司一定存在不同利益的人、不同知识结构的人、不同方法的人、不同性格的人、不同喜好的人，甚至个人关系相互独立的人。然而我们正是要让这样一个群体，去协同合作并共同完成一件工作。因此所谓目标沟通就是要让大家对于工作的结果达成一致，对共同的利益达成一致，至于各个分立的小团队，方法并不是最关键的东西。每一位管理者都是在自己技术性的工作岗位上表现突出而被提拔的，因此，每个人对自己的专业技能拥有一种崇拜，而这种崇拜带到管理里面来是毫无意义的。在管理沟通中，往往矛盾是由于大家对于方法的认识不同而产生的。纠结于方法的对错对于工作的完成其实毫无意义，工作沟通最根本的是我们要达到什么结果而不是我们要采取什么样的方法。沟通有一个前提就是双方互相认可，离开这种双方互相认可的态度，所有沟通都是无济于事的，因此态度是沟通的前提。沟通方法的另一个层面，是彼得·德鲁克指出的一个沟通原理，就是所有沟通凭借的是语言，但是沟通的根本需要传递一种体验，而体验是语言难以表达的，因此在沟通中就需要一定的方法。这种方法就是我们常讲的，设身处地换位思考，用对方可以理解的场景去传递信息，例如打比方、讲故事等。管理中还有一个非常重要的东西——沟通工具。为什么一个管理良好的公司会有各式各样的表单，为什么管理良好的公司会采用 ERP 系统，那么这些表单、流程就是我们所说的管理工具，这些工具将我们的沟通行为抽象化、规范化，最终达到管理沟通的结果。一个优秀的管理者一定是一位善于发明并采用管理工具的管理者。有人存在的地方就有摩擦，不同的团队拥有自己不同的团队利益。部门之间的沟通仍然是目标沟通，沟通的方式就是为了达到这个目标大家的付出与收益是什么？说白了就是利益的均衡。正确的做法是当面说，开会说，不要背后说。高管的方式应当是对于冲突保持沉默，在公开的情况下对双方进行裁决。

## 四、注重创业团队的维系与发展

### （一）选择合理的团队成员

建立优势互补的创业团队是保持创业团队稳定性的关键，也是规避和降低团队组建模式风险的有效手段。在团队创建初期，人数不宜过多，能满足基本的需求即可。在成员选择上，要综合考虑成员在能力和技术上的互补性，基本保证具备理想团队所需的九种角色。而且，成员的能力和技术应该处于同一等级，不宜差异过大。如果团队成员在对项目的理解能力、表达能力、执行能力、社会资源能力、思维创新能力等方面存在较大的差异性，就会产生严重的沟通和执行障碍。此外，在选择成员时还要考虑创业激情的影响。在企业初创期，所有成员每天都需要超负荷工作，如果缺乏创业激情和对事业的信心，不管其专业水平多高，都可能成为团队中的消极因素，对其他成员产生致命的负面影响。

（二）确定清晰的创业目标

创业团队在实践中要不断总结和吸取教训，形成一致的创业思路，勾画出共同的目标，以此作为团队努力的目标和方向，鼓励团队成员积极掌握工作内容和承担职责，竭诚与他人合作交流贡献个人能力。创业团队的目标必须清晰明确，能够集中体现出团队成员的利益，与团队成员的价值趋向一致，并保证所有团队成员都能正确理解，这样才能发挥鼓励和激励团队成员的作用。此外，创业团队的目标还必须切实可行，既不应太高，也不应太低，而且能够随着环境和组织的变化及时更新和调整。

（三）制定有效的激励机制

正确判断团队成员的"利益需求"是有效激励的前提。实际上，不同类型的人员对于利益的需求并不完全一样，有些成员将物质追求放在第一位，而有些成员则是希望能够获得荣誉、发展机会、能力提高等其他利益。因此，创业团队的领导者必须加强与团队成员的交流，针对各成员的情况采取合理的激励措施。创业团队的利润分配体系必须体现出个人贡献价值的差异，而且要以团队成员在整个创业过程中的表现为依据，而不仅是某一阶段的业绩。其具体分配方式要具有灵活性，既包括诸如股权、工资、奖金等物质利益，也包括个人成长机会和相关技能培训等内容，并且能够根据团队成员的期望进行适时调整。

【本章小结】

创业者分为创新型创业者、知识型创业者、专业型创业者、模仿型创业者。

创业者需具备一定的基本素质和基本能力。

创业团队的要素包括：目标、人员、团队成员的角色分配、创业计划。

创业团队组建要遵循的原则：目标明确合理原则、互补原则、精简高效原则、动态开放原则。

影响创业团队组建的主要因素为：创业者、商机与外部环境、团队目标与价值观、团队成员。

创业团队的组建程序是：明确创业目标、制订创业计划、招募合适的人员、职权划分、构建创业团队制度体系、团队的调整融合。

创业团队优化应注重：推动团队行动整齐一致、确保团队坦诚地反馈、保持稳定而集中的沟通、注重创业团队的维系与发展。

【重要概念】

创业者　创业者基本素质　创业者的能力　创业团队　创业团队的优化

【复习思考】

1. 试述创业者的类型及各自的特点。

2. 简述创业者应具备的基本素质与能力。

3. 试述创业团队的优化方法。

NOTE

# 第四章　创业机会与创业风险

## 【学习要点】

1. 创业机会的概念、来源和类型。

2. 识别创业机会的一般步骤与影响因素。

3. 创业机会的评估准则与评价方法。

4. 创业风险的类型、识别与防范。

5. 商业模式的本质、设计思路与方法。

## 【导入案例】

### 藏药女王雷菊芳：藏药与资本的结合是捷径

藏药与资本的结合，是雷菊芳寻找到能更好发展藏药的捷径。

当很多投资者从少数民族地区铩羽而归的时候，奇正藏药却在西藏一枝独秀。"你是在自觉地做着一种文化融合的工作，还是在以一种救世主的心态投资。""自觉融入当地文化甚至感觉被这种文化所同化，这是无论跨国还是跨民族投资取得成功的一个基本原则。"她这样说。

2009年8月28日，深圳证券交易所。这天，雷菊芳的命运将再次被改写。站在深圳证券交易所的大厅静静等待启动公司上市，满脸微笑的雷菊芳内心激动之余，五味杂陈。看着交易所内的大显示屏，各种数字像过山车一样上下起伏，她的思绪在那一刻，回到她最初创业时的那些艰难岁月。

### 第一次创业

22年前，雷菊芳做出了人生转折的重要决定——扔掉"铁饭碗"创业从商。她义无反顾地跨出中科院近代物理所实验室的大门，在外面租了两间房，借了两张桌子，开始了艰辛的创业历程。就在这一年，中共十三大提出：要在坚持公有制为主体的前提下，继续发展多种所有制形式和多种经营方式。

一直从事物理研究工作的雷菊芳成了当时最早"醒悟"的人。其间，雷菊芳创建的兰州工业污染治理研究所越做越大。1991年，雷菊芳将研究所更名为"汇友科技有限公司"。

在"人人有份"的思想下，雷菊芳主动给每一位参与创业的人都分配了大比例的股份。当年公司盈利百万，成为兰州民营企业中的佼佼者。但不久，当雷菊芳想实行企业转型时，却遭到守旧同仁们的一致反对。分歧导致百万资产按股份比例被瓜分，四位股东拿走了大部分资金，雷菊芳突然间陷入了困境。雷菊芳第一次尝到了盲目的"公平股份制"的苦涩，第一次创业就此以失败告终。

一声清脆的鸣锣声，雷菊芳的思绪被拉回到热闹的交易所大厅。当雷菊芳启动奇正藏药正式上市后，当天雷菊芳企业的股票，其涨幅在四只新股中遥遥领先。奇正藏药当日收盘24.21

元，按照持股比例计算，奇正藏药掌门人、董事长雷菊芳身价已经飙升到了 88.36 亿。

出席任何场合，衣着朴素、神态祥和的雷菊芳好似隔壁的"邻家大婶"，就是这样的"邻居"一夜间已成为名副其实的中国新女首富。

"凡战，以奇胜，以正合。奇正之术，不竭于江河。"雷菊芳最欣赏这句话，也是"奇正药业"名字的由来。藏药王国的企业家走进资本市场，缔造了一个传奇，同时"藏药女王"雷菊芳的传奇人生也被人们所关注。

### 第二次创业

第一次创业失败后，雷菊芳开始对佛教文化入迷，准备离开兰州这个伤心地。"迁移是最有效的改变生存的办法之一。"雷菊芳选择的迁徙方向是青藏高原——一个神秘的雪国佛乡。

1992 年，雷菊芳告别家人，拦了一辆从兰州开往西藏的货车，一个人上路了。在西藏，雷菊芳开始接触藏文化，进而接触到藏医学，认识了雪山深处许多有着令人不可思议疗效的药材。于是，雷菊芳选择了藏医药作为自己事业的新起点。她盘算着运用现代高科技的手段，对藏传民间药物进行新的嫁接改造，从而走向产业化生产的道路。

经过反复研究，雷菊芳在自己过去所从事的物理研究和藏医药中找到了平衡结合点，她将西藏特有的具有良好疗效，但不易保存的糊状黑膏药，运用物理学最新的真空冻干技术进行处理，制出既有效保存了这些膏药的药性药效，同时又干净而便于携带的产品。

1993 年，雷菊芳的第一个藏药产品"奇正炎痛贴"问世。适逢八一篮球队在兰州集训，她送了几帖过去，受伤队员贴用后惊奇不已："效果太快了！""奇正炎痛贴"一炮打响。1993 年 8 月，雷菊芳注册成立了奇正藏药有限公司。雷菊芳采用了最原始的办法打开市场——送药，到处送，从各级运动队一直送到大街小巷的平头百姓。雷菊芳送了 3 个月的药，送出去了几万帖，送得公司负债累累。

亏本的送药活动几个月后开始见到成效。来自雪域高原，又有神奇疗效，人们口口相传，奇正藏药声名鹊起。求购者纷纷而至，3 个月内断货 4 次。但到了第 3 个月，雷菊芳第一个醒过神来，她在公司营销总结会上说："我们不能追求一夜暴富，而让藏药的名声毁于一旦。"随后奇正公司陆续开发出奇正消痛贴、洁白丸、二十五味松石丸、藏红花等多品种成系列的产品。

有了名声后，雷菊芳认识到，藏医药和藏文化是密不可分的，单纯推广藏医药，不结合藏文化，犹如缘木求鱼，久而久之，势必成为无根之木，无源之水。公司要获得大的发展，首先必须体现出对藏文化的尊重。

基于这个理念，为了增加产品的文化含量，雷菊芳亲自领导了奇正产品的包装设计，对其中的每一个元素都进行仔细推敲。现在，奇正藏药的包装以藏红和藏黄作底，西藏传统工艺唐卡为边，藏学始祖宇妥·元丹贡布的头像位居中央，表现出十足的藏味藏韵。雷菊芳还大量招募藏族员工，并不惜工本地对营销人员进行培训。她还提出文化价值参与分配计划，每年从企业利润中固定地拿出一个比例作为文化基金，用于支持藏医药的研究、开发和藏文化的传播。

在对藏药的经营过程中，雷菊芳的人生观也受到了藏文化的影响。在西藏，医生被尊称为"济世太医"，世世代代享有崇高的声誉。藏医伦理要求行医者一要具备相当智慧，二要具备慈悲为怀、悬壶济世的心肠。耳濡目染之下，雷菊芳也对自己的企业提出了这样的要求：讲究道德自律，善待别人。"行人间善事，做千秋企业"。因此，雷菊芳在西藏的投资遍及西藏各地，在她的帮助下，许多藏族同胞脱离了贫困。仅她在林芝的制药厂就雇有100多名残疾藏族职工。

当国内很多投资者感叹在少数民族地区投资难，很多投资者从少数民族地区铩羽而归的时候，奇正藏药不仅存活下来，而且活得越来越好。"自觉融入当地文化，甚至感觉被这种文化所同化，这是无论跨国还是跨民族投资取得成功的一个基本原则。"雷菊芳这样评价文化的力量。

### 资本构建未来

十几年间，雷菊芳用辛勤与汗水创造了一个藏药帝国。

多年来，雷菊芳很少依靠银行贷款，"专注才是成功关键"。雷菊芳认为，都说民企融资难，其实资金问题不是主要的，现在的关键问题是人们敢不敢把钱交给你，因此诚信才是最重要的；其次则是如何把人才聚集到一块，并发挥他们的作用。登陆资本市场后，奇正藏药品牌的优势将进一步释放，通过规范化的企业治理，企业的运营效率也将提升。

围绕奇正品牌，公司产品梯队已初步成形。公司已形成奇正消痛贴、青鹏膏剂、铁棒锤止痛膏组成的外用止痛产品群，不断巩固在外用止痛领域的竞争优势。同时，已推出的新型经典藏成药也已具备良好的市场基础。未来还将在妇科、消化系统、神经系统等新的治疗领域推出具有独特临床价值的现代藏药。

此外，持续增长的天然药物市场也为公司提供了良好的产业背景，中国止痛药物市场更是保持着高速增长，而国家医疗改革的政策契机、"第三终端市场"的兴起、政府对藏药支柱产业的政策支持，都将有利于公司构筑差异化的竞争优势。

雷菊芳表示，奇正藏药将以持续创新、不断巩固和增强核心技术优势，通过专注藏药产业、聚焦外用止痛领域，保持市场领导地位，并不断在新的治疗领域推出具有独特临床价值的现代藏药。

目前，奇正藏药的收入和利润来源过于集中，产品结构有些单一。"上市后，产品单一问题可以得到很好的解决。"雷菊芳表示，公司已确立借助藏药平台，走二次开发之路。

"这是由多种因素造成，藏药想要进入市场，就需要得到消费者的认可，奇正消痛贴充当了这样一个市场开拓者的角色。这个产品被接纳以后，我们的后续产品才容易走进市场。奇正消痛贴只是我们的主要产品之一。奇正消痛贴作为现在公司最主要的产品，在市场上也占据优势，接下来仍会重点发展，这一产品目前市场前景很好，年均需求增长可以达到15%～20%。"雷菊芳解释。

藏药与资本的结合，是雷菊芳寻找到能更好发展藏药的捷径。最初，奇正藏药确定发行价为11.81元/股，发行市盈率为35.79倍，远远高出了6月底IPO重启首单——桂林三金33倍的发行市盈率。与桂林三金一样，奇正藏药同属于国内中成药子行业。从社会认知度上，立足于藏医药领域的奇正藏药应明显不如桂林三金。

为什么资本市场愿意给奇正藏药更多的溢价？"由于远离主流医学体系，藏药长期以来几乎很难被市场所广泛认同、接受。为了解决现代人对于藏医药的认知困难，公司自成立至今13年来，一直在致力于将现代制药标准引入藏药领域。今天，资本市场能够给予公司这样一个估值，说明我们过去十几年的路应该是走对了。"雷菊芳说。

有充足的资本作后盾，雷菊芳信心十足。"上市为企业今后的发展构筑了一个基础。上市以后，我们的募集资金将主要用于藏药生产线改扩建研发、藏药工程技术中心建设项目及营销网络建设三个方面。对于后续发展，由于藏药本身在市场中所占份额不大，我们希望通过市场推广，真正树立起藏药的品牌形象，并通过对传统藏药和藏文化的传承与创新，我们的产业化也会更有优势。"

（来源：《中国新时代杂志》，作者：阚世华。）

# 第一节　创业机会及其识别

机会识别是创业的开端，也是创业的前提。

法国浪漫主义作家亚历山大·仲马曾这样给"机会"做过释义：谁若是有一刹那的胆怯，也许就放走了幸运在这一刹那间对他伸出来的香饵。

所谓机会，又称机遇，是每个人在各种经济和社会活动中遇到的有利情况。而创业机会是这些机会中的一种。

创业因机会而存在，而机会存在于社会与经济的变革过程中，具有时间性。纽约大学柯兹纳教授认为，机会就是未明确的市场需求或未充分使用的资源或能力。机会具有很强的时效性，甚至瞬间即逝，一旦被别人把握住也就不存在了。而机会又总是存在的，一种需求被得到满足，另一种需求又会产生；一类机会消失了，另一类机会又会产生。大多数机会都不是显而易见的，需要去发现和挖掘。如果显而易见，总会有人开发，有利因素很快就不存在了。

对机会的识别源自创意的产生。所谓创意，是指具有创业指向同时具有创新性的想法。在创意没有产生之前，机会的存在与否意义并不大。创意具有以下基本特征：

**1. 独特、新颖，难于模仿**　创业的本质是创新，创意的新颖性可以是新的技术和新的解决方案，可以是差异化的解决办法，也可以是更好的措施。另外，新颖性还意味着一定程度的领先性。不少创业者在选择创业机会时，关注国家政策优先支持的领域就是在寻找领先性的项目。不具有新颖性的想法不仅将来不会吸引投资者和消费者，对创业者本人都不会有激励作用。新颖性还可以加大模仿的难度。

**2. 客观、真实，可以操作**　有价值的创意绝对不会是空想，而要有现实意义，具有实用价值，简单的判断标准是能够开发出可以把握机会的产品或服务，而且市场上存在对产品或服务的真实需求，或可以找到让潜在消费者接受产品或服务的方法。

**3. 具备对用户的价值与对创业者的价值**　创意的价值特征是根本，好的创意要能给消费者带来真正的价值。创意的价值要靠市场检验。好的创意需要进行市场测试。同时，好的创意必须给创业者带来价值，这是创业动机产生的前提。

创业机会指那些适合创业的机会，特别是创意。看到机会、产生创意并发展成清晰的商业概念意味着创业者识别到机会，至于发展出的商业概念是否值得投入资源开发，是否能成为有价值的创业机会，还需要认真的论证。

NOTE

创业机会，又称为商业机会或市场机会，是指有吸引力的、较为持久和适时的一种商务活动的空间，并最终体现在能够为顾客创造价值或增加价值的产品或服务中。

## 一、创业机会的类型

好的创业机会必然具有特定的市场定位，专注于满足顾客需求，同时能为顾客带来增值的效果。创业需要机会，机会要靠发现。创业难，发掘创业机会更难。要想寻找到合适的创业机会，创业者应识别或辨别以下创业机会：

**1. 现有市场机会与潜在市场机会**  市场机会中那些明显未被满足的市场需求称为现有市场机会，那些隐藏在现有需求背后的、未被满足的市场需求称为潜在市场机会。现有市场机会表现明显，往往发现者多，进入者也多，竞争势必激烈。潜在市场机会不易被发现，识别难度大，往往也蕴藏着极大的商机。

**2. 行业市场机会与边缘市场机会**  行业市场机会是指某一个行业内的市场机会，而在不同行业之间的交叉结合部分出现的市场机会被称为边缘市场机会。一般而言，人们对行业市场机会比较重视，因为发现、寻找和识别的难度系数较小，但往往竞争激烈，成功的概率也低。而在行业与行业之间出现"夹缝"的真空地带，往往无人涉足或难以发现，需要有丰富的想象力和大胆的开拓精神，一旦开发，成功的概率也较高。比如，汽车的数量的增加引发了各种汽车后市场的发展，车载空气净化器就是其中一个很重要的子行业。

**3. 目前市场机会与未来市场机会**  那些在目前环境变化中出现的市场机会称为目前市场机会，而通过市场研究和预测分析它将在未来某一时期内实现的市场机会称为未来市场机会。如果创业者提前预测到某种机会会出现，就可以在这种市场机会到来前早做准备，从而获得领先优势。

**4. 全面市场机会与局部市场机会**  全面市场机会是指在大范围市场出现的未满足的需求，如国际市场或全国市场出现的市场机会，着重于拓展市场的宽度和广度。而局部市场机会则是在一个局部范围或细分市场出现的未满足的需求。在大市场中寻找和发掘局部或细分市场机会，见缝插针，创业者就可以集中优势资源投入目标市场，有利于增强主动性，减少盲目性，增加成功的可能。

## 二、创业机会的来源

### （一）从变化中找寻机会

环境的变化会给各行各业带来良机，人们通过这些变化就会发现新的前景。变化可以包括：产业结构的变化；科技进步；通信革新；政府放松管制；经济信息化、服务化；价值观与生活形态变化；人口结构变化。以人口因素变化为例，可以举出以下一些机会：为老年人提供健康保障用品、为独生子女服务的业务项目、为年轻女性和上班女性提供的用品、为家庭提供的文化娱乐用品等。

再比如，随着私人轿车拥有量的不断增加，将产生汽车销售、修理、配件、清洁、装潢、二手车交易和代驾等诸多创业机会。任何变化都能激发新的创业机会，需要创业者凭着自己敏锐的嗅觉去发现和创造。许多很好的商业机会并不是突然出现的，而是对"先知先觉者"的一种回报。聪明的创业者往往选择在最佳时机进入市场，当市场需求爆发时，他已经做好准备等着接单。

### （二）从问题中把握机会

所谓问题就是现实与理想的差距。比如，顾客需求在没有得到满足之前就是问题，而设法满足这一需求，就抓住了市场机会。以车载空气净化器行业为例。随着生态环境的不断恶化、雾霾天气的频现、严重呼吸系统疾病的流行及国民物质生活水平的不断提升，消费者的健康消费意识有了极大提高，车内污染远比外界空气污染大的常识性知识的普及，改善车内空气品质成为人们迫切的愿望和要求，加上中国汽车保有量的持续增长，中国车载空气净化器市场孕育着巨大的市场机会。2013 年末，车载空气净化器行业，不管是车载空气净化器厂家还是车载空气净化器代理加盟商，都迎来喜人的销量速增。中国车载空气净化器领导品牌——沃讯车载空气净化器，因实实在在出色的净化效果、良好的品牌知名度和美誉度，受众多消费者认可，受代理商青睐。2014 年刚开启，沃讯车载空气净化器就以其优惠的招商政策，吸引了全国各地投资者的关注，签约合作的经销商络绎不绝。

### （三）从低科技中开发机会

随着科技的发展，开发高科技领域是时下热门的课题，例如美国近年来设立的风险性公司计算机占 25%，医疗和遗传基因占 16%，半导体、电子零件占 13%，通信占 9%。但是，创业机会并不只属于高科技领域，在运输、金融、保健、饮食、流通这些所谓的低科技领域也有机会，关键在于开发。随着打火机的普及，火柴慢慢退出了人们的视线，而创业者沈子凯却在这个逐渐被人淡忘的老物件里找到了新商机，他创造的"纯真年代"艺术火柴红遍大江南北。还有为数不少的创业者追求向行业内的最佳企业看齐，试图通过模仿快速取得成功，结果使得产品和服务没有差异，众多企业为争夺现有的客户和资源展开激烈竞争，企业面临困境。所以，创业者要克服从众心理和传统习惯思维的束缚，寻找市场空白点或市场缝隙，从行业或市场在矛盾发展中形成的空白地带开发机会。

### （四）集中盯住某些顾客的需要创造机会

机会不能从全部顾客身上去找，因为共同需要容易认识，基本上已很难再找到突破口。而实际上每个人的需求都是有差异的，如果我们时常关注某些人的日常生活和工作，就会从中发现某些机会。因此，在寻找机会时，应善于把顾客分类，如政府职员、菜农、大学讲师、杂志编辑、小学生、单身女性、退休职工等，认真研究各类人员的需求特点，机会自现。例如：双职工家庭，没有时间照顾小孩，于是有了家庭托儿所，没有时间买菜，就产生了送菜公司。

## 三、创业机会识别的影响因素

对于机会识别来说，更重要的因素应当来自创业者的个人因素，因为从本质上说，机会识别是一种主观色彩相当浓厚的行为。现有的研究中提到了一些创业者与机会识别相关的个人特性，包括：

### （一）警觉性

很多研究表明，警觉性会影响创业机会的识别。雷和卡多佐认为，对信息高度警觉先于任何一种机会识别，他们称这一状态为创业意识，将创业意识定义为"对有关事物、时间和环境内行为模式信息的关注与警觉倾向"。警觉很大程度上是一种习得性的技能；拥有某个领域更多知识的人，倾向于比其他人对该领域内的机会更警觉。夏皮罗、瑟斯、海雷其和其他研究者认为，个人特征和环境互相作用，会产生提升创业意识的条件。Kaish 和 Gilal（1991 年）也通过实证检验发现，创业者比一般的经理人更加渴望信息，更倾向于为其花更多的时间，搜索方式也有所不同。

### （二）个人特质

有研究表明，个人特质的确与成功的机会感知有关。首先，许多研究已注意到企业家的乐观精神与机会识别有较强的关系。Krueger 和 Dickson（1994 年）的研究显示，企业家的乐观精神与自我效能感相关。其次是创新，成功的企业家可以发现其他人看不到的机会。温斯洛和索罗莫甚至将创新和企业家精神等同，指出创新在创业决策时扮演了重要角色。希尔等发现他们90％的调查对象都认为创新对机会识别非常重要。

### （三）已有的知识

人们倾向于注意与他们已知信息相关的信息，Shane（2000 年）认为创业者更加关注与他们已经拥有的信息、知识相关的机会。在其所提出的三阶段机会识别过程理论中检验并确定了大量假定，概括如下：任何给定的创业机会并不是对所有企业家都是显而易见的；每一个体异质性的先前知识建立了一种"知识走廊"；先前的三个知识对创业机会的发现极为重要：先前市场知识、先前服务市场方式知识、先前顾客问题知识。斯格特在她的定性研究中使用了创业机会感知过程的概念图式。她假定有两类与这一感知相关的先前知识。第一类是企业家特殊兴趣领域的知识（领域1）。第二类知识（领域2）是多年从事某一特定工作所积累的知识，通常与兴趣爱好无关。企业家在某一行业或领域内工作多年之后会将这两种知识合二为一。两个领域知识的综合会导致企业家识别新机会、新市场或解决顾客问题的新途径。

### （四）社会网络

创业者的社会网络对机会识别相当重要，有学者通过实证检验，发现拥有大量社会网络的创业者与单独行动的创业者在机会识别上有显著的差异。企业家借助于与广泛人际网络的积极相互作用，通过三种认知活动（信息搜集、交谈思考、资源评价）来开发市场机会。

### （五）偶然发现与系统调查

以前大部分创业研究隐含一个假定，即创业机会的识别来源于系统的调查。近年来，一些研究者向这个假设提出了质疑，认为创业者并非通过系统的调查来识别创业机会，而是偶然地发现了蕴涵价值的新信息。柯兹纳的解释更为合理：发现与系统调查的区别在于前者往往是发现被其他人忽略的客观存在物。科勒认为大量创业者都是感知创业机会而不是寻求机会，基于偶然机会的新创企业往往比那些源于系统调查后的新创企业表现出更快的成长速度。

## 四、识别创业机会的一般步骤

创业机会的发现是创业机会识别过程中最重要的一步，它意味着创业者发现存在着的创业机会并使之形成被自己所理解、认识的创业机会。

### （一）形成创意

一个企业创业成功的开始可能来源于一个经适当评价的新产品或服务的较完美的创意，而创意往往来源于对市场机会、技术机会和政策机会的感觉和把握，具体来源于顾客、现有企业、企业的分销渠道、政府机构及企业的研发活动等。

**1. 顾客**　创业者可以通过正规或非正规的方式，接触有关新产品或服务的创意的最终焦点——潜在顾客，了解顾客的需求或潜在需求，从而形成创意。

**2. 现有企业**　主要是对市场竞争者的产品和服务进行追踪、分析和评价，找出现有产品存在的缺陷，有针对性地提出改进产品的方法，形成创意，并开发有巨大潜力的新产品，进行创业。

**3. 分销渠道**　由于分销商是直接面向市场的，他们不仅可以提供顾客所需的产品改进和新产品类型等方面的广泛信息，而且能对全新的产品提出建议并帮助推广新产品。因此，与分销商保持沟通，是形成创意的一条途径。

**4. 政府机构**　一方面，专利局的文档中蕴含着大量的新产品创意，尽管其专利本身可能对新产品的引进形成法律制约，但可能对其他具有市场潜力的创意带来有益的启发；另一方面，创意可能来源于对政府有关法规的反应。

**5. 研发活动**　企业本身的研发活动通常装备精良，有能力为企业成功地开发新产品，它是创意的很大一个来源。

一个创意可以通过多种方法产生，主要有：①根据经验分析。对创业者而言，创意是创建企业的工具，在创建成功企业的过程中少不了它。就这方面而言，根据经验审视创意显得至关重要。有经验的创业者往往在模式和机会还在形成的过程中，就表现出了快速识别它们和形成创意的能力。②创造性思维。创造性思维在形成创意的过程中是很有价值的，而且在创业的其他方面也是如此。创造性思维可以通过学习和培训等来提升。③激发创造力。激发创造力的方法有很多，如头脑风暴法、自由联想法、灵感激励法等，可以通过这些方法来激发创造力。④依靠团队创造力。当人们组成团队时，往往可以产生单个人不会出现的创造力。而且，通过小组成员集体交换意见所产生的问题解决方案和其他方式相比，可能更好，或者相当。据统计，约47%的创意来源于工作团队的活动（John Case，1989 年）。

### （二）创业机会信息的收集

创业机会信息的收集是使创意变为现实的创业机会的基础工作。首先，根据创意，明确研究的目的或目标。例如，创业者可能会认为他们的产品或服务存在一个市场，但他们不能确信：产品或服务如果以某种形式出现，谁将是顾客？这样，一个目标便是向人们询问他们如何看待该产品或服务，是否愿意购买，并了解有关人口统计的背景资料和消费者个人的态度。当然，还有其他目标，如了解有多少潜在顾客愿意购买该产品或服务，潜在的顾客愿意在哪里购买，以及预期会在哪里听说或了解该产品或服务等。其次，从已有数据或第二手资料中收集信息。这些信息主要来自于商贸杂志、图书馆、政府机构、大学或专门的咨询机构，以及因特网等。一般可以找到一些关于行业、竞争者、顾客偏好趋向、产品创新等方面的信息。该种信息的获得一般是免费的，或者成本较低，创业者应尽可能利用这些信息。最后，从第一手资料中收集信息。收集第一手资料包括一个数据收集过程，如观察、上网、访谈、集中小组试验及问卷等。该种信息的获得一般来说成本都比较高，但却能够获得更有意义的信息，可以更好地识别创业机会。

NOTE

### （三）创业环境分析

环境在创业过程中扮演着非常重要的角色，因此，创业者准备创业计划之前，首先有必要对其进行研究分析，主要包括技术环境分析、市场环境分析和政策环境分析。

**1. 技术环境分析**　技术的进步难以预测，从某种意义上说，技术是变化最为剧烈的环境因素。因为技术的进步可以极大地影响企业的产品、服务、市场、供应商、分销商、竞争者、用户、制造工艺、营销方法及竞争地位等。技术进步可以创造新的市场，产生大量新型的和改进的产品，改变创业企业在产业中的相对成本及竞争位置，也可以使现有产品及服务过时。技术的变革可以减少或消除企业间的成本壁垒，缩短产品的生命周期，并改变雇员、管理者和用户的价值观与预期，还可以带来比现有竞争优势更为强大的新的竞争优势。因此，创业者应对所涉及行业的技术变化趋势有所了解和把握，应考虑因政府投入可能带来的技术发展。

**2. 市场环境分析**　市场环境分析可以从宏观、中观和微观三个层次来进行。

在宏观上，主要是对经济因素、文化因素的分析。一方面，一个新创企业成功与否，在很大程度上取决于整个经济运行情况，如整个国民经济的发展状况、产业结构的构成与发展、消费和积累基金的构成及其变化、失业状况、消费者可支配收入等，具体体现在 GDP、人均 GDP、可支配收入等指标上，这些因素都会影响市场的需求状况，从而对创业企业有一定的影响。另一方面，文化环境。如人们生活态度的变化、价值观念的变化、道德观的变化等，也会对市场需求产生影响，那些与健康或环境质量等有密切关系的产品或服务更是如此。

在中观上，主要是对行业需求的分析。如市场是增长的还是衰退的、新的竞争者的数量及消费者需求可能的变化等重要问题，创业者必须认真考虑，以便确定创建企业所能获得的潜在市场的规模。

在微观上，根据波特提出的竞争五力模型，新进入者、行业内现有竞争者、替代品、供应者和购买者是主要的竞争力量。①新进入者的威胁。新进入者是行业的重要竞争力量，虽然创业者本身往往是一个行业的新进入者，但他同时也会面临着其他意识到同样创业机会的创业者或模仿者新进入的威胁，他们会给创业的成功与收益带来很大威胁，其大小主要取决于进入障碍和本企业的可反击力度。其影响因素主要包括规模经济、产品差别优势、资金需求、转换成本、销售渠道等。②现有竞争者的抗衡。创业者在进入某一个行业时，会遇到行业内现有企业的压力与竞争，其程度是由一些结构性因素决定的。由于每个行业的进入和退出障碍不同，便形成不同的组合。③替代品的竞争压力。看见的发展将导致替代品的不断增多，因此，创业者在制定战略时，必须识别替代品的威胁及程度。对于顺应时代潮流，采用最新技术、最新材料的产品，或对于从能获得高额利润部门生产出来的替代品，尤应注意。④购买者和供应者的讨价还价能力。任何行业的购买者和供应者都会在各种交易条件上尽力迫使交易对方让步，使自己获得更多的收益，其中讨价还价能力起着重要作用。⑤其他利益相关者。主要包括股东、员工、政府、社区、借贷人等，它们各自对各个企业的影响大小不同。创业者从创业初始就应适当考虑与利益相关者的价值均衡问题及他们对创业的影响。

**3. 政策环境分析**　政府的政策规章、法律法规等都可能直接或间接地影响创业活动。例如取消价格控制法规，对媒体广告的约束法规（如禁止香烟广告），影响产品及其包装的安全条例等，这些法规都将对创业企业的产品开发和市场营销等产生影响。另外，政府对市场的规

NOTE

制也是一个值得重视的方面。如美国政府在 20 世纪 80 年代对电信和航空业进入限制的放松就导致了大量新公司的组建。

### （四）分析结果，形成创业机会

一般来说，有关市场特征、竞争者等的可获得数据，常常反过来与一个创业机会中真正的潜力相联系，也就是说，如果市场数据已经可以获得，如果数据清晰显示出重要的潜力，那么大量的竞争者就会进入该市场，该市场中的创业机会就会随之减少。因此，对收集的信息进行结果评价和分析，识别真正的创业机会是重要的一步。一般而言，单纯对问题答案的总结可以给出一些初步印象；接着对这些数据信息交叉制表进行分析，则可以获得更加有意义的结果。也就是说，对创业者来说，搜集必要的信息，发现可能性，将别人看来仅仅是一片混乱的事物联系起来以发现真正的创业机会，这是非常重要的。

## 五、识别创业机会的行为方式

### （一）发现与创造需求

在市场经济中有很多创业机会，关键看你如何发现与把握出现的机会，这就需要创业者能够有常人所没有的捕捉商机的智慧和眼光。

【创业小故事】

#### 把梳子卖给和尚

某公司创业之初，为了选拔真正有效能的人才，要求每位应聘者必须经过一道测试：以比赛的方式推销 100 把奇妙聪明梳，并且把它们卖给一个特别指定的人群——和尚。

几乎所有的人都表示怀疑：把梳子卖给和尚？这怎么可能呢？搞错没有？许多人都打了退堂鼓，但还是有甲、乙、丙三个人勇敢地接受了挑战。一个星期的期限到了，三人回公司汇报各自销售成果，甲先生仅卖出 1 把，乙先生卖出 10 把，丙先生居然卖出了 1000 把。面对同样的条件，为什么结果会有这么大的差异呢？公司请他们谈谈各自的销售经历。

甲先生说，他跑了三座寺院，受到了无数次和尚的臭骂和追打，但仍然不屈不挠，终于感动了一个小和尚，买了一把梳子。

乙先生去了一座名山古寺，由于山高风大，把前来进香的善男信女的头发都吹乱了。乙先生找到住持，说："蓬头垢面对佛是不敬的，应在每座香案前放把木梳，供善男信女梳头。"住持认为有理。那庙共有 10 座香案，于是买下 10 把梳子。

丙先生来到一座颇负盛名、香火极旺的深山宝刹，对方丈说："凡来进香者，都有一颗虔诚之心，宝刹应有回赠，保佑平安吉祥，鼓励多行善事。我有一批梳子，您的书法超群，可刻上'积善梳'三字，然后作为赠品。"方丈听罢大喜，立刻买下 1000 把梳子。

更令人振奋的是，丙先生的"积善梳"一出，一传十，十传百，朝拜者更多，香火更旺。于是，方丈再次向丙先生订货。这样，丙先生不但一次卖出 1000 把梳子，而且获得长期订货。

公司认为，三个应考者代表着营销工作中三种类型的人员，各有特点。甲先生是一位执著型推销人员，有吃苦耐劳、锲而不舍、真诚感人的优点；乙先生具有善于观察事物和推理判断的能力，能够大胆设想、因势利导地实现销售；丙先生呢，他通过对目标人群的分析研究，大胆创意，有效策划，发现和创造了这种需要，开发了一种新的市场需求。由于丙先生过人的智慧，公司决定聘请他为市场部主管。

上面这个故事，对于从事创业的大学生有没有启发呢？在相同的市场环境下，为什么却有着不同的营销结果？在创业的过程中，创业者要从多角度进行思考，改变传统的思维模式，勇于创新，也许就会发现一些令人想不到的机会，创造适合市场需要的新的需求。成功要有一双发现机遇的慧眼，还要有一颗富有创造力的心。

### （二）从意料之外捕捉创新商机

一些人将创业点子的产生归根于机缘凑巧，所谓"无心插柳柳成荫"。不过，研究创意的专家认为，创意只是冰山上的一角，没有平日的用心耕耘，机缘也不会如此的凑巧。无数人看到苹果落地，但只有牛顿产生万有引力的联想。所谓的机缘凑巧或第六感的直觉，主要还是因为创业者在平日培养出的侦测环境变化的敏锐观察力，因此，能够先知先觉形成创意构想。例如，在旧金山淘金热形成之际，许多穷人满怀着美丽憧憬奔向金山，李维斯公司创办人却机缘巧合地看到了"供应坚固耐用的帆布"这个商机。于是，他立即展开以帆布为布料制成牛仔裤的生产事业，把产品卖给上述众多淘金客，从而成为日后创业的美谈。在一些大学生创业成功的事迹中，不乏这种看似偶然，其实有着必然因素的案例。

### （三）在实际的与预期的结果不一致中寻找机遇

不管做什么事情，在具体实施之前，我们一般都会制订一份大致的计划。创业更是如此，从准备创业到进行创业，有一套周密的准备过程。但计划赶不上变化，市场是块试金石，再精密的策划在市场前面都会显得肤浅。当创业的实际状况与预期的结果不一致，出现冲突时，如何拨开乌云见太阳，从失败的阴影中走出来，是对创业者最大的考验。成功的创业者就在于他们在实际与预期出现重大不一致时还坚持自己的信念，百折不挠，从而找到创新之路。不少创业者在调整自我中发现商机，从而获得成功。

### （四）从创业过程的需要中寻求成功的可能

创业过程是一个极其艰辛的过程。任何一个创业者，在创业之初，是很难预计到自己会面临哪些艰辛的。在进行创业的过程中，任何一个创业者都会遇到各种各样的压力，有时候甚至是难以承受的，要想创业成功就必须承担这些艰辛与压力，能够顶住各种各样的压力才可以选择创业。创业做生意，你必须拥抱变化。你要知道，什么事情都可能发生，事情发生的时候必须冷静对待，要有相应的后备计划，不要让自己处于被动的地位。在创业就要成功的时候，往往是最黑暗的时候，而且往往在最后一刻出现各种各样的问题，创业者只有不断地解决创业过程中的种种矛盾和问题才会一步步走向成功。

### （五）从行业市场的结构变化中寻求成功的可能

行业市场结构指的是某一市场中各种要素之间的内在联系及其特征，包括市场供给者之间、需求者之间、供给和需求者之间及市场上现有的供给者、需求者与正在进入该市场的供给者、需求者之间的关系。第三产业的崛起为创业拓展了新途径。一方面，第三产业的发展为中小企业提供了非常多的成长点，现代社会人们对信息情报、咨询、文化教育、金融、服务、修理、运输、娱乐等行业提出了更多更高的需求，从而使社会经济活动中的第三产业日益发展。由于第三产业一般不需要大规模的设备投资，它的发展为中小企业的经营和发展提供了广阔的空间。另一方面，社会需求的易变性、高级化、多样化和个性化，使产品向优质化、多品种、小批量、更新快等方面发展，也有力地刺激了中小企业的发展。

### （六）从解决困境出发寻求成功的可能

对于创业者而言，困境可以是个人生活中的一种状态，也可以是创业途中企业面临的困境。无论对于何人，困境无处不在、无时不有，只不过成功的创业者会从困境中突破自己，发现机会。对于他们而言，困境也是机遇。一个障碍就是一个新的已知条件，只要愿意，任何一个障碍都会成为一个超越自我的契机。一些创业者正身处困境中，注重培养自己坚强的心态，以及持之以恒的毅力，在解决困境的同时也找到创业的契机或者是企业发展壮大的途径，最终会体会到"柳暗花明又一村"的喜悦。

### 【创业小故事】

贾林海给人感觉乐观、开朗、健谈，你很难把他和抑郁症联系在一起。但他确实曾受抑郁症的折磨，而摆脱抑郁症的困扰全靠和一个朋友短信聊天。正因如此，正在上大四的他创立了以短信形式做心理咨询的"24 小时心理花园"。

他的创业缘于短信聊天摆脱抑郁。因为学习压力及其他原因，高中时的贾林海远不像现在这样开朗和健谈，那时焦虑和抑郁时时纠缠着他，但心中苦闷却不知向谁诉说。进入大学校园后，贾林海的心理问题仍没有得到解决，其间，他看过心理专家，吃过药物，但收效甚微。有一年寒假，难以承受心理压力的贾林海给一位外地同学发短信倾诉。"短信发出去的一瞬间，我心里特别紧张，不知对方是什么态度。"同学的理解就像一缕春风一样吹进贾林海的心里，他顿时觉得无比轻松。在和这位同学短信聊了十个晚上后，贾林海的心结完全被打开。

大学期间，贾林海发现很多看似正常的人都有心理问题，一位同学的突然自杀更是深深地刺激了他。"其实，心理问题通过倾诉是可以解决的，但这对很多人来说却很难。"贾林海说。与朋友面对面很难彻底打开心结，心理门诊也缺乏人性化，一张桌子一把椅子，周围人来人往，人们更难开口了，而短信咨询既避免了面对面的尴尬，又不受环境、时间的限制。

渐渐地，他从一窍不通发展到内行。从有了短信心理咨询的想法到真正开办公司，贾林海酝酿了两年多。因为学行政管理专业的他对药品、心理咨询可谓一窍不通。后来他开始借助网络和书籍慢慢了解医药行业，并尝试着去做一些事情。在此期间，他曾在网络上以免费心理咨询为名做相关调查，每天十几名咨询者给了贾林海很多信心。

进入大四，贾林海意识到社会是不会等人成熟的，何不早点出来接受社会的考验呢。就这样，2007 年底，贾林海注册了自己的心理咨询公司。

考虑到一些心理咨询者有用药需要，贾林海决定代理一些相关药品。先从网上寻找药品和货源，选好后也曾担心被骗，于是尝试性买了 2000 元药品，后来双方一直合作得不错。药品是找着了，但还需挂靠医药公司来销售。"最初找的一家医药公司不愿和我们合作，但对方禁不住我的死缠烂打，后来又给我介绍了现在的这家公司，就做成了。"现在的贾林海说起药品销售环节、心理咨询事项如数家珍，堪比专业人士。

贾林海的愿望是立足北京、辐射全国。现在，贾林海的心理咨询工作已经正式启动了。公司聘请的都是有二级资格证的心理咨询师及研究生学历的兼职人员。心理咨询采取包月形式，两名心理咨询师 24 小时值班接受用户咨询。因为只有一个人，很多事情难以顾全，贾林海对员工待遇采取提成制，以减轻自己的负担和风险。即使这样还是有许多事要操心，如为了让药

NOTE

品销售好一些，贾林海还要不断和药店营业员沟通等。

贾林海告诉记者，公司成立投入的两万多元一半是家里支持的，一半是自己借的，到现在公司还没有盈利。"由于缺乏经验，公司比预想的进展要缓慢得多，但毕竟是有进步的。"目前，贾林海正在通过各种宣传来提高公司的知名度。"这种新兴行业必须做推广，否则很难产生效益。"下一步他打算把总部设在北京，然后辐射全国。他希望帮助更多的人打开心结，有能力时就多做一些公益活动。

### （七）从观念和认识的变化中捕捉创新机会

随着时间的推移，我国逐渐进入现代化社会。现代化，是一种综合性的社会变迁过程。它不仅表现为经济体制的转轨、社会结构的转型、文化模式的转换，还必然表现为社会心理的变化。社会心理，作为对于社会生活的认识、情感和意向的一种反映，它是社会变迁的"风向标"，是时代精神的"晴雨表"。社会心理的变化必然带来新的观念和认识的变化，继而导致人们生活模式的变化。

### （八）从新知识中捕捉创新机会

21世纪，是知识经济蓬勃发展的时代。知识经济时代就是以知识运营为经济增长方式、知识产业成为龙头产业、知识经济成为新的经济形态的时代。与依靠物资和资本等这样一些生产要素投入的经济增长相区别，现代经济的增长则越来越依赖于其中的知识含量的增长。知识在现代社会价值的创造中的功效已远远高于人、财、物这些传统的生产要素，成为所有创造价值要素中最基本的要素。在这种时代背景下，涌现了一批以知识为创新机遇的创业新人类。他们具有一个共同的特征：他们是引领时代的新行业缔造者，创造了新的生意模式和价值标准；他们是新时代财富的主流，带来新的领导风格和行为理念；他们是创业领域中的新贵，往往有着高学历和傲人的行业背景；他们领导的企业，具有较高的成长性和稳定性；他们是新时代的榜样和财富榜领军人物；他们开发和运用的高新技术成为推动人类社会加速发展的重要力量。

## 第二节　创业机会评价与把握

尽管发现了创业机会，但这并不意味着要创业，更不意味着成功就在眼前，创业活动是创业者与创业机会的结合，并非所有的创业机会都有足够大的价值潜力来填补为把握机会所付出的成本，并非所有机会都适合每个人，尽管在整个创业过程中，评价创业机会非常短暂，但它非常重要，是创业者发现创业机会之后做出是否创业决策的重要依据。

### 一、创业机会的筛选

在现实经济生活中，适于创业的机会并不是很多。创业者需要借助"机会选择漏斗"，经过一层又一层筛选，在众多机会中筛选出真正适于自己的创业机会。

首先，要筛选出较好的创业机会。一般而言，较好的创业机会多有五个特点：一是在前景市场中，前5年中的市场需求会稳步快速增长；二是创业者能够获得利用该机会所需的关键资源；三是创业者不会被锁定在"刚性的创业路径"上，而是可以中途调整创业的"技术路径";四是创业者有可能创造新的市场需求;五是特定机会的商业风险是明朗的,且至少有部分创业者能够承受相应风险。

其次,就是要筛选出利己的创业机会。面对较好的创业机会,特定的创业者需要回答四个问题:一是创业者能否获得自己缺少但他人控制的资源;二是遇到竞争时,自己是否有能力与之抗衡;三是是否存在该创业者可能创造的新增市场;四是该创业者是否有能力承受利用该机会的各种风险。

## 二、创业机会的评估准则

所有的创业行为都来自于绝佳的创业机会,创业团队与投资者均对于创业前景寄予极高的期待,创业者更是对创业机会在未来所能带来的丰厚利润满怀信心。但是,时常有悲剧的发生。为了尽可能避免这样的情况,创业者应该先以比较客观的方式进行评估,评估的准则有两种。

### (一)市场评估准则

市场评估准则包括六个方面:

**1. 市场定位** 评估创业机会的时候,可由市场定位是否明确、顾客需求分析是否清晰、顾客接触通道是否流畅、产品是否持续衍生等,来判断创业机会可能创造的市场价值,创业带给顾客的价值越高,创业成功的机会也越大。

**2. 市场结构** 对创业机会的市场结构进行五项分析:进入障碍、供货商、顾客、经销商的谈判力量、替代性产品的威胁和市场内部竞争的激烈程度,由此可知该企业在未来市场中的地位,以及可能遭遇竞争对手反击的程度。

**3. 市场规模** 市场规模大者,进入障碍相对较低,市场竞争激烈程度也会略为下降。若要进入的是一个十分成熟的市场,那么利润空间会很小,不值得再进入;若是一个成长中的市场,只要时机正确,必然会有获利的空间。

**4. 市场渗透力** 对于一个具有巨大市场潜力的创业机会,市场渗透力评估将会是非常重要的。应该知道选择在最佳的时机进入市场,也就是市场需求正要大幅增长之际。

**5. 市场占有率** 一般而言,成为市场的领导者最少需要拥有20%以上的市场占有率,若低于5%的市场占有率,则这个新企业的市场竞争力显然不高,自然也会影响未来企业上市的价值。尤其是处在具有赢家通吃特点的高科技产业,新企业必须拥有成为市场前几名的能力,才比较有投资价值。

**6. 产品的成本结构** 从物料与人工成本所占比重之高低、变动成本与固定成本的比重,以及经济规模、产量大小,可以判断企业创造附加价值的幅度及未来可能的获利空间。

### (二)效益评估准则

效益评估准则包括八个方面:

**1. 合理的税后净利** 一般而言,具有吸引力的创业机会至少需要能够创造15%以上税后净利。如果创业预期的税后净利是在5%之下,那么这就不是个很好的投资机会。

**2. 达到损益平衡所需的时间** 合理的损益平衡时间应该在2年之内,如果3年还达不到,恐怕就不是个值得投入的创业机会了。当然,有的创业机会确实需要经过比较长的耕耘时间,通过前期投入,创造进入障碍,保证后期的持续获利,这样的情况可将前期投入视为投资,才能容忍较长时间的损益平衡时间。

**3. 投资回报率**　考虑到创业面临的各种风险，合理的投资回报率应该在 25% 以上，而 15% 以下的投资回报率是不值得考虑的创业机会。

**4. 资本需求**　资本需求量较低的创业机会，投资者一般会比较欢迎，资本额过高其实并不利于创业成功，甚至还会带来稀释投资回报率的负面效果。通常，知识越密集的创业机会，对资金的需求量越低，投资回报反而会越高。因此在创业开始的时候，不要募集太多资金，最好通过盈余积累的方式来创造资金，而比较低的资本额将有利于提高每股盈余，并且还可以进一步提高未来上市的价格。

**5. 毛利率**　毛利率高的创业机会，相对风险较低，也比较容易取得损益平衡。反之，毛利率低的创业机会，风险则较高，遇到决策失误或市场产生较大变化的时候，企业很容易就遭受损失。一般而言，理想的毛利率是 40%。当毛利率低于 20% 的时候，这个创业机会就不值得再予以考虑。软件业的毛利率通常都很高，所以只要能找到足够的业务量，从事软件创业在财务上遭受严重损失的风险相对会比较低。

**6. 策略性价值**　能否创造新企业在市场上的策略性价值，也是一项重要的评价指标。一般而言，策略性价值与产业网络规模、利益机制、竞争程度密切相关，而创业机会对于产业价值链所能创造的加值效果，也与它所采取的经营策略与经营模式密切相关。

**7. 资本市场活力**　当新企业处于一个具有高度活力的资本市场时，它的获利回收机会相对也比较高。不过资本市场的变化幅度极大，在市场高点时投入，资金成本较低，筹资相对容易。但在资本市场低点时，投资新企业开发的诱因则较低，好的创业机会也相对较少。不过，对投资者而言，市场低点的成本较低，有的时候反而投资回报会更高。一般而言，新创企业的活跃的资本市场比较容易创造增值效果，因此资本市场活力也是一项可以被用来评价创业机会的外部环境指标。

**8. 退出机制与策略**　所有投资的目的都在于回收，因此退出机制与策略就成为一项评估创业机会的重要指标。企业的价值一般也要由具有客观鉴价能力的交易市场来决定，而这种交易机制的完善程度也会影响新企业退出机制的弹性。由于退出的难度普遍要高于进入，所以一个具有吸引力的创业机会，应该要为所有投资者考虑退出机制，以及退出的策略规划。

## 三、创业机会的评价方法

面对这个纷繁复杂的多变世界，面对铺天盖地的各种信息，面对越来越激烈的竞争环境，创业者究竟应该如何去选择面对的各种机会呢？

### （一）阶段性决策方法

得到普遍使用、可以适应很多情况的一种评价方法是阶段性决策方法。这一方法明确要求创业者在机会开发的每个阶段都要进行机会评价。一个机会是否能够通过每个阶段预先设置的"通过门槛"，在很大程度上取决于创业者经常面对的约束或限制，如创业者的目标回报率、风险偏好、金融资源、个人责任心和个人目标等。虽然某个创业者可能会因为某个准则而放弃某机会，但它又会引起其他个人或团队的注意。

一项不能成功通过某一阶段的评价门槛进入下一阶段的机会，将被修订甚至被放弃。因此，通过循环反复的"识别–评价–开发"步骤，一个最初的商业概念或创意就会逐步完善起来。同时，评价过程使创业企业家在开发过程中的每一阶段都要放弃一些机会，一个明显的证据就是我们认识到的社会需求和未利用资源的数量远远超过成功形成的企业的数量。

### （二）蒂蒙斯法

著名的创业学家蒂蒙斯（Timmons）总结概括了一个评价创业机会的框架（表4–1），其中涉及8类53项指标。尽管蒂蒙斯也承认，现实中有成千上万适合创业者的特定机会，但未必能与这个评价框架相契合。但他的这个框架是目前包含评价指标比较全面的一个体系。

表4–1　蒂蒙斯创业机会评价框架

| 一级指标 | 二级指标 |
| --- | --- |
| （1）行业与市场 | 市场容易识别，可以带来持续收入<br>顾客可以接受产品或服务，愿意为此付费<br>产品的附加值高<br>产品对市场的影响力高<br>将要开发的产品生命长久<br>项目所在的行业是新兴行业，竞争不完善<br>市场规模大，销售潜力达到1000万~10亿元<br>市场成长率在30%~50%甚至更高<br>现有厂商的生产能力几乎饱和<br>在5年内能占据市场的领导地位，市场占有率达到20%以上<br>拥有低成本的供货商，具有成本优势 |
| （2）经济因素 | 达到盈亏平衡点所需要的时间在1.5~2年<br>盈亏平衡点不会逐渐提高<br>投资回报率在25%以上<br>项目对资金的要求不是很大，能够获得融资<br>销售额的年增长率高于15%<br>有良好的现金流量，能占到销售额的20%~30%<br>能获得持久的毛利，毛利率要达到40%以上<br>能获得持久的税后利润，税后利润率要超过10%<br>资产集中程度低<br>运营资金不多，需求量是逐渐增加的<br>研究开发工作对资金的要求不高 |
| （3）收获条件 | 项目带来的附加价值具有较高的战略意义<br>存在现有的或可预料的退出方式<br>资本市场环境有利，可以实现资本的流动 |
| （4）竞争优势 | 固定成本和可变成本低<br>对成本、价格和销售的控制较高<br>已经获得或可以获得对专利所有权的保护<br>竞争对手尚未觉醒，竞争较弱<br>拥有专利或具有某种独占性<br>拥有发展良好的网络关系，容易获得合同<br>拥有杰出的关键人员和管理团队 |
| （5）管理团队 | 创业者团队是一个优秀管理者的组合<br>行业和技术经验达到了本行业的最高水平<br>管理团队的正直廉洁程度能达到最高水准<br>管理团队知道自己缺乏哪方面的知识 |
| （6）致命缺陷 | 不存在任何致命缺陷 |

| 一级指标 | 二级指标 |
|---|---|
| （7）创业家的个人标准 | 个人目标与创业活动相符合<br>创业家可以做到在有限的风险下实现成功<br>创业家能接受薪水减少等损失<br>创业家渴望进行创业这种生活方式，而不只是为了赚大钱<br>创业家可以承受适当的风险<br>创业家在压力下状态依然良好 |
| （8）理想与现实的战略性差异 | 理想与现实情况相吻合<br>管理团队已经是最好的<br>在客户服务管理方面有很好的服务理念<br>所创办的事业顺应时代潮流<br>所采取的技术具有突破性，不存在许多替代品或竞争对手<br>具备灵活的适应能力，能快速地进行取舍<br>始终在寻找新的机会<br>定价与市场领先者几乎持平<br>能够获得销售渠道，或已经拥有现成的网络<br>能够允许失败 |

姜彦福、邱琼采用对中国企业中高级管理者发放调查问卷的方法，将蒂蒙斯的机会评价框架进行了中国实证研究。在这个框架下提出了适合中国创业者进行非正式评价或投资人在进行尽职调查前快速评估创业机会的关键指标序列。

该研究结果说明：从指标大类的评价结果看，资深创业者对这些指标的认识更为全面，蒂蒙斯机会评价框架更适用于创业者。在8类指标中，资深创业者凭借其创业活动的经验对"机会是否存在致命缺陷"更为重视，这反映出资深创业者与一般管理者的重要差异。在个人标准这一类指标上，两者表现出比较一致的认识，说明资深创业者与一般管理者都要求创业活动能与个人目标相吻合。

从单项指标序列的具体内容来看，资深创业者比管理者更重视创业团队的组成、经验和创业者个人承担压力的情况，更重视机会的经济价值（包括利润和成本情况）和战略意义，更重视机会不能存在任何致命的缺陷。尽管两者在行业与市场的大类因素上重视程度有差异，但对顾客的强调和重视程度还是比较一致的。

从研究分析的结果来看，中国创业者在进行机会评价时应该最重视人的因素。可以从下面五个方面去综合分析人的因素：创业者团队是否是一个优秀管理者的结合；是否拥有优秀的员工和管理团队；创业家在承担压力的状态下心态是否良好；行业和技术经验是否达到本行业内的最高水平；个人目标与创业活动是否相符合。机会本身的市场因素（顾客是否愿意接受该产品或服务）和经济因素（机会带来的附加价值具有较高的战略意义；能获得持久的税后利润；税后利润率要超过10%；固定成本和可变成本低）也很重要，而且机会本身不能存在任何致命的缺陷。

## 四、创业机会评价的影响因素

目前，并没有什么绝对权威的机会评价标准。创业机会能否从最初的市场需求和未利用资源的形态发展成为新企业，不仅涉及机会本身的情况，还要求机会能与创建新企业的其他力量

（创业团队、投资人等）相协调。国外的机会评价指标体系简单的只有两三项指标，复杂的可达到数百项指标。但这些指标是否完全可以放到中国来使用？对中国的创业企业家而言，哪些评价指标是比较重要的？这些问题还是需要实证的检验。

影响机会评价标准有以下三个重要因素：

### （一）创业经历

很多研究指出，创业者和管理者的个性特征有差异。而且，有研究认为，创业者和管理者在信息处理方式上存在显著差异。所以，在机会评价标准的经验分析上，有创业经历的管理者的意见比没有创业经历的管理者的意见更值得重视。

### （二）工作年限

蒂蒙斯在研究中指出，企业工作经验对创业者能否做出正确判断有重要影响作用，他认为"具有至少 10 年或 10 年以上的企业经验，才能识别出各种商业行为，并获得创造性的预见能力和捕捉商机的能力"。因此，在机会评价标准的经验分析上，企业工作年限超过 10 年的创业者的意见比工作年限较短的创业者和管理者的意见更值得重视。

### （三）管理经验

在进行机会识别和评价时，创业者的事前知识结构起到重要的影响作用。担任高级管理职务，意味着其可以掌握更多的决策经验和资源控制能力。因此，在机会评价标准的经验分析上，担任企业高层管理职务的创业者的意见比担任中层管理职务的创业者的意见更值得重视。

# 第三节　创业风险识别与规避

## 一、创业风险的概念及特征

### （一）风险与创业风险

对于风险的理解，一般有两个角度，一个角度强调了风险表现为结果的不确定性，另一个角度则强调为损失的不确定性。前者属于广义上的风险，说明未来利润多寡的不确定性，可能是获利（正利润）、损失（负利润）或者无损失也无获利（零利润）；后者属于狭义上的风险，只能表现为损失，没有获利的可能性。

创业风险是指企业在创业过程中存在的各种风险。由于创业环境的不确定性，创业机会与创业企业的复杂性，创业者、创业团队与创业投资者的能力和实力的有限性而导致创业活动结果的不确定性，就是创业风险。

### （二）创业风险的共同特征

**1. 客观存在性**　创业风险是客观存在的，风险的出现是不以人的意志为转移的。

**2. 不确定性**　由于创业所依赖和影响的因素具有不确定性，这些因素是不断变化、不断发展的，甚至是难以预料的，因此造成了创业风险的不确定性。

**3. 双重性**　创业有着成功或失败的两种可能性，创业风险具有盈利或亏损的双重性。

**4. 相关性**　创业者面临的风险与创业行为及决策紧密相连。同一风险事件对不同的创业者会产生不同的风险，同一创业者由于其决策或采取的策略不同，会面临不同的风险结果。

**5. 可识别性**    根据创业风险的特征和性质，创业风险是可以被识别和划分的。

**6. 可变性**    随着影响创业因素的变化，创业风险的大小、性质和程度也会发生变化。

## 二、创业风险的类型

### （一）按创业风险产生的原因划分

按风险产生的原因进行划分，可分为主观创业风险和客观创业风险。

**1. 主观创业风险**    指在创业阶段，由于创业者的身体与心理素质等主观方面的因素导致创业失败的可能性。

**2. 客观创业风险**    指在创业阶段，由于客观因素导致创业失败的可能性，如市场的变动、政策的变化、竞争对手的出现、创业资金缺乏等。

### （二）按创业风险产生的内容划分

按创业风险产生的内容划分，可分为技术风险、市场风险、政治风险、管理风险、生产风险和经济风险。

**1. 技术风险**    指由于技术方面的因素及其变化的不确定性而导致创业失败的可能性。

**2. 市场风险**    指由于市场情况的不确定性导致创业者或创业企业损失的可能性。

**3. 政治风险**    指由于战争、国际关系变化或有关国家政权更迭、政策改变而导致创业者或企业蒙受损失的可能性。

**4. 管理风险**    指因创业企业管理不善产生的风险。

**5. 生产风险**    指创业企业提供的产品或服务从小批试制到大批生产的风险。

**6. 经济风险**    指由于宏观经济环境发生大幅度波动或调整而使创业者或创业投资者蒙受损失的风险。

### （三）按创业风险对资金的影响程度划分

按风险对所投入资金即创业投资的影响程度划分，可分为安全性风险、收益性风险和流动性风险。

创业投资的投资方包括专业投资者与投入自身财产的创业者。

**1. 安全性风险**    指从创业投资的安全性角度来看，不仅预期实际收益有损失的可能，而且专业投资者与创业者自身投入的其他财产也可能蒙受损失，即投资方财产的安全存在危险。

**2. 收益性风险**    指创业投资的投资方的资本和其他财产不会蒙受损失，但预期实际收益有损失的可能性。

**3. 流动性风险**    指投资方的资本、其他财产及预期实际收益不会蒙受损失，但资金有可能不能按期转移或支付，造成资金运营的停滞，使投资方蒙受损失的可能性。

### （四）按创业过程划分

按创业过程划分，可分为机会的识别与评估风险、准备与撰写创业计划风险、确定并获取创业资源风险和新创企业管理风险。

创业活动需经历一定的过程，一般而言，可将创业过程分为四个阶段：识别与评估机会，准备与撰写创业计划，确定并获取创业资源，新创企业管理。

**1. 机会的识别与评估风险** 指在机会的识别与评估过程中，由于各种主客观因素，如信息获取量不足、把握不准确或推理偏误等使创业一开始就面临方向错误的风险。另外，机会风险的存在，即由于创业而放弃了原有的职业所面临的机会成本风险，也是该阶段存在的风险之一。

**2. 准备与撰写创业计划风险** 指创业计划的准备与撰写过程带来的风险。创业计划往往是创业投资者决定是否投资的依据，因此创业计划是否合适将对具体的创业产生影响。创业计划制订过程中各种不确定性因素与制订者自身能力的限制，也会给创业活动带来风险。

**3. 确定并获取创业资源风险** 指由于存在资源缺口，无法获得所需的关键资源，或即使可获得，但获得的成本较高，从而给创业活动带来一定风险。

**4. 新创企业管理风险** 主要包括管理方式、企业文化的选取与创建、发展战略的制定、组织、技术、营销等各方面的管理中存在的风险。

### （五）按创业与市场和技术的关系划分

按创业与市场和技术的关系划分，可分为改良型风险、杠杆型风险、跨越型风险和激进型风险。

**1. 改良型风险** 指利用现有的市场、现有的技术进行创业所存在的风险。这种创业风险最低，经济回报有限，即风险虽低，但要想生存和发展，获取较高的经济回报也比较困难，一方面会遭遇已有市场竞争者的排斥或进入壁垒的限制，另一方面即便进入，想要占有一定的市场份额非常困难。

**2. 杠杆型风险** 指利用新的市场、现有的技术进行创业存在的风险。该风险稍高，对一个全球性公司来说，这种风险往往是地理上的，常见于挖掘未开辟的市场，如彩电行业利用原有技术进入农村市场。

**3. 跨越型风险** 指利用现有市场、新的技术进行创业存在的风险。该风险稍高，主要体现在创新技术的应用方面，往往反映了技术的替代，是一种较常见的情况，常见于企业的二次创业，领先者可获得一定的竞争优势，但模仿者很快就会跟上。

**4. 激进型风险** 指利用新的市场、新的技术进行创业存在的风险。该风险最大，如果市场很大，可能会带来巨大的机会，对于第一个行动者而言，其优势在于竞争风险较低，但是知识产权保护力度很弱，市场需求不确定，确定产品性能有很大的风险。

## 三、创业风险的识别

既然创业风险是创业过程中不可避免的现象，那么直面风险并化解之是创业过程中的重要任务。风险识别是应对一切风险的基础，只有识别了风险才可能有化解的机会。同时风险也是一种机会，应该开拓、提高它积极的作用。

创业风险识别是创业者依据企业活动，对创业企业面临的现实及潜在风险运用各种方法加以判断、归类并鉴定风险性质的过程。创业者都必须掌握风险识别的能力，并不断提高这种能力。

### （一）树立风险识别的基本理念

作为创业者，应该正确树立识别企业风险的基本理念，主要具备以下意识：

**1. 有备无患的意识**    创业风险的出现是正常的，带来一些损失也是正常的，既不能怨天尤人，也不能骄兵轻敌。关键的问题是要密切监视风险，减少损失，化解不利，甚至转化为盈利的机会。

**2. 识别风险的能力**    发现和识别风险是为了防范和控制风险。如果创业者在企业未发生损失之前就能够识别风险发生的可能性，那么这个风险是可能被管理的，因此，风险识别是进行风险管理的基点。

**3. 未雨绸缪的观念**    创业风险需要创业者通过对创业活动的迹象、信息归类，认知风险产生的原因和条件。不仅要识别风险所面临的性质及可能的后果，更重要的是（也是最困难的）识别创业过程中各种潜在的风险，为采取有效措施提供依据。

**4. 持之以恒的思想**    由于创业风险伴随着整个创业过程，同时风险具有可变性和相关性的特点，所以创业者必须要有"持久战"的准备。风险的识别工作应该是连续地、系统地进行，并成为企业的一项持续性、制度化工作。

**5. 实事求是的精神**    虽然风险识别是一个主观过程，但是必须遵循客观规律。风险识别是一项复杂而细致的工作，要按特定的程序、步骤选用适当的方法逐层次地分析各种现象，并成为企业一项实事求是的工作。

### （二）掌握风险识别的基本途径

创业风险的识别途径重点从风险的来源上入手，即自然因素和人为因素两大方面。

**1. 自然因素**    比如，地震多发区、台风多发区和炎热地区，这与企业的选址、项目有着密切关系。又如对于许多行业来说，必须注意影响原材料供应的矿产、能源、农产品及交通问题。

**2. 人为因素**    主要应了解一个国家或者地区的政治经济制度、法律政策、民情民俗及企业周边的营运环境等。

### （三）了解风险识别的方法和步骤

**1. 基本方法**    一般而言，风险识别的方法包括：信息源调查法、数据对照法、资产损失分析法、环境扫描法、风险树分析法、情景分析法、风险清单法。

有能力的企业也可以自行设计识别的方法，比如专家调查法、流程图分析法、财务报表分析法、SWOT分析法等。

**2. 实施步骤**

（1）信息收集    首先，要通过调查、问讯、现场考察等途径获得信息；其次，需要敏锐的观察和科学的分析对各类数据及现象做出处理。

（2）风险识别    根据对信息的分析结果，确定风险或潜在风险的范围。

（3）重点评估    根据量化结果，运用定量分析、定性分析、假设、模拟等方法，进行风险影响评估，预计可能发生的后果，提出方案选择。

（4）拟定计划    提出处理风险的方法和行动方案。

**3. 实施中要注意的问题**

（1）信息收集要全面    收集信息可以通过两个途径，一是内部积累或者专人负责；二是借助外部专业机构的力量。后者可获得足够多的信息资料，有助于较全面、较好地识别面临的潜在风险。

（2）因素罗列要全面　根据企业在运营过程中可能遇到的风险，逐步找出一级风险因素，然后再进行细化，延伸到二级风险因素，再延伸到三级风险因素。例如，管理风险属于一级风险因素，管理者素质属于二级风险因素。

（3）最终分析要进行综合　既要进行定性分析，也要进行定量分析。

## 四、创业风险的防范分析

为避免造成重大经济损失和社会不良影响，每个创业者都应花大力气进行风险预防。创业风险是繁杂多变的，创业者应选择那些发生概率大、后果严重的事件进行重点的防范。

（一）创业投资风险的防范

创业投资风险是指在创业投资过程中由于对外部因素估计不足，或对创业投资过程无法控制及控制失误，造成结果与预期目标发生偏离并导致利益损失，致使创业投资活动失败的可能性。

**1. 搜寻信息**　创业者首先做一个创业计划，包括开展业务的方式、存在的风险、资金的运用、投资项目各个部分的关系等，搜集到相关的准确可靠的信息，可以降低不确定性。

**2. 使投资最小化**　创业者要降低投资的风险，就要尽量使不可回收的投资最小化。比如可以通过租赁而不是购买某些大型、回收率低的设备。

**3. 保持灵活性**　要是企业的投资有一定的弹性，这样可以在不同情况下做出及时的应急反应，或是扩大生产或是迅速撤出，这样可以使企业的损失降到最低。

**4. 多元化投资**　投资者可以将自己的资金分别投在不同的项目上，或者投资一个风险度不同的、相互之间独立的项目组合，这样即使在某个项目上遭受损失，也可以保证在其他项目上获益，不至于一下子破产或者是血本无归。

**5. 增强投资的抗风险能力**　可以寻找具有收账、催账等专业知识的合伙人一起投资，这样可以及时做出反应、采取措施，与专业人士合伙可以更可靠、更踏实。

（二）创业技术风险的防范

**1. 保险**　创业企业通过向保险公司投保的方式，向保险公司交纳一定的保险费，若新产品、新技术开发失败，员工意外受伤，公司财产意外损失等，都可以在责任范围内由保险公司负责赔偿。

**2. 转移风险**　通过技术转让、技术交易等方式，向其他主体转让风险。比如新产品在生产阶段失败时，就可以将技术卖给有能力生产该产品的人。

**3. 风险分散**　通过多元化经营，开发多个项目，使风险得到分散。

（三）创业市场风险的防范

**1. 坚持以市场为导向的经营理念**　创业企业不一定有最好的产品和最先进的技术，但是一定要拥有正确的营销理念和最好的营销策略。所生产的产品或提供的服务除了要进行切实细致的市场分析和经济评估外，还要对产品生命周期的各个阶段可能引发的风险制定合理的对策。

**2. 加强营销管理**　对于售后服务、市场推广的风险完全可以通过加强管理来克服。强化售后服务意识和加强营销队伍的建设是防范该类风险的有效办法。

### （四）创业财务风险的防范

1. 为防范财务风险，创业者必须采用科学的决策方法，选好投资项目，制定合理的资金结构，做出正确的筹资决策，降低失误，从而降低财务风险。

2. 创业者要通过优化资金配置来降低财务风险，同时要建立一系列的风险监管体制，理顺内部各种财务关系。做到权、责、利相统一，使企业内部各种财务关系明晰清楚。

### （五）创业法律风险的防范

法律风险是企业面临的最大风险，因此，商业活动必须依靠法律来规范，企业应该建立起法律风险防范管理体系，遵循"事前防范为主、事中化解和事后补救为辅"的原则，构建企业法律风险的"防火墙"。企业领导人的法律风险意识必须得到强化；建立健全企业的规章制度和业务流程；建立健全企业内部的责任体系和监督体系；加强企业相关人员的配备和培训；建立定期审查公司法律风险的制度。

### （六）创业管理风险的防范

在创业中，人是管理的主体。提高管理者的素质对于防范管理的风险是至关重要的。

**1. 要有丰富的专业知识和实践经验**　创业企业要有经济、管理、法律等不同的专业人才，这是必备的条件。

**2. 要有杰出的领导和管理能力**　企业在创业过程中会遇到各种困难，需要协调各方面的关系，因此，创业者必须掌握现代管理的理念和方法，能从系统整体观念出发，统筹、协调、控制和优化各项资源。

**3. 要有创新意识**　成功的创业者们具有突破常规、勇于创新的能力，在处理问题的时候能够选择新的思路和方法，找到企业发展的捷径，在"新"字上做文章，为消费者提供新商品，为自己创造新市场和新机遇，在商海中占据主动。

# 第四节　商业模式开发

## 一、商业模式的定义和本质

商业模式（business model）已经成为挂在创业者嘴边的一个名词。几乎每一个人都确信，有了一个好的商业模式，成功就有了一半的保证。那么，到底什么是商业模式？它包含什么要素呢？

商业模式是一个比较新的名词。尽管它第一次出现在 20 世纪 50 年代，但直到 20 世纪 90 年代才开始被广泛使用和传播。今天，虽然这一名词出现的频率极高，关于它的定义仍然没有一个权威的版本。目前相对比较贴切的说法是泰莫斯定义的商业模式，是指一个完整的产品、服务和信息流体系，包括每一个参与者和其在其中起到的作用，以及每一个参与者的潜在利益和相应的收益来源和方式。在分析商业模式过程中，主要关注一类企业在市场中与用户、供应商、其他合作方的关系，尤其是彼此间的物流、信息流和资金流。

经济学家认为商业模式是一种包含了一系列要素及其关系的概念性工具，用以阐明某个特定实体的商业逻辑。它描述了公司所能为客户提供的价值及公司的内部结构、合作伙伴网络和关系资本（relationship capital）等借以实现（创造、推销和交付）这一价值并产生可持续盈利收入的要素。具体来说，商业模式内涵包括以下要素。

第一，价值主张（value proposition）：即公司通过其产品和服务所能向消费者提供的价值，价值主张确认公司对消费者的实用意义。

第二，消费者目标群体（target customer segments）：即公司所瞄准的消费者群体。这些群体具有某些共性，从而使公司能够（针对这些共性）创造价值。定义消费者群体的过程也被称为市场划分（market segmentation）。

第三，分销渠道（distribution channels）：即公司用来接触消费者的各种途径。这里阐述了公司如何开拓市场，它涉及公司的市场和分销策略。

第四，客户关系（customer relationships）：即公司同其消费者群体之间建立的联系。通常所说的客户关系管理（customer relationship management）即与此相关。

第五，价值配置（value configurations）：即资源和活动的配置。

第六，核心能力（core capabilities）：即公司执行其商业模式所需的能力和资格。

第七，合作伙伴网络（partner network）：即公司同其他公司之间为有效地提供价值并实现其商业化而形成合作关系网络，这也描述了公司的商业联盟（business alliances）范围。

第八，成本结构（cost structure）：即所使用的工具和方法的货币描述。

第九，收入模型（revenue model）：即公司通过各种收入流（revenue flow）来创造财富的途径。

## 二、商业模式与商业战略的关系

商业模式的研究正是从创业领域出发，日益吸取战略管理知识，从而向人们昭示商业模式有可能成为理解创业研究与战略管理两个领域的新途径。

（一）商业模式与商业战略的共性

商业模式与商业战略具有相似的研究领域和目标，两者不可避免地存在着关联和相互作用。商业模式是商业战略生成的基础，商业战略是在商业模式基础上的行为选择。

（二）商业模式与商业战略的区别

1. 商业模式是面向现实的、（相对）静态的、（相对）离散的价值创造方式，商业战略是面向未来的、动态的、连续的从决策到实现的过程。

2. 商业模式关注内部结构和价值实现，商业战略更多地关注外部环境和竞争优势。因而，商业模式主要包含结构体系和价值体系，而商业战略则包含目标体系和行动体系。

3. 一般来说，在某个时段，企业只有一个商业模式，但可能同时存在多个战略。商业模式作为企业价值创造的基础地位总是存在的，不管它是否被企业有意设计；而商业战略并不永远存在。例如，捕捉商业机会的初创企业未必有战略，却一定要有商业模式。但企业遇到重大情况需要采取行动时，则必定需要战略。

从这个意义上讲，商业模式的重要性位居首位，而商业战略则位居第二。在商业模式趋同的情况下，战略核心能力决定企业成败；在环境相同、资源相近的情况下，竞争胜负则取决于商业模式。

## 三、商业模式设计的思路

### （一）价值发现

价值发现是基于企业愿景目标，通过内外部环境的 SWOT 分析，对企业的战略进行定位，进而利用核心优势创造市场价值的过程。价值发现是建立在客户精准分析上的关注客户、思维创新、合作共赢、资源整合等一系列理念的应用。价值发现主要立足于发现市场需求，深入分析企业的价值链环节和客户需求，判定企业的利润区分布和市场容量，分析产品/服务的市场价值。正如卖和尚梳子一样，商业模式最核心的一部分就是它发掘了别人没有发现的顾客需求。客户需求的空间是无限的，因此，企业必须持续不断地发现市场需求，适时调整并设计商业模式，抓住并掌握企业发展的时机和机遇。

### （二）价值主张

价值主张是公司通过其产品和服务能向消费者提供的价值。一个能被参与者理解且接受的价值主张应该能使每一个参与者都增加其经济效用。价值主张的阐释必须清楚、准确。如果价值主张表述得太复杂，会使顾客在购买的时候产生犹豫。价值主张必须要对客户及其偏好深刻理解，必须是真实的、可信的、独特的，具有销售力。价值主张的渗透力越强，就越能打动消费者的心，通过产品或服务创造价值就越持久。戴尔公司成功的关键就在于"按订单制造和个性化定制"的价值主张。

### （三）价值创造

价值创造研究的是价值是如何被创造出来的，即价值的源泉是什么。商务模式是企业创新的焦点和企业为自己、供应商、合作伙伴及客户创造价值的决定性来源。产品研发与制造或服务是公司价值创造的核心。越来越多的顾客开始参与公司的价值创造活动，无论对于产品开发还是服务提供，顾客参与都是价值创造的重要来源。商业模式价值创造主要在于便捷性、成本低廉、新颖性、用户黏性、锁定、创新性。亚马逊在图书市场能脱颖而出正是凭借其网络图书销售的方便快捷和成本低廉。此外，公司提供给顾客的往往既有产品也有服务，两者之间的区别正在逐步缩小乃至消除。正如自动取款机，取款业务的重新安排给顾客提供了一种新价值，顾客取款不再受时间和地点的限制。

### （四）价值配置

价值配置是资源和活动的配置。价值配置是为了企业资源和能力的有效配置和协同发展。价值配置涉及价值链的各个环节，涵盖了企业的整个运营流程。价值配置能有效整合价值网络中的各种资源，实现资源的最佳利用，促进网络价值创造活动，实现优化产出。价值配置以利益相关者需求满足和合作共赢为目标，以利益相关者价值网络构建为核心，通过对资源和活动的有效整合与配置，建立合作共赢的价值网络体系。

### （五）价值管理

James M. McTaggart 在其《价值命令》一书中提出了价值管理（managing for value）的观念。价值管理本质上是一种管理模式、一整套指导原则，是一种以促进组织形成注重内外部业绩和价值创造激励的战略性业绩计量行动。价值管理能够传承落实公司的愿景，设定员工守则、工作信条等，通过团队激励和价值优化等核心内容，沟通组织内外部，凝聚组织与个人目标成为共同信念，增加组织成员与顾客满意度，提高组织持续竞争力。价值管理取决于企业价值和企业的经营目的。

### （六）价值实现

价值实现是指企业创造的价值被市场认可并接受，完成要素投入到要素产出的转化。价值实现主要依靠一系列商业策略来完成。微利时代的到来使得企业需要依靠独特的价值主张吸引更多的用户来获取利润。

商业模式设计过程是价值发现、价值主张、价值创造、价值配置、价值管理到价值实现的过程。价值发现是商业模式的起点，价值实现是商业模式的终点。商业模式设计通过分析找到未被满足的市场需求或发现新的市场机会，进行产品/服务的价值发现，确定核心赢利点和相关赢利点，实现产品/服务的战略定位，提出产品/服务的价值主张，以核心能力为基础，围绕着利益相关者的价值网络整合资源，通过价值配置和价值管理，以及通过产品/服务构建商业营销策略和盈利模式为客户提供价值的一系列商业创新过程。商业模式设计主要需要考虑：企业的价值主张是什么，客户是谁，直接营销对象和潜在营销对象是谁，如何盈利，如何以合适的成本来把价值传递给客户，如何构建利益相关者的价值网络，如何进行产品和服务的定价，如何最大限度地提高收入，该模式能否为客户创造最大价值，客户为什么选择本公司的产品或服务而不是其他公司的，如何与客户进行沟通，企业有哪些特殊资源和能力可以增强模式的竞争力，如何实现商业模式的可持续盈利等。商业模式是价值创造过程的媒介，它通过筛选技术，包装成特定的形态提供给既定的目标市场来实现技术的经济价值。

## 四、商业模式设计的方法

商业模式的设计方法主要包括：参照法、相关分析法、关键因素法、价值创新法。

### （一）参照法

参照法是商业模式设计的一种有效方法。该方法是以国内外商业模式作为参照，然后根据本企业的有关商业权变因素，如环境、战略、技术、规模等不同特点的调整，确定企业商业模式设计的方向。采用参照法进行商业模式设计时一定要根据企业自身的情况加以调整和改进，创新地摸索出符合本企业的商业模式。许多企业的商业模式设计都是通过参照法进行的，如腾讯参照新浪等建立门户网站。

### （二）相关分析法

相关分析法是在分析某个问题或因素时，将与该问题或因素相关的其他问题或因素进行对比，分析其相互关系或相关程度的一种分析方法。相关分析法需要根据影响企业商业模式的各种权变因素，运用有关商业模式设计的一般知识，采用影响因素与商业模式一一对应确定企业的商业模式。利用相关分析的方法可以找出相关因素之间规律性的联系，研究如何降低成本，达到价值创造的目的。如亚马逊通过分析传统书店，在网上开办电子书店；eBay 网上拍卖也来自传统的拍卖方式。

NOTE

### （三）关键因素法

关键因素法是以关键因素为依据来确定商业模式设计的方法。商业模式中存在着多个变量，影响设计目标的实现，其中若干个因素是关键和主要的（即成功变量）。通过对关键因素的识别，找出实现目标所需的关键因素集合，确定商业模式设计的优先次序。

关键因素法主要有五个步骤：①确定商业模式设计的目标。②识别所有的关键因素，分析影响商业模式的各种因素及其子因素。③确定商业模式设计中不同阶段的关键因素。④明确各关键因素的性能指标和评估标准。⑤制订商业模式的实施计划。

### （四）价值创新法

对一些从未出现过的商业模式设计，往往需要进行创新，即通过价值要素的构建、组合等设计出新的商业模式，这一点在互联网企业表现尤为明显。例如，盛大网络游戏全面实行免费模式，开创了网游行业盈利新模式——CSP（come stay pay）。A8音乐公司通过网络原创音乐平台，将进行原创音乐的网民、网络音乐下载者、电信运营商、风险投资者、合作伙伴等进行了关联，从而设计出新的商业模式。

### 【本章小结】

对机会的识别源自创意的产生，而创意是具有创业指向同时具有创新性的想法。创业机会指那些适合创业的机会特别是创意。创业机会来自于一定的市场需求和变化。对于机会识别来说，更重要的影响因素应当来自创业者的个人因素，包括：警觉性，个人特质，已有的知识，社会网络，偶然发现与系统调查。识别创业机会是思考和探索的反复互动，并将创意进行转变的过程。

创业者应该先以比较客观的方式进行评估，评估的准则有两种：市场评估准则和效益评估准则。机会评价有利于应对并化解环境的不确定性，可采用阶段性决策方法和蒂蒙斯法进行评价。

有价值的创业机会也是有风险的。风险识别是应对一切风险的基础，只有识别了风险才可能有化解的机会。创业者必须掌握风险识别的能力，并不断提高这种能力。为避免造成重大经济损失和社会不良影响，每个创业者都应花大力气进行风险预防，应选择那些发生概率大、后果严重的事件进行重点的防范。

商业模式设计过程是价值发现、价值主张、价值创造、价值配置、价值管理到价值实现的过程。商业模式的设计方法主要包括：参考法、相关分析法、关键因素法、价值创新法。

### 【重要概念】

创意　创业机会　创业风险　商业模式

### 【复习思考】

1. 试述创业机会的概念、来源及类型。

2. 识别创业机会受到哪些因素影响？

3. 如何评价创业机会？

4. 创业风险的类型有哪些？

5. 商业模式的本质是什么？

6. 试述战略与商业模式之间的关系。

7. 如何设计商业模式？

# 第五章　创业资源

## 【学习要点】

1. 创业资源的内涵、分类与主要特征。

2. 创业资源获取的途径。

3. 创业融资数量的确定。

4. 创业融资的主要渠道、原则与财务风险的防范。

5. 创业资源的整合。

## 【导入案例】

### "金域"传奇

"人生是一场马拉松比赛，起步不太重要，有耐心、有足够体力坚持到终点才算赢"。21年前，这是一家默默无闻、举步艰难的校办企业，21年后，"金域检验"成为中国第三方医学检验行业的佼佼者。梁耀铭凭着一股坚韧和执著，造就了金域传奇！

**"夹缝"中找到商机**

梁耀铭，1988年毕业于广州医学院（现广州医科大学）临床医疗系并留校工作，先后任职教务处和科研处，后来任校产办主任，负责校办企业营运。当时"太阳神"口服液正风靡大江南北，他力推企业自主研制的氨基酸口服液也进行市场化运作，但是因营销不力，项目很快就夭折了。虽然口服液的项目失败了，但梁耀铭总结出了一条重要经验："必须以具备科研特色的项目打入细分市场！"于是，学校新办的企业广州医学院医学检验中心开始出售检验试剂，进入试剂贸易领域。可是，梁耀铭又发现了新的问题，因为市场上多了很多小型试剂贸易公司，无论从发展资金投入还是从反应的灵敏度，又或是"在灵活操作"上，作为年年上缴全部利润的国企，检验中心都无法与之竞争，生意也愈来愈难做。

虽然试剂贸易业务量越来越少，但是梁耀铭在跟医院打交道的过程中，发现了一个新的市场需求：当时很多医院临床医生开具的检验项目，由于检验设备和人力的原因，本医院的检验科做不了。那些在中小医院工作的医生想送到学校检验系帮忙检测一下。刚开始只是抱着帮一下忙的想法，慢慢地，梁耀铭从中发现了商机。"那时，我对于医学检验服务行业的概念还相当模糊，只是隐约感觉到有需求就有市场，而且这个市场具有相当大的潜力。"他萌生了做医学检验服务的想法。

第三方医学实验室又称独立医学实验室，起源于20世纪五六十年代的欧美地区。在美国，第三方医学实验室在医学检验市场收入中占到了38%，德国的这一比例近60%，日本的这一比例也在67%左右，而在中国，目前可能只有2%~3%。

1997年，经过团队成员们的激烈辩论，梁耀铭决定将检验服务业明确为今后的主营业务，

NOTE

并逐步淡化需用资金量极大的贸易业务，同时将检验中心改名为"金域"。为了更好地提供检验服务，他们决心建立自己的实验室，并于1998年正式引进了第一台实验室设备。当时企业的资金非常紧张，最后，不服输的梁耀铭和20多个员工集资凑齐了9万多元，买下了最好的病理切片机，并招募了广州市第一人民医院的病理医生和技术员，用一间小屋子作为病理室，将业务开展起来。

**摆脱体制束缚，艰难时刻，背水一战**

"刚开始，大家对这个领域都不了解，很多医院都不信任我们，家人朋友也不支持。"梁耀铭回忆起当初创业的艰辛。相比起轻松、简单的试剂贸易，做医学检验服务需要拿着合同一家家去敲开医院的大门，时常吃"闭门羹"。"我们三甲医院还用得着你们民企帮忙做检验?"曾经的冷言冷语梁耀铭还记忆犹新。

微薄的检验服务收入也让团队没有足够的信心，一些骨干相继离开。"那时候我们还摸不准方向，同事一个个离开，招人都得求着人家来。"梁耀铭至今仍保留着其中一位骨干员工的半年总结，总结里写道："敬业精神有余，丰收硕果无缘。"

2001年，梁耀铭作为广州医学院的重点培养骨干被派往新加坡国立大学攻读EMBA。攻读EMBA时，梁耀铭在《策略管理》课上学习到了全球最大的第三方医学检验机构——美国QUEST公司的案例。这一刻，他茅塞顿开："看到美国的成功案例，我就下定决心要走这条路。无论从检测项目、运作体系或是医疗机构的现状，我们与美国至少有四五十年的差距，这就是我们的机会和目标。"

2006年，梁耀铭主动要求辞去所有行政职务，他觉得自己的性格更适合做企业。"我这个人比较强调自我价值的实现，个人觉得可能企业更适合我。"这个决定遭到了学校领导、家人、朋友的反对。有人说他傻，放弃了大好的仕途;有人说他疯，孤注一掷去做一个在中国可能不存在的市场。但梁耀铭始终坚定自己的信念，不为所动。他通过引入广州市科技局的下属投资公司为金域检验进行改制，其中投资公司出资210.8万元，金域检验的员工集资210.8万元，改制后股权结构变为广州医学院和公司员工各占股40%，投资公司占股20%的比例。

2004年，学校告知梁耀铭因为扩招等原因，校办工厂要在一年内全部从学校迁出。梁耀铭想要在用地成本相对便宜的高新技术园申请办公场地，却吃了闭门羹，因为"服务不属于高科技"。后来，梁耀铭在学校、高新技术园区与区政府间多方奔走，终于申请到了高新技术园区的办公地点。但是由于地处偏僻，交通不便，最终还是流失了一批员工。

**狠抓服务质量，引入标准化管理体系**

梁耀铭是个不服输并且追求精益求精的人。他意识到：第三方医学检验服务如果要获得各级医疗机构的信赖与认可，出具的检验报告必须快速、准确。早在2001年，梁耀铭与公司高层就通过咨询相关专家，查询到适用于他们临床实验室的标准化规范，即ISO17025。要知道，当时通过ISO17025体系认可的、与医学检验有关的实验室只有卫生部临床检验中心一家，它是主管全国医学检验机构的部门，并没有对外接收标本代为检测。金域对这个体系并不熟悉，最终，通过专业管理咨询公司的咨询与培训，以及公司上下的重视与努力，金域在2002年底顺利通过了ISO17025的评审。金域在业内打出了自己的名气!

2005年，梁耀铭在公司净利润只有200万元的情况下又借贷300万元投入到"流程再造与标准化运营"项目中。当时为了筹措资金，他向同学、家人借钱，还将学校分的房子抵押了出去。他明白，对第三方医学检验来说，检验质量就是企业的生命线，守住这条生命线的意义重大！2005 年，梁耀铭启动了金域检验的 CAP（美国病理学家协会）认可工作，通过 CAP 认可的检验品质均达到全球领先水平。目前，金域已成为国内通过国际权威认可最多的独立实验室，出具的检验报告已被世界上 50 多个国家和地区承认。

由于实行了标准化管理，在后来的连锁发展中金域具备了极强的复制能力。2007 年 3 月，他们开启了第一家连锁公司——济南金域。后来的连锁发展中，集团副总裁们均有过在子公司任职总经理的经历，金域就是用这样的方式给每个子公司灌输理念，协助他们培养自己的团队。

### 抓住新医改机遇，迎来发展拐点

2009 年，新医改启动，金域也迎来了发展的拐点。新医改的一个思路是：大病进医院，小病进社区。对于中小医院来说，由于检验设备、检验项目都不全，导致患者都往大医院挤，大医院天天人满为患，疲于应付。而对于一些大医院，许多新项目的开展也面临检测设备投入高、单种标本量少、资源闲置等矛盾。

第三方医学检验机构的补充作用更加彰显，他们可以将各医疗机构不能检测的样本集中到一起检测，再通过信息与物流系统把结果传回各医院。这种服务模式整合了原本分散的资源，通过第三方机构规模化、专业化地进行检测，提高了效率，最大限度地降低了成本，因此越来越得到市场的认可。

经过 21 年的风雨历程，金域检验已经成为中国综合实力最强、规模最大、发展速度最快的第三方医学检验集团，占有中国第三方医学检验市场约 30% 的份额，业务涵盖医学检验、临床试验、卫生检验、科研服务等板块。在全国的 27 个省会城市（包括中国香港）拥有省级中心实验室，可检测 2200 余项检验项目，每天为 30 个省（直辖市、自治区、特别行政区）的 16000 多家医疗机构提供医学检验外包服务，覆盖全国 98% 人口所在的区域，成为中国第一的临床检验与病理整体解决方案服务提供商。先后荣膺"中国医疗健康产业最具投资价值企业 TOP10"、"21 未来之星——中国最具成长性的新兴企业"、福布斯"中国潜力企业"等多项殊荣，并获批成立医学检测技术与服务国家地方联合工程实验室和博士后科研工作站。

2013 年 9 月 28 日，国务院印发了《关于促进健康服务业发展的若干意见》，首次把第三方医学检验归属为健康服务业，这意味着第三方医学检验有了正式"户口"。这也了却了梁耀铭多年来的一桩心愿。"我不仅要把企业做好做大，更重要的是推动整个行业的发展！"回顾过去，梁耀铭不认为这是一段灰色的过去，相反，他常常用过去的煎熬与等待提醒自己："在别人都不看好你时，坚持自己的选择更加不易！"

（资料来源：根据创业者提供相关资料整理。）

NOTE

# 第一节　创业资源概述

## 一、创业资源的内涵

创业资源是制订创业计划的先决条件，是创业活动的基础，没有创业资源的支撑，创业活动难以为继。创业者首先要根据自身的条件和资源的情况制订创业计划；在按照创业计划寻找资源、推进创业活动的过程中，还要根据资源的变化修订创业计划，调整创业方向。

那么什么是资源呢？资源的概念有狭义和广义之分。狭义的资源是指人类用来创造社会财富的自然资源。《辞海》对资源的解释是："资源的来源，一般指天然的来源。"联合国环境规划署对资源的定义是："所谓资源，特别是自然资源是指一定时期、地点、条件下能够产生经济价值，以提高人类当前和将来福利的自然因素和条件。"上述两种定义把资源限定于对自然资源的解释。广义的资源既包括自然资源，又包括社会资源。马克思在《资本论》中说："劳动和土地，是财富两个原始的形成要素。"恩格斯的定义是："其实，劳动和自然界在一起才是一切财富的源泉，自然界为劳动提供材料，劳动把材料转变为财富。"马克思、恩格斯的定义既指出了自然资源的客观存在，又把人的因素视为财富的另一不可或缺的来源。因此，我们认为，资源指的是一切可被人类开发和利用的物力、财力、人力等物质要素及能量、信息的总称，它广泛地存在于自然界和人类社会中，是一种自然存在物或能够给人类带来财富的财富。

那么，作为资源的一部分，什么是创业资源呢？

国内外学者从不同的角度阐述了创业资源的概念。巴尼（Barney）认为创业资源是指企业在创业过程中投入和使用的内外各种有形和无形资源的总和。林强认为创业资源是企业创立及成长过程中所需要的各种生产要素和支撑条件。阿尔瓦兹（Alvarez）和布森尼兹（Busenitz）认为创业本身也是一种资源的重新整合。简单地说，创业资源就是创业者所需具备的一些创业条件。布里（Birley）认为企业创业过程中搜索的财务、人力等物质资源和信息、观点、建议等非物质资源都是创业资源。

综合上述观点，我们认为，创业资源是创业者在创业过程中所投入和利用的各种资源的总和，包括人力资源、物质资源、信息资料、社会化服务体系等有形和无形的资源，它们对创业活动的成败产生一定影响。

## 二、创业资源的分类及特征

### （一）创业资源的分类

按照不同的标准，对于创业资源有不同的分类。从资源的属性划分，创业资源主要分为以下几类。

**1. 经济资源**　经济资源包括财务资源、实物资源和人才资源。

（1）**财务资源**　财务资源既包括作为创业资本的资金，也包括创业者资金筹集、投入、管理的理念、思路、方法及新创企业财务管理体制、管理制度、管理团队等，还包括创业者独创的投资分析决策模型等。创业活动必须考虑是否有足够的启动资金，同时新创企业的产品和服务社会认可度不高，加上前期宣传费用较高，往往入不敷出，出现亏损，创业者必须精心谋划创业资金的管理。创业者除了把自己随时可以支配的现金和银行存款作为资本外，还需要及时的银行贷款和风险投资，同时也需要各种政策性扶持，如银行提供的创业低息贷款，政府或其他机构无偿或低成本提供的扶持基金、创业场地等，既要开源节流，又要把握时机，精准投入，实现最大效益。资本是创业的重要资源，但不一定是关键资源，很多企业家不是等到有了丰厚的资金才去创业，他们善于利用自己所能掌握的有限资金，通过高效的投资，实现滚动式发展，使自己的企业不断壮大。创业初期的投资模式和财务管理往往奠定了企业今后的财务管理模式。

（2）**实物资源**　实物资源是创业所需的实际资产，包括生产与经营的工具和设施、生产与经营的场地、原材料和存货等。实物资源不仅可以作为创业的硬件资源，还可以作为现金资产的补充，在需要的时候可以抵押给银行或者其他投资人申请融资。实物资源往往是必备资源，但也并非关键资源，可以由其他资源换取。

（3）**人才资源**　人才是人力资源中最重要的资源。人力资源是指能够推动整个经济和社会发展、具有劳动能力的人口总和。人才是人力资源中素质层次较高、能力较强的一部分人，他们具有一定的专业知识或专门技能，能够进行创新性劳动或者在岗位上起到主要作用。人力资源是任何企业的关键资源之一，人才是一个企业的"领头羊"。他们研发新产品、创造新工艺并以其娴熟的手艺、丰富的工作经验带动整个企业的发展。人才是关系企业生死存亡的要素。任何企业都必须把人才资源放在极其重要的战略地位上。对于创业之初的企业来说，人才更具有基础性的意义，创业者必须考虑是否有合适的专业人才来寻找机会，启动并完成创业任务，这是创业过程是否顺利、能否推进新创企业成长的关键因素之一。

**2. 社会资源**　社会资源包括政策资源、信息资源和市场资源。

（1）**政策资源**　政策资源是指与创业企业相关的政策、法规，包括各级政府职能机构制定和发布的政策和法规、各行业管理机构制定和发布的政策信息等。例如，政府机构发布的产业政策往往具有引导性，对部分先导型、创新型产业给予政策性扶持；对特殊人群的就业创业给予各种便利；地方政府为吸引投资、创业提供各种优惠政策；等等。充分利用、开发各种政策资源，往往能够把握先机，为自身的发展创造条件。当下各类企业都很重视把握政策，特别是与自身发展相契合的政策法规。那些能够有效地开发和利用政策资源的企业能在竞争中处于有利地位。企业时刻保持与相关部门的沟通，积极参加有关部门举办的讲座和学习活动，是掌握政策资源的重要手段，善于把握政策、利用政策是创业者的"必修课"，政策可以成为启动创业项目或推进新创企业发展的基础条件之一。

（2）**信息资源**　信息资源是对创业者有所帮助的信息，包括市场信息、项目信息等。创业者必须考虑从哪里获得创业机会，如何取得创业资源；新创企业凭什么在市场上竞争，能为社会提供什么样的产品和服务；等等，这些都必须依靠足够的信息才能进行决策。信息来源于数据，经过创业者梳理、甄别、加工后的数据就是信息。创业者要及时收集新闻媒体、互联网、展览会、宣传品及各政府部门和其他机构推荐的信息，以及企业本身销售渠道反馈的信息等，作为数据存储起来，并根据自己的需要对这些数据进行整理、归纳、梳理，成为对创业有用的信息资源，帮助创业者做出判断，进行决策。没有信息资源的支撑，创业就无从谈起。

（3）市场资源  市场资源包括营销网络资源、行业经验、客户资源、人脉关系等。创业者必须考虑这个行业的特点是什么，赢利模式是什么，是否有起码的商业人脉，市场和客户在哪里，销售的方法有哪些，自己是否具备进入这个行业的基本条件，能否有机会在这个行业立住脚跟，等等。这些都与市场资源密切相关，缺乏市场资源的创业者进入某个行业要付出更多的代价，这是创业者必须考虑的问题。

**3. 科技资源**  科技资源是人类从事科技活动所利用的各种物质与精神财富的总称，它包括科研机构和高校科研力量的帮助、与企业产品相关的科技成果及进行产品开发时所需要用到的专业化的科技试验平台等。科技资源是科技创新的物质基础，也是企业持续稳定发展的重要保障。充分发挥科技资源的作用，提升创新能力，能让创业获得先机，如自身拥有或购买发明专利、实用新型专利和外观专利等，可以成为创业最重要的资本，在企业发展阶段，能成为企业的核心竞争力。科技资源还是挖掘技术潜力、提升技术能力、发挥技术应有作用的重要动力。通过发挥科技资源的作用，创业者及其团队能够在科技创新活动中提升学术水平，提高专业水平、专业洞察力、专业技能、专业知识、专业经验等。科技资源是社会资源，也可以是企业的内部资源，但新创企业内部往往缺乏科技资源，运用科技资源把科学理论转化为技术的能力更薄弱，需要寻找外部科技资源的支持。因此，创业者可以主动寻找合作伙伴或参与政府组织的校企、政企、企业之间的合作项目，帮助新创企业快速成长。

**4. 管理资源**  管理资源包括管理制度、管理文化、管理技术、管理团队等，管理是一种无形的、动态的资源。管理制度包括企业的组织结构、规章制度、工作流程等。管理文化是指企业文化，包含企业的管理理念、企业价值观、企业精神等。管理技术一般是指决策技术。管理团队是指管理人才队伍，管理组织的改善、管理职能的实施、管理方法的采用、管理手段的运用都要靠人来实现。因此，管理人才的思想品德、专业素质、工作经验等决定了管理的效率和效果。管理资源是创业的"孵化器"，通过管理让其他各类创业资源发挥其应有的作用。在管理的过程中，创业者把资金转化为有效的投资，把科学技术转化为现实的生产力，把人才优势转化为适应市场的产品和服务。创业者在制定管理制度、进行企业组织设计、选拔各类管理人员的过程中，首先要考虑的是确保企业既定目标的顺利实现，包括各类资源的及时供给、客户资源的建立、外部环境变化的应对、内部控制的有效实施等，让企业有效地运作起来。

对创业资源还可以从以下几个角度来划分：

按照对企业成长的作用，或者按照资源要素对企业战略规划过程的参与程度，我们将其分为直接资源和间接资源两大类。财务资源、经营管理资源、人才资源、市场资源是直接参与新企业战略规划的资源要素，可以把它们定义为直接资源；政策资源、信息资源、科技资源这三类资源要素对于新企业的影响更多的是提供便利和支持，而非直接参与企业战略的制定和执行，因此，对于新创企业战略的规划起到间接作用，可以把它们定义为间接资源。

从控制主体角度，创业资源可以分为内部资源和外部资源两种。创业者的内部资源主要是指创业者个人的能力及其所占有的生产资料和知识技能。外部资源包括朋友、亲戚、商务伙伴或其他投资者、投资人的资金，或者包括借到的人、空间、设备或其他原材料。创业者也可通过提供未来服务、机会等换取上述资源，也可申请社会团体或政府资助。

### （二）创业资源的特征

创业与一般商业活动资源从内容上来讲都涵盖了厂房、场地、设备等有形资源及企业名称、商标、专利、营销能力、管理制度、信息资料、企业文化等无形资源，但创业资源有其特殊性。创业资源作为商业资源的组成部分之一，它与一般商业资源的关系其实也就是哲学中矛盾的普遍性与特殊性的关系。研究创业资源的特征就是要研究创业资源的特殊性，便于我们理解这些资源用于创业活动时，必须具备哪些不同于一般商业活动的特性。创业资源具有以下几个方面的特征：

**1. 专有性**　与成形的企业不同，创业者在创业活动中的地位举足轻重。创业者的专业背景、经验、性格、能力、管理组织能力、掌握的资金往往成为创业成功与否的决定性因素。世界上不少著名的大型公司在创业初期只是一个小微企业，由于创业者对创业方向、创业模式、创业团队的正确选择和坚忍不拔的坚持，小企业才逐步发展成为著名的大公司。因此，创业者是创业过程中最重要的资源，而创业者作为一种资源具有显著的个体特征，每一个创业者都是一种不同，或者说是专有的创业资源。当然，雇员的素质也是一种特别重要的专有资源，作为创业团队的雇员，同样具有个体性，其个人的特性往往影响创业的成效。创业者可以利用市场的力量（金钱、竞争等）和个人人格力量（如承诺、经验、品格等）吸引人才，影响团队，使之成为符合创业方向、创业目标的优质资源。

创业者的履历和经验往往是创业的触发点，尤其是商业经验。长期从事某一行业的创业者，对本行业的发展前景、优势和存在的问题有深刻的认识，对解决各类问题和矛盾冲突有独到的见解，对行业的准入门槛、游戏规则的了解程度高，甚至还有相当的人脉关系，这些经验会转化为创业的冲动。在创业的过程中，有经验的创业者更容易获得各类创业资源，包括借贷资金、获取项目、建立客户、企业合作等。创业者的履历和经验具有很强的专有性，不能靠学习得来，即使是同班同学，面对同一个老师，由于个体的区别，接受的信息也不一样，因此经验要靠自己在实际的工作中去摸索和积累。当然这并不意味着没有履历和经验的人不适合创业，相反，有志于创业的人，凭借其锲而不舍的精神，在创业的过程中能够不断总结经验、吸取教训，提高创业水平，他就会比其他创业者更具有经验，成功率更高。刚刚起步的创业者要有恒心和意志，脚踏实地，从小到大，一步一个脚印推进创业项目。

创业者还要重视个人的道德修养，这是创业者的"软件资源"。创业者的个人信用是获取创业资源的重要因素，有了信用，银行、朋友、供应商、合作伙伴会不断提供资金、原材料、现货、技术支持等。信用包括个人资产，以个人资产作为抵押当然容易获得各类资源，但创业者并不是人人都有足够的资产作为抵押物，道德品质也是重要的信用资产。创业者在创业的过程中，培养自身的道德情操，信守承诺，善待合作伙伴和员工，积累"道德资产"，培育个人信用，将有助于创业的成功和新创企业的发展壮大。创业专家普遍认为人际交往能力应列在创业者素质的第一位，而人际资源的获得与创业者的个人道德和素质有很大的关系，真诚待人、乐于助人、关心他人的人往往朋友遍天下。俗话说，物以类聚，人以群分。信用度高的人往往结交的朋友也都是信用度高的人，形成自己的文化圈、朋友圈，这已经成为许多人创业成功的捷径和法宝。

NOTE

**2. 外部性**　与成形企业不同，创业者内部可控制的资源更为缺乏，更多的要依赖外部资源。创业者需要通过融资、合作、组建团队，甚至通过股权安排、信用贸易、专业化协作等，获取必要的资金、技术、人才、设备等，使外部资源内化。即使是个体经营，也面临缺乏创业环境的困扰，包括管理部门、供应商、客户、竞争者的不信任，甚至不友好，包括自身对政策不熟悉，对法律法规运用不娴熟，创业办事常常遇到瓶颈。环境的困扰也是外部性的体现，需要创业者及时沟通、协调，创造良好的创业环境。利用外部资源解决创业资源短缺的问题，能大大减少公司的风险与固定成本，同时新创公司自身的市场地位和市场空间都不稳定，利用外部资源可以避免创业资源调整带来的浪费。

**3. 创新性**　创新是创业活动不可或缺的要素之一，一般商业活动在使用资源时也讲求创新，但一般商业活动已经有相应的基础，而初创公司是刚刚起步的商业活动，其产品和服务面对的是陌生的市场，差异化竞争显得十分重要。对于一家品牌企业来说，拓展新市场可能主要靠资金和人力的投入，而对于创业者来说，面对一片空白的市场，必须研究出奇制胜之道，才能在市场上占有一席之地。同时，创业资源和一般的商业资源都具有稀缺性，资源用于一种机会，就不能再投入另一种机会。资源总是具有这样的机会成本，使得资源总是相对稀缺的。但一般的商业资源，比如人力、物力投资的失败可能在其他成功的项目中获得弥补，抗风险能力较强，而创业者刚刚起步，资源的消耗无法弥补，必须创新人力、物力的投资模式，减少投资风险。

与一般商业活动相比，专业知识在创业资源中占据更为显著的地位，是创业活动中至关重要的资源。它是创新的源泉，为实施差异化战略提供了基础，是公司核心竞争力的根源所在，可为新企业在某些方面建立一定的竞争优势。这种竞争优势一方面取决于专业知识本身的价值，也和企业对于这项资源的运用方式和其他相关资源的配合密切相关。体现专业知识的是创业团队的人员及其知识结构。因此，创业者本身的专业知识，创业者如何组建一支结构适合本创业项目的专业队伍是成功的关键因素之一。专业知识体现了创业资源的创新性，它比显性知识更容易建立起竞争优势。

**4. 动态性**　创业资源的动态性源于创业机会的偶然性。创业机会是客观存在的，凡是存在市场的地方，客观上就存在着创业机会，创业机会普遍存在于各种经营活动之中，但对于创业者来说，创业机会的捕捉带有很大的不确定性，任何创业机会的产生都有意外因素，因此创业机会的识别具有一定偶然性。同时随着产生创业机会的客观条件发生变化，创业机会就会消逝和流失。创业机会的偶然性伴随在创业者的创业过程中，一旦错过，机会就可能流失。因此，创业资源的使用比起其他资源更具有动态性，在利用创业资源的过程中，创业者也必须随时根据情况整合或调动新的创业资源，废弃不可用的创业资源，以适应情况的变化。有一位农学专业的创业者准备在果园大面积种植某品种的水果，但他发现已经有人先行一步，占有了市场，于是准备改种中药材，但他不熟悉药品，只能放弃了原来的专业，找一位懂得中药材种植的专业人员合作创业。可见，不同于成形企业，创业者在选择创业项目时，更要随时跟踪行情，避免损失。

### 三、创业资源的获取

#### (一) 通过培育核心资源获取创业资源

创业的核心资源包括专利、版权设计、商标、软件、域名等知识产权；也包括各种创意，如发现一个将资源与市场结合的新想法，一个新的市场或启动市场的方法，一个新的运筹资源的手段，一个新的经营理念、新的产品用途，等等。核心资源首先是拥有知识产权的各类资源，开发具有知识产权的产品和服务是培育核心资源的首选，知识产权无法取代，专有性强，具有强大的生命力，一个具有知识产权的专利产品往往能支撑起一个企业，制药企业更是如此。通过个人经验和专业背景形成的创意也具有独特性，也能成为核心资源，构建企业发展的独有理念。利用核心资源获取创业资源必须构建一个详尽可行的创业计划，通过创业计划可以吸引创业基金甚至风险投资基金的目光，获得创业资金。创业者可以自己制订创业计划，也可以吸引他人以商业计划作为知识产权资本参与创业，直接购买他人已有的创业计划或委托专业机构根据自己构思制订创业计划。

#### (二) 通过积累社会资本获取创业资源

社会资本是创业者对社会关系网络的各种投入。创业者的社会关系网络包括以情感为纽带的网络和以利益链为纽带的网络，两者各有所长。创业者的亲戚关系、同事关系、同学关系、战友关系、工友关系等，就是以感情为基础的社会关系网络，信任度高，是创业资源的重要来源，无论是资金、场地，还是销售渠道等，都能给予创业者极大的帮助。维护以情感为纽带的社会关系网络必须以情感交流为主，互相支持、互相帮助，乐于提供对方所需的帮助，为对方做出必要牺牲，从而建立信任度。在业务往来中，创业者与顾客的关系是服务与被服务的关系；与产品价值链上其他商家之间，如其他相关企业、金融机构等，是合作者的关系。双方在合作中取得各自利润，分享经济利益，这种关系就是以利益链为纽带的社会关系网络。通过这种社会关系网络获取创业资源相对于前者来说，更加规范、有序、稳定、可预见，只要双方存在双赢的合作模式，就能维持关系。维护以利益链为纽带的社会关系网络必须考虑对方的利益，一旦预见合作不能延续，就要进行调整。以利益链为纽带的社会关系网络可以不断发展壮大，旧的网络失去，新的网络又会形成，创业者要投入必要的精力来维护社会关系网络。

投入必要的社会资本是获取创业资源的重要渠道，尤其是中小企业获取资源的一个重要渠道。创业者通过其在社会关系网络中的位置，特别是通过自身的优势，如产品优势、市场优势或专业优势等，通过优势互补的方式，在双方互信、利益共赢的模式下，寻找相应合作者，获得所需的资金、原料供应商、销售渠道的支持，弥补创业资源的匮乏。创业者投入社会资本还可以提高机会识别能力，通过构建社会关系网络，创业者可以获得有价值的商业信息，如项目信息、产品信息、价格信息等，从而做出正确而高效的决策。投入社会资本还能提升新创企业的应变能力，创业者把获得的创业资源，如积压的原材料、闲置的设备、市场疲软的新产品等，通过社会关系网络寻找合作者，可以转化为优势资源。

由于社会资本具有积累性、易消失、需要维护和更新、投资回报率低的特性，创业者社会资本的积累和维护需要大量的投入，需要创业者积极刺激才能维持活性。

NOTE

### （三）通过各类融资渠道获取创业资源

资金是企业生存和发展的重要基础，缺乏必要的资金，创业活动无法启动，资金活动影响企业生产经营的全过程。不像成熟的企业，创业初期的创业者没有资金的积累，资金匮乏，而创业初期购置设备、租赁场地、开展宣传活动等，需要更多的资金投入。即使是小企业，筹集不多的资金对于创业者来说也是一件不容易的事，对于没有雄厚资产的创业者来说，贷款也是一个难题。因此多渠道、广泛而有效地筹集所需的资金是创业者必须渡过的难关。创业者的资金来源往往通过以下几个渠道筹集：依靠亲朋好友筹集资金；抵押、银行贷款或企业贷款；争取政府某个计划的资金支持；所有权融资，包括吸引新的拥有资金的创业同盟者加入创业团队。

### （四）通过人力资本获取创业资源

创业者对人力资源的投入就是人力资本。创业团队的构成决定了团队的能力、经验、社会关系、信息获取、工作态度等。但是，创业团队的技术能力是创业基础，也是组建创业团队要考虑的首要问题。技术能力是企业的核心竞争力，是企业的核心资源。没有过硬的技术，企业很难站稳脚跟。人力资本的投入首先是对创业团队投入。可见，人力资本是新创企业获取专业技术资源的重要渠道。创业者自身及其团队成员的专业水平、专业经验是必须考虑的重要因素。在企业创立之初要获得起步项目，必须积极寻找、引进有商业价值的科技成果。可以吸引技术持有者加入创业团队，当然，也可以购买他人的成熟技术，并进行技术市场寿命分析，避免技术短时间内过期，尤其是专利产品，还可以购买他人具有前景的新技术。不管是购买成熟技术还是新技术，都必须符合创业方向，同时创业团队应有能力把购买来的技术转化为实际产品，如果创业团队不具备技术再创新能力，或者根本缺乏本行业专业知识，那么买来的技术将会成为闲置资源，起不到应有的作用。

### （五）通过发挥市场优势获取创业资源

市场是最活跃的资源配置模式，缺乏资源的创业者总能在琳琅满目的市场上寻找到自己有能力获得的，有使用价值的创业资源，特别是与众不同的优势资源。如创业者通过专业市场就能找到更便宜的原材料或者替代品，弥补创业资源的不足。通过发挥市场优势获取创业资源还有一层含义就是通过市场寻找其他资源，与自己已经获取的资源进行整合，实现"强强合作"，放大创业资源的效应。如一种新药要构建营销网络，如果创业者发现某一同类药物的营销网络已经相当成熟，但其营销的药品被取代的趋势明显，那么创业者就可以通过合作，借助其已有的营销网络；或把自建的营销网络与借用他人营销网络相结合，扬长避短，拓展市场。事实上，市场本身也是一种资源，创业者发挥市场优势，就是要寻找自己可以获得的市场资源，把已有的各类创业资源引导到尽量多的市场上或者有前景的市场上去。

当然，发挥市场优势获取创业资源有赖于企业建立相应的商业模式，能够吸收市场上的各类优势资源并加以吸收和利用，如果故步自封，如果不愿意、不擅长与他人合作，那是不可能吸收到优势资源的。如前面的例子，如果合作的营销网络从事的不是同类药品或者经营理念与自己不同，双方能否以开放的心态，通过双方认可的合作模式，并把它引导到自己需要的市场上去，是创业者事先必须考虑的问题。成功的企业都建立起良好的商业模式，能够最大限度地吸引各类资源。

发挥市场优势必须获取市场与政策信息。一般来说，获取市场与政策信息的途径主要有：政府机构、同行创业者或同行企业、专业信息机构、图书馆、大学研究机构、新闻媒体等。

### （六）通过利用闲置资源获取创业资源

闲置资源是特殊的优势资源，它是指那些没有被利用起来，却给所有者带来各种成本的资源，包括闲置的机器设备、场地、资金、人员等。闲置资源对于拥有者来说，是一种浪费和负担，他们急于寻找购买或租赁者，创业者寻找可用的闲置资源，往往能够以较低的成本获得或者使用这些资源，可以提升自己的利润。当然，闲置资源之所以闲置，有可能存在商业上的不足，需要创业者仔细甄别、思考，再投入开发，避免二次闲置，成为原主人"甩包袱"的对象。还有一些闲置资源可能存在产权纠纷或其他法律争议，必须慎重对待，创业者可签订短期协议，资金投入应逐步扩大，观察各方动态，避免遭受损失。签订短期协议还有一个好处就是可以随时应变，遇到更好的资源有更多的选择机会。

# 第二节  创业融资

融资是指企业通过吸收投资者直接投资、借贷、发行有价证券、租赁等方式而使资本得以融通的活动。所谓创业融资，是指创业者根据其创业计划，通过不同的融资渠道，运用一定的融资方式筹集所需资金的财务活动。

## 一、融资数量

融资数量是创业者首先要明确的问题。创业者要根据创业计划，合理测算所需创业资本的数量，再根据资金的性质权衡筹资方向。融资数量的确定必须运用科学方法进行测算，确保资本既能满足需要，又不会产生闲置浪费。

创业活动开始前，创业者必须测算企业从筹备到正式运转所需要的各类资金。由于创业者创办的企业性质不同，所需要的资金种类也不相同，多数新创企业所需资金包括固定资产投资、流动资金，同时测算融资数量还必须考虑法律法规的制约和企业本身定位等因素。

### （一）固定资产投资

固定资产投资是指创业者购买持有的价值较高、使用时间超过一年的非货币性资产，如房屋、建筑物、设备、工具、车辆等。固定资产既包括用于生产经营使用的资产，也包括企业内非生产经营使用的资产。从会计的角度划分，固定资产一般被分为生产用固定资产、非生产用固定资产、租出固定资产、未使用固定资产、不需用固定资产、融资租赁固定资产、接收捐赠固定资产等。固定资产是企业的劳动手段，也是企业赖以生产经营的主要资产。不同的企业需要的固定资产不同，有的企业用很少的投资就能开办，有的需要大量的投资才能启动。创业者应尽可能把必要的投资降到最低，让企业少承担些风险。创业者需要测算的固定资产投资数量包括：

**1. 企业用地和建筑投资**　创办企业都需要场地、厂房、办公用房等，根据企业的不同需要，企业用地和建筑投资可大可小。流通企业需要大型的仓储用地、车辆停放基地甚至集装箱码头等，而一家设计公司可能只需要能容纳一台电脑的空间就可以了。创业者既要根据企业的性质和规模，又要根据企业的经营理念来确定用地和建筑物面积、地理位置等。如果创办药品配送企业，通过互联网推介、学术营销、送货上门等方式开展业务，那么创业者对办公环境和位置就不必太苛刻，甚至可以在家里办企业，节约成本；但如果需要展示产品，或面向普通患者，那就需要在位置适合的地方寻找店面、装修业务洽谈室等。企业用地和建筑投资可以自购，也可以通过租赁。租赁用地和建筑可以节省资金投入，对地点可以进行再选择，租赁期满可根据前期的经营情况决定是否继续租赁或更换场地，但租赁的用地和建筑面临业主涨价要求，受到租赁年限限制，若需要投入大量资金进行装修、改造、维护的场地，特别是地点较好，需要长期租赁的经营场所，如果创业者能够筹集到相应的资金，自购可能更加合算。

**2. 设备投资**　设备是指企业需要的所有机器、工具、车辆、办公家具等。对于制造业来说，往往需要购置大量的设备。购置或者租赁设备之前要对设备的功能、用途、维修、保养等进行详细的了解。有些设备功能繁多，使用效率不高会造成浪费，创业者可以先租赁功能简单的设备使用，业务扩展后再考虑购买高端的设备；国产设备比进口设备便宜，但进口设备可能功能更齐全、使用寿命更长，创业者也要权衡利弊。设备的维修也是必须考虑的问题，有的设备本地没有维修点或技术人员缺乏、配件不足，维修、保养成本较高，这样的设备要慎重购买，可寻找替代方案。

**3. 非生产经营设施投资**　创办企业如果雇佣较多的员工，需要通过一些附属设施，如员工休息室、母婴室、宣传栏、健身设备、荣誉室等，达到关心员工、鼓舞干劲、塑造企业文化的目的。在条件许可的情况下，创业者可根据实际情况进行投入，营造氛围。

（二）流动资金

流动资金是指项目投产后，为进行正常生产经营，用于购买原材料、燃料、支付工资及其他经营费用等所必不可少的周转资金。

**1. 原材料和成品储存**　制造型企业生产产品需要采购原材料，服务型企业的经营者也需要一些材料。原材料的选购涉及价格、产地、质量等多个方面，必须认真选择适合的原材料。企业要根据生产计划、销售计划、销售业绩、资金流动情况来制订原材料采购计划，避免原材料库存积压或供应不足，造成浪费。对于企业来说，还要考虑亏损期的问题。企业开张后，要一段时间后才有销售收入，制造商在销售之前必须先把产品生产出来，服务企业在开始提供服务之前要买材料和用品，零售商和批发商在卖货之前必须先买货，所有企业在招揽顾客之前必须花时间和费用进行促销。新企业还面临产品和服务认知度不高的问题，需要一段时间后才能盈利。对创业者来说，必须尽量降低原材料和成品的库存，减少流动资金的支出。要预测产品和服务市场的份额，稳步推进创业计划，做到资金的有效利用。

**2. 促销费用**　新创企业必须向社会发布新公司及其产品和服务的信息，向特定的消费人群推介产品和服务，扩大销售量。促销活动除了需要刊登广告、印制宣传品、组织开展体验活动外，还要组织销售团队，开展点对点的沟通、宣传工作，这些都需要资金的支持。促销活动需要精心策划，有些公司会投入巨额广告资金，但并不是所有企业都需要投巨资进行促销，需要做到精准投入。

**3. 工资**　如果雇用员工，起步阶段就得提供工资、各类保险费用，根据《新劳动合同法》

的规定，只要职工与企业签订了劳动合同，必须让其参加社会保险，依法为其缴纳包括养老保险费、医疗保险费、失业保险费、工伤保险和生育保险费等社会保险费用。股东本人也要以工资方式支付自己和家庭的生活费用。

**4. 租金和保险金** 新创企业开始运转就要支付各类租赁的资金，固定资产投入如果不是自购就必须使用租金，这些用地用房的租金属于流动资金。部分企业，特别是从事高风险工作的企业，还要为企业本身购买保险，或自己建立基金，为企业可能产生的风险储备赔偿金。租金和保险金按照固定的时间拨付，创业者要将其纳入成本，统筹考虑资金占用情况。

**5. 其他费用** 企业的水电费、电话费也是一项重要的开支。在企业起步阶段，还要支付一些其他费用，如税务登记工本费、工商行政管理费、文具用品费、交通费等。必须测算在获得销售收入之前，企业能够支撑多久。一般而言，刚开始的时候销售并不顺利，因此，流动资金要计划得富裕些。

（三）其他影响融资数量的因素

**1. 法律法规** 按《公司法》规定，申办公司需要注册资金（公司注册后，资金可以自由支配），注册个人公司需要的注册资金依据规模大小不等。股份有限公司注册资本的最低限额为500万元人民币，有限责任公司注册资本的最低限额为3万元人民币；公司利用发行公司债券筹集资本，公司累计债券总额不超过公司净资产的40%。

**2. 经营性质** 不同行业企业，所需资本的数额也不同；经营理念的不同，也会产生不同资本数额。因此，创业者要根据市场行情、自身的条件和创业思路决定经营企业的性质。另外，不同经营规模的企业，销售增长速度不同，所需资本的数额不同。规模越大，所需要的资本越多；反之，越少。融资的目的是投资，创业者可以先小投资再逐步根据行情扩大规模，规避风险；也可以大投入，以规模促效益。

## 二、融资渠道

融资渠道是创业者筹集资金来源的方向与通道，目前创业者可选择的融资渠道主要包括负债融资和权益融资。负债融资是创业者通过债务的方式融资，包括个人借款、金融机构信贷资金、民间借贷、政府财政资金、典当融资、延期收付款、融资租赁等。权益融资是企业通过扩大所有者权益的方式融资，如吸引直接投资等。

（一）个人资金

对创业者来说，所需的资金首先是通过自有资金解决，但是不足部分必须通过其他渠道获得。创业早期或者小型的创业项目，依靠自有资金，会更加方便。创业初期，创业者可用于抵押的固定资产、资金不多，个人信用积累不多，融资相对困难，需要花费更多的精力和时间；同时，融资、借贷需要付出利息或股权，会增加成本。在融资的过程中，需要告知对方创业计划，可能泄漏商业机密。因此，如果是利用自有资金开展创业活动，等到初具规模再融资是一个较好的选择。当然，多数创业者的自有资金十分有限，难以支撑创业活动，于是向亲人、亲戚、朋友个人借款筹集资金，这些个人资金不计股权、不计利息或低息，属于自有资金。出于血缘亲情和平时的相互信任关系，创业者能够获得他们的支持和帮助。从创业者的亲戚、朋友处获得创业所需的资金是非常有效便捷的融资方法，但是创业者应当说明资金的去向，给予资金安全的承诺。

创业者利用自有资金开展创业活动时，要充分考虑资金使用的效率。在创业的核心环节，加强资金的注入，确保创业成功，其他环节考虑替代方案。如开设一家药店，为保证药品质量，正规的进货渠道、店面选址是需要投入的环节，而柜台外观只需整洁干净，店面面积适合就行，药品的品种可以从少到多，强调特色，从而节约投资。如果是股份创业，要在最重要的环节使用自有资金，如购买专利技术，建立销售渠道、产品生产核心环节等，维护自身的商业机密，提升自身的地位和股权比例。

创业者利用自有资金开展创业活动时，要充分考虑资金的安全，尤其是借款创业，应当为资金安全负责。开展创业活动，要有风险投资意识，在多个方案中选择最稳妥的方案。创业者如果向亲人、亲戚、朋友借款筹集资金，则必须把个人拥有的财产、资金作为资金投入创业活动，创业者自己没有资金投入，外部资金的供给者通常会对创业活动产生怀疑，为自身的资金安全担忧，他们会认为企业经营者不会尽职尽责。

### （二）金融机构信贷资金

**1. 银行贷款**  银行贷款是创业者融资的主要渠道，包括商业银行贷款、信用担保贷款和小额贷款公司贷款等形式。银行贷款主要用于企业购买固定资产和满足流动资金周转的需要。

商业银行贷款管理严格、法规健全，对创业者来说风险小、手续简便，但新创企业风险较大，如果没有抵押品，商业银行不愿意提供贷款。创业者宜从小到大逐步升级，可先通过有效的质押、抵押或第三方担保等手续向银行申请流动资金贷款，等有了一定实力再申请项目贷款。

**2. 信用担保贷款**  新创企业获得信用担保贷款有两种形式：小额担保贷款和一般担保贷款。

（1）小额担保贷款  指通过政府出资设立担保基金，委托担保机构提供贷款担保，由经办商业银行发放，以解决符合一定条件的待业人员从事创业经营自筹资金不足的一项贷款业务。该项贷款业务主要支持创业者的微利项目。国家规定个人申请额度最高不超过5万元人民币，但各地区对申请该贷款额度有不同规定，一些地区额度可以超过5万元人民币。合伙经营贷款额度更大，小额担保贷款的期限一般不超过2年，延展期1年。

（2）一般担保贷款  若创业者需要较大数额的资金，由于缺乏抵押品，很难直接从商业银行获得。若能由第三方（如融资性担保机构）提供商业银行认可的有效担保，新创企业则可以获得信贷资金。申请信用担保贷款支持对象必须是符合国家现行企业划分标准、能按照规定提供有效担保措施的中小企业（不分所有制和企业类型）。为单个企业提供担保的金额原则上不超过企业资产额的50%。按行业划分，原则上工业（城建）企业单个项目的担保最高限额为1000万元人民币，商业、农业企业单个项目的担保最高限额为500万元人民币，200万元人民币以下、9个月以内的短期资金担保项目可以优先支持；为单个企业或项目提供担保的期限，原则上不超过2年。

小额贷款公司是由自然人、企业法人与其他社会组织投资设立，不吸收公众存款，经营小额贷款业务的有限责任公司或股份公司。其主要资金来源为股东缴纳的资本金、捐赠资金，以及来自不超过两个银行业金融机构的融入资金。小额贷款公司与商业银行在两个方面有较大差别：一是只贷不存。即小额贷款公司只能利用自有资金对外发放贷款，不能对公众吸收存款。二是贷款利率浮动区间较大。新企业可以利用小额贷款公司借款条件相对灵活的特点，积极向小额贷款公司申请贷款，并争取较为有利的信贷条件。

### （三）民间借贷

民间借贷是指公民之间、公民与法人之间、公民与其他组织之间的借贷，其利率不得超过中国人民银行规定的相关利率。民间借贷是一种直接融资渠道，银行借贷则是一种间接融资渠道。民间借贷是民间资本的一种投资渠道，是民间金融的一种形式。我国《商业银行法》规定，只要民间借贷的利率不超过银行同期利率的4倍，即属合法。有些地区民间借贷以其优厚的吸存条件、简便的放贷手续及良好的信誉而大受欢迎，其规模和市场需求急剧增大。管理部门应积极疏导，使巨额的民间资金能在解决企业资金难问题上发挥积极作用。

民间借贷不仅是一种经济现象，同时又是一种法律现象，借贷双方通过签订书面借贷协议或达成口头协议，形成特定的债权债务关系。因此，民间借贷双方必须谨慎审查借款用途与借款合同是否有法律效力。

### （四）申请政府财政资金

为了支持中小企业的发展，我国财政部等相关部门、企业、高校等设立了多种创业扶持基金，从而丰富了我国新企业金融产品的供给，对资助新企业起到了一定的作用。根据设立基金的主体不同，主要有地方层面设立的创业扶持资金和国家层面设立的创业扶持资金两大类。

**1. 地方层面设立的创业扶持资金** 2008年，国家人力资源和社会保障部等11个部门起草了《关于促进创业带动就业的若干意见》，通过为新企业提供良好的政策环境来鼓励公民创业，并以此带动社会就业。在此背景下，各地政府、企业等积极配合，出台配套创业扶持措施，设立创业扶持资金。

为解决大学生就业问题和激发创业意识，从2002年起，教育部、原劳动和社会保障部、原人事部等部委及许多地方政府就相继出台了有关扶持政策，政府有关部门及社会各界有识之士纷纷出资，帮助大学生创业并提供启动资金。根据出资主体，大学生创业基金有以下几种类型：一是以政府名义设立的大学生创业基金。主要有中国大学生创业基金、上海市大学生科技创业基金、陕西省西安市大学生创业贷款基金等。二是以高校名义设立的大学生创业基金。如北京吉利大学大学生创业基金。三是以企业或个人名义设立的大学生创业基金。如诺基亚青年创业教育基金等。四是以联合形式设立的大学生创业基金。主要有由政府牵头，与高校、企业联合设立的大学生创业基金，由社会组织和企业共同设立的创业基金。

**2. 国家层面设立的创业扶持资金** 包括三个项目：①科技型中小企业技术创新基金。由国务院批准建立、用于支持科技型中小企业技术创新的政府专项基金。创新基金不以营利为目的，而是通过支持高新技术成果的转化，鼓励和引导中小企业参与技术创新活动。②中小企业发展专项资金。根据《中华人民共和国中小企业促进法》，由中央财政预算安排，主要用于支持中小企业专业化发展、与大企业协作配套、技术创新、新产品开发、新技术推广等方面的专项资金（含科技型中小企业创新基金）。③中小企业国际市场开拓基金。中央财政用于支持中小企业开拓国际市场各项业务和活动的政府性基金和地方财政自行安排的专项资金。宗旨是支持中小企业发展，鼓励中小企业参与国际市场竞争，降低企业经营风险，促进国民经济发展。

NOTE

### （五）典当融资

典当是以特定物品或者财产权利质押的形式，向典当机构借贷的特殊融资式，专指用户将一定价值的物品移交典当机构占有换取当金的行为。典当融资主要是针对生产经营中对季节性、短期性资金有紧迫需求的中小企业。典当的社会功能就是救急解难，能为中小企业提供其需要的融资服务。当然，除贷款利率较高外，典当钱款还需要缴纳较高的综合费用，包括保管费、保险费、典当交易的成本等，因此它的融资成本高于银行贷款。

### （六）延期收付款

延期收付款是基于一个企业对另一个企业的信用授权。企业经营活动或商品交易中可能出现延期付款、预收账款、赊账等现象，这时，一个企业必须用信用作担保，取得另一个企业的信用授权，这也是企业常见的一种信贷关系。如原材料供应商先为产品生产企业供货，后收款；或者产品生产企业先给零售企业、批发商供货，产品销售后再支付款项。商业信用双方基于诚实的信任，是对承诺的经常兑现而产生的信赖。商业信用是商业活动中常见商业关系，是基于道德的约束，但双方也要以合同为依据，在法律的约束下合作，避免纠纷。

### （七）融资租赁

融资租赁是指创业者通过租赁的方式使用生产经营所需要的物品、材料等，其实质是一种借贷，具有融资的属性，只不过它涉及的是物品而不是钱。融资租赁往往比自己购买设备更加快捷、方便、灵活，可以减少一次性大额资金投入，不承担设备陈旧、过时而被淘汰的风险，减少浪费。利用租赁筹资还有一个优点是不增加企业的负债，有些企业创业之初购买设备，借款过多，影响借款能力，通过租赁方式不会直接影响承租企业的借款能力。当然，融资租赁成本高，租金总值高于购买设备的价值，因为出租方也要赚取利润。另外，租赁期满要归还设备，承租人不享受设备残值。

### （八）吸收直接投资

吸收直接投资就意味着实施股权分配，企业必须共同经营，集体决策，风险共担，收益共享，期末按照股权分配利润。吸收直接投资可以尽快筹集到规模资本，尽快形成生产、销售规模，创业项目直接落地，同时产权清晰，易于交易和转让股权，创业者可以随机应变。但是吸收直接投资对于小项目来说，筹资成本过高。

**1. 寻找合作伙伴投资**　除了以上自筹资金方式外，创业者还可以寻找志同道合的投资者与自己一起创业，也就是寻找合伙人投资。这是一种建立在利益共享、风险共担的基础上的合作创业。与向家庭成员及亲朋好友借款、民间借贷不同的是，合伙人的出资是投资而非借款，创业者要了解合伙人的人品、能力、家庭情况、资产情况、有无对外大额债务等，对合伙人出资的方式、金额、期限都要明确，合同的其他条款要尽量具体。

**2. 吸收法人投资**　法人投资是指法人单位根据业务发展的需要选择项目，以其资产投入作为股份进入其他法人单位，法人投资的出资方式可能是资金，也可能是技术、品牌、设备、资产等。如今不少创业者与科研院所合作，生产他们研制的产品，促进科研成果的转化，对方也乐见其成，以技术入股，这就是法人投资的形式。法人投资可以解决创业者的不足，但法人投资者的目的在于参与公司利润分配，或以控制为目的，创业者要深思熟虑。

**3. 吸收社会公众投资**　社会公众投资是指社会个人或本公司职工以个人合法财产投入公

司。吸收社会公众投资应当符合法律法规。吸收社会公众投资可以较快解决公司资金的不足，有利于调动内部员工积极性。但是由于参加投资的人员较多，每笔投资数额较少，参加投资的公众以参与公司利润分配为基本目的，他们对公司经营决策不关心，对资金安全要求较高，注重"利益共享"，漠视"风险共担"，这是创业者要考虑的重要因素。

**4. 吸收风险投资** 风险投资在我国是个约定俗成的具有特定内涵的概念，其实等同于创业投资。广义的风险投资泛指一切具有高风险、高潜在收益的投资；狭义的风险投资是指以高新技术为基础，生产与经营技术密集型产品的投资。从投资行为的角度来讲，风险投资是把资本投向蕴藏着失败风险的高新技术及其产品的研究开发领域，旨在促使高新技术成果尽快商品化、产业化，以取得高资本收益的一种投资过程。

风险投资具有高风险、高收益性，往往由专业投资人向快速成长并且具有很大升值潜力的公司投入风险资本。风险资本通过购买股权、提供贷款或既购买股权又提供贷款的方式进入这些企业。

## 三、融资原则与财务风险防范

融资的目的在于投入，投资的目的在于取得预期收益，创业者必须选择最优方案，不能不顾投资收益，盲目融资，感情用事，造成损失。

### （一）融资的基本原则

**1. 适宜原则** 创业者融资必须综合考虑各方面的因素，建立系统思维，除了资金的实际需求量，还要考虑融资的难易程度，考虑企业的风险承受能力等，根据实际条件量力而行，遵循适宜即可的原则。融资规模过大，不仅会导致融资资金闲置浪费，而且会增加投资风险和企业财务风险；融资规模过小，则导致企业资金供应紧张，影响企业正常运营和业务发展。另外，融资期限可划分为短期融资和长期融资。企业是选择短期融资还是长期融资，主要取决于融资的用途及融资的成本等因素。

**2. 效益原则** 创业者融资的过程中，要考虑投资的收益，创业者要以最小的投入资本赢得最大的效益。融资要考虑融资成本问题，初创的中小企业融资渠道和方式选择余地小，但不能"饥不择食"，企业进行融资的目的是为了进行投资从而获得更大的效益，而通过融资吸纳而来的资金是要支付一定成本的。企业在进行融资活动时，应当充分考虑资金的成本，综合平衡资金的效益性。创业者还要考虑资本结构问题，所谓资本结构是指各资本来源在企业内的构成比例。不同的资本追求不同的效益，企业也必须建立最佳的资本结构，在调动各方积极性的基础上，以最低成本追求价值最大化。同时企业融资的目的是为了创业，如果资本结构不合理，创业者失去对企业的控制权，融资就没有意义。

**3. 可控原则** 投资可能带来风险，但风险必须是可控的。创业者在融资的过程中要考虑利率、汇率、股价等变动影响；考虑交易过程中恶意欠费、无力偿付货款等产生的风险及企业作业过程中内部控制未落实、产生事故赔偿等。提前做好预案和防范措施，可以考虑设立相应的资金应付突发事件。

**4. 主动原则** 创业机会往往稍纵即逝，如果创业者不能及时获得所需的资金进行投资会致使新产品不能及时开发而丧失市场机会，还可能给竞争对手留有时间优势，导致自身丧失竞争优势。风险投资公司会接触到较多的创业计划，而最后投资的仅仅只有少数的几个企业。因此，做好准备、把握机会、主动争取，对中小企业融资相当重要。

**5. 合法原则**　合法性是要求新企业在融资时，融资目的和采取的融资方式要符合国家法律法规，通过合法的渠道来筹集企业所需要的资金，不能非法集资。

### （二）融资成本与财务风险防范

创业无论是融资过程还是资金使用，都需要付出成本，既包括支付借款人或银行的利息、投资人的股权分红、借款的担保金等，也包括资金使用中的亏损等。创业者必须考虑如何以最低的成本获取最多的资金。创业者通过计算和比较各种不同融资方式的个别成本，在融资的过程中选择成本最低的融资方式，或通过组合不同的融资方式，达到降低融资成本的目的。例如，在一般情况下，债务资本的成本低于权益资本的成本，在融资数量一定的条件下，增加债务融资将会降低企业为融资付出的资本成本；但是债务融资的增加，会加大企业的财务风险。创业者要精心计算债务融资和权益融资的组合，达到最佳。由于不同的融资组合方式都存在利弊得失，创业者要根据新创企业的特点和发展情况，及时调整融资方式的组合，实现效益的最大化。

财务风险是指企业利用负债经营所引起的风险。在融资规模一定的条件下，企业为了降低资本成本，或为了追求财务杠杆利益，可能会提高债务融资的比例，导致财务风险的加大。财务风险是客观存在的，具有不确定性，投资活动可能产生风险，由于杠杆的作用，每股利益以更快的速度增减变动。如果企业经营不善，偿债能力不足，每股收益就会急剧下降。企业的生产过程中供、产、销各个环节也可能存在风险因素，导致企业资金迟滞甚至断裂。因此，创业者要确定合理的资本结构以减少风险。创业者还可以通过联营、多种经营、多元投资分散风险；可以购买财务保险、将闲置的资产出租出售等，把资产损失的风险转移。在财务管理的过程中，要做好以下几个方面的工作：

（1）加强现金管理　现金包括企业库存现金、各种形式的银行存款和银行本票、银行汇票。企业的现金可以满足企业日常业务现金支付的需要，但并不是现金越多越好，流动性强的资产，收益是最差的。现金管理的目的在于提高现金使用效率，一是必须定期编制现金预算，合理安排现金收支。二是尽量使现金流入与现金流出发生的时间基本一致，使现金余额降到最少。三是使用现金浮游量。从企业开出的支票，收票人收到支票并存入银行，至银行将款项划出企业账户，中间需要一段时间差，这段时间占用的资金称为现金浮游量。企业可利用现金浮游量，提高现金的使用率。四是确定最佳现金持有量。五是加速收款，尽可能地推迟应付款的支付期。

（2）加强对应收账款的管理　应收账款为对方垫付开支，虽然可以促进企业的生产销售，但是并未使企业的资金增加，反而加速现金流出，创业者要认真评估客户的偿债能力，建立自己的信用政策和信用底线，并确定合理的应收账款比例。

（3）加强存货管理　为了使存货总成本极小化，一要使账目、货物、领用卡相符，确保企业及时掌控信息。二要采用 ABC 控制法，降低存货库存量。按照一定的标准如金额、品种数量等，把存货分为 A、B、C 三类，分别实行重点管理、一般控制、按总额灵活掌握，加速资金周转。三要利用第三方物流加强存货管理，如专业的物流公司承担物流活动。

## 四、创业融资亟待解决的问题

创业者可能有好的专业技术或者创意并且愿意承担创业风险，但常常缺少资本，希望获得外部融资，而且在融资过程中会面临很多挑战。虽然我国各级政府出台了许多针对中小企业创办发展的优惠政策，但"融资难"仍然是制约众多中小企业生存和发展的关键问题。在党中央倡导大众创业、万众创新的背景下，要在体制机制上有所突破，才能进一步推动创新创业活动。

### （一）政府管理机构

对于政府管理机构来说，必须在以下几个方面有所突破：

**1. 改善金融体系**　国有商业银行单纯出于化解风险和综合效益的考虑，不愿向融资"需求急、金额小"的中小企业发放贷款，贷款手续复杂，办理困难，贷款成本偏高。因此要加快银行产品创新，改善对中小企业的服务，建立适应中小企业贷款业务特点的信用评级和业务流程，推出适合中小企业需求的信贷产品；加速中小金融机构建设。中小金融机构与地方经济联系密切，容易了解地方信息及地方民营企业的经营状况，容易克服因企业的信息不对称而导致的交易成本高、交易风险大的障碍。

**2. 拓展融资渠道**　虽然我国政府有政策支持、创业基金、创业投资等融资渠道，但有些融资渠道在我国的发展并不成熟，创业投资作用有限，注重短期行为，追求高利润，新创企业难以满足其目的。今后必须注重拓展科技含量高、有潜力的中小企业的股权融资渠道，大力发展风险投资，大力发展中小企业创业投资公司和风险投资资金，壮大风险投资规模，完善风险投资的进入和退出机制；降低中小企业发行债券的难度，积极培育和发展债券市场，逐步放松发债企业规模限制并不断完善信用评级制度，适当放开债券，丰富债券品种。

**3. 规范民间融资**　民间金融机构由于其自身不具有合法身份，所以容易引发经济纠纷和金融诈骗事件，扰乱金融市场。所以对于民间金融机构，应尽早从政策上和制度上进行规范和引导，尽早将民间融资纳入国家金融体系，鼓励其对中小企业的融资。

**4. 完善社会机构**　近年来，我国担保行业快速发展，但也暴露出各种问题，主要表现在担保机构普遍规模较小、风险管理水平有限、业务品种单一、人员整体素质较低等方面。应加快中小企业信用担保体制的建设，创造条件扶持一批经营业绩好、制度健全、管理规范的担保机构。建立健全中小企业担保机构的风险防范和分担机制，制定担保公司的保险制度，有效化解担保机构的经营风险。

### （二）创业企业

对于创业企业来说，要在以下两个方面提高自身的素质：

**1. 强化内部管理，健全各项管理制度，提高管理水平**　中小企业应着力提高企业管理者和员工的素质，调整自身的知识结构，满足现代管理的需要；制定正确的经营战略，培育名牌产品、特色产品，从本质上增强自身的市场竞争能力。

**2. 加强财务制度建设，树立良好信用观念意识**　一方面，加快中小企业结构治理，积极引导中小企业向现代企业转变，要建立规范、透明、真实反映中小企业状况的财务制度，定期向利益相关者提供全面准确的财务信息，以减少交易双方信息的不对称。另一方面，中小企业

NOTE

要主动配合当地政府与银行、财政、税务、工商等部门建立良好关系，争取银行信任，切实提高自身的信用等级。

# 第三节　创业资源管理

创业离不开资源，创业者获取资源后，需要对创业资源进行合理、有效的管理以确保组织战略的正常执行，并让创业资源发挥最大效用，同时新创企业的成长还需要通过对资源的投入获得更多资源来保障。

创业资源管理是对创业资源进行优化配置以形成能力的过程，创业者虽然不能改变其所处的外部环境，但可以通过对所拥有的创业资源进行选择、整合、开发、利用、发展，增强其适应能力。

## 一、创业资源管理的作用和目标

### （一）创业资源管理的作用

**1. 实施创业资源管理是启动创业项目的重要环节**　创业资源多种多样，但并不是任何资源都能发挥作用，只有被激活的资源才能发挥效能，作用于新创企业。一方面，我们需要通过对资源的筛选，把所拥有的资源按照创业计划、创业步骤合理地分配到参与创业的团队成员手里，并建立控制机制，推进项目的开展；另一方面，各种资源的利用是一个全面系统的过程，需要通过资源整合，将资源进行匹配和功能互补。创业资源从识别到汲取也是一个系统的过程，各个步骤之间相互连通，创业资源的整合就是要将企业所有资源纳入整体中，形成一个有效体系，才能实施创业项目。

**2. 实施创业资源管理是应对环境变化的重要手段**　创业资源和新创企业都处在外部环境中，新创企业甚至创业资源本身的属性和构造会受到环境的影响，会随环境的变化而变化。不管资源准备如何充分，我们都无法预见创业后的所有问题。任何一个创业者不可能在想出了所有问题的答案后再创业，创业者和新创企业必须不断整合创业资源，以适应外部环境的变化。

**3. 实施创业资源管理是构建核心竞争力的重要内容**　创业者要按照创业计划和企业的战略选择，对创业资源进行选择，识别核心资源和非核心资源、直接资源和间接资源、内部资源和外部资源，分类管理，确定各种资源的不同作用和地位，进行有机结合和匹配，使其达到"1 + 1 > 2"的效应。资源的整合有其内在的逻辑过程，通过对资源的科学整合，有利于提升企业能力，使企业获得竞争优势，形成企业的核心能力。精明的创业者之所以成功就在于能对其创业资源进行有效整合，形成人无我有的竞争力，而善于整合本身也是核心竞争力。

**4. 实施创业资源管理是识别创业新机会的重要来源**　创业者根据创业环境的变化、自身的异质性，在不断选择、整合、利用创业资源的同时，也在不断地调整理念、思想、行为，不断地获取稀缺的、有价值的及不可替代的新创业资源，在保持企业的竞争优势的同时，及时发现新的机会。

（二）创业资源管理的目标

创业者实施资源管理必须确定管理的目标，而创业资源管理的目标与创业者对新创企业的定位和发展战略紧密相关。不同的企业，创业资源管理的目标各不相同，比较常见的有以下几类：

**1. 成本优先的资源管理目标** 成本优先就是加强成本控制，把成本尽可能降到最低限度，追求的是规模效益。实施成本优先的资源管理目标，创业者会在研发、生产、销售、服务和广告等方面降低成本，把创业资源分配到扩大产能与规模上，成为行业中的成本领先者，并且获得高于行业平均水平的利润额。

成本优先的资源管理目标源于成本领先战略，希望通过规模经济效应，保持或扩大利润。在企业生产过程中，同样的设备生产更多的产品，投入不变，产量提高，单位产品的成本自然下降。同时，员工的生产经验也更加丰富，生产技术更加熟练，劳动生产率得到很大提高，最终也导致单位产品成本下降。

**2. 产品优先的资源管理目标** 产品优先的资源管理目标源于企业的差异化战略。差异化战略是指企业向用户提供与众不同的产品或服务的竞争战略。这种战略要求企业在产品设计、产品形象、品牌设计、生产技术、技术特性、顾客服务、销售渠道等某一个或某几个方面创造出独特性和相对优势。实施产品优先资源管理目标的创业者必须了解自己所具有的哪些资源和能力能创造出独特的产品，并符合顾客的需求和选择偏好，以此对创业资源进行合理的配置、整合和利用。产品优先的资源管理目标倾向于把资源投放到产品研发、生产、销售、服务、广告等相关环节上。

**3. 市场优先的资源管理目标** 市场优先就是创业者将经营范围集中于行业内的某一细分市场，使企业的有限资源得以充分发挥效力，在某一局部超过其他竞争对手，建立竞争优势。市场优先的资源管理目标源于企业集中化战略，经营者根据特定消费群体的特殊需求，专门服务于总体市场的一部分，即对某一类型的顾客或某一地区性的市场进行密集型的经营，在局部市场争取成本领先或差异化，建立竞争优势。一般来讲中小型企业多采用这一战略。

## 二、创业资源的整合

（一）创业资源整合的主要方式

资源管理对创业的促进作用是通过创业过程中的资源整合来体现的。所谓创业资源整合是指寻找并有效利用各种创业资源的过程，即尽量多地发现有利的创业资源并以效率最高的方式来配置、开发和使用这些创业资源。

**1. 资源拼凑** 新创企业获取的创业资源往往是不充分的，在资源约束条件下，创业者往往忽视在正常情况下被普遍接受的惯例。如果加入一些元素，与已有的元素重新组合，形成在资源利用方面的创新行为，会带来意想不到的效果。通过创意，可以利用身边能够找到的一切资源进行创业活动，有些资源对他人来说也许是无用的、废弃的，但创业者可以通过自己的独有技术和经验，加以整合利用。

**2. 步步为营** 新企业成立初期拥有和掌握的创业资源匮乏，在此情况下，创业者要充分开发自身创业资源。创业者可以分阶段投入创业资源并在每个阶段或决策点投入最少的创业资

NOTE

源。这种方法是创业者在资源受限的情况下寻找实现企业理想目标的途径，更是在有限资源的约束下获取满意收益的方法。

**3. 杠杆效应**  新企业想走向成功，光靠自身的资源是远远不够的，必须利用自身资源吸引更多的资源，这就是杠杆效应。成功的创业者善于利用核心资源的杠杆效应，利用他人或者别的企业的资源来完成自己创业的目的。资源开发杠杆效应体现在以下两方面：用一种资源补足另一种资源，产生更高的复合价值；利用自身已有的资源获得更多的资源。

**4. 设置合理利益机制**  创业者在整合资源时，一定要设计好有助于资源整合的利益机制，借助利益机制把包括潜在的和非直接的资源提供者整合起来，借力发展。利益关系者之间的利益关系有时是直接的，有时是间接的。有利益关系也并不意味着能够实现资源整合，还需要找到或发展共同的利益，找到利益共同点。然而有了利益共同点，并不意味着就可以顺利实现资源整合，资源整合是多方面的合作，需要有各方面利益真正能够实现的预期加以保证。

### （二）创业资源整合的过程

**1. 在创业机会识别的过程中选择创业资源**  对机会的追求是创业成功的最重要因素，创业资源的整合开始于创业者对创业机会的识别阶段。创业者在识别创业机会的时候，就开始思考和判断自己能否获得足够的资源来支持可能的创业活动。创业者把可能获得的资源进行组合，确定关键资源与一般资源、核心资源与非核心资源、内部资源与外部资源，创业者往往摒弃那些自己无法获得资源的创业活动，对外部资源要考虑自己的人际关系，确定获得资源的可能性，尤其是自己如果无法获得关键资源、核心资源的创业项目，不要轻易开展，同时创业者还可根据创业资源的状况重新确定创业项目，把容易获得的一般资源变为关键资源，非核心资源变为核心资源，从而产生新的创意。

创业者的创业动机对创业机会识别与整合有着重要的影响。对创业活动有强烈追求，把创业活动作为人生事业的起点，渴望实现自己价值的创业者，对创业资源的获取也有强烈渴望，他们倾向于对自己的判断、决策及结果负责，敢于接受挑战，希望通过努力获得创业资源，可能把看起来难以获得的创业资源作为关键资源与核心资源。创业动机可能是主观的，创业者认为自己成就高于其他人就会获得满足；创业动机也可能是客观的，创业者给自己定下明确的经济目标或其他目标，并朝着这个目标创业，后者整合资源的目标更加明确。总之，动机强的创业者会积极地进行资源获取活动，增强获取能力，提高获取效率。

**2. 在制订和实施创业计划的过程中配置创业资源**  利用机会和整合新资源形成创业导向，在创业导向的驱动下，创业者要制订并实施创业计划。创业计划一般包括新创企业的长短期目标、发展战略、工作程序、内部规则、实施方案、财务预算等，这些内容无不在调整、配置已经获取的各类创业资源。创业者在制订实施计划的过程中，把创业资源分成轻重缓急，安排到相应的步骤中，组织相应人员按部就班地推进计划的实施。在计划的制订实施过程中，实际的资源需求会超过原先的设想，或者原先设想的资源需求不符合实际的需求，由此还会产生大量的资源需求，需要创业者想方设法获取新需要的资源，只有不断满足资源需求，才能确保创业计划的顺利实施。创业计划不断地促进资源的获取、整合，使各类创业资源在创业中的功能和作用逐步明晰。

在创业计划的制订实施过程中，创业者的管理能力和个人特质对资源配置的影响较大。创业者的管理能力对资源的配置起到重要作用，善于管理的创业者会对资金、人力、物力进行详尽的规划，在实施过程中进行有效的控制，通过专业的财务管理、人力资源管理，运用资产管理系统，以管理出效益，确保资源得到有效、高效的利用。另外，愿意承担风险的创业者愿意把资源投入到有很高不确定性的项目、活动中，以高风险求得高回报，风险导向的创业者清楚自身所面临的风险是什么，他们会将自身行为与适当的风险承担进行结合，这样的创业者在一定程度上避免企业停滞在固有的模式上。

**3. 在新创企业的成长过程中整合创业资源**　创业者把创业资源投入到新创企业后，就必须把重点放在资源的有效利用上，提高创业绩效，获得创业的成功。成功的创业者往往认为创业成功与否取决于自己的努力程度和能力，因此当企业面临各种困难时，他们会坚持创业的想法，同时在资源有限的情况下，更能合理地配置已有的资源，拓展新业务，使企业更好地生存和发展。在新创企业的成长过程中，创业者会遇到许多新情况、新问题，需要获取新资源，推进项目的进展。创业者需要积极地寻找和开发新资源，满足新要求。同时，在新创企业成长期，整合资源也是构建核心竞争力的重要内容。通过资源整合，把不同类型的资源结合起来，形成专有的创业资源。例如，把林下种植、寄生、嫁接技术等农业技术运用到中药种植过程中，能产生超过同行的经济效益。

**4. 在适应创业环境的变化过程中整合创业资源**　政策环境对创业具有决定性的影响。政策环境是指为新创企业提供支持的法律法规与政府政策，包括支持新创企业发展的政策与法律法规，政府对创业者的间接支持及其他公共机构如大学的支持等。由于国家的倡导，各级政府纷纷出台有利于创业的政策措施。如税收优惠、建设创业平台、设立创业基金、开展创业培训等，这些政策提供了直接的支持措施，使有些创业资源的获取更加容易，新创企业要根据政策的变化，调整创业计划，合理配置创业资源。市场环境对创业资源的整合也具有重要的影响。创业者面对消费需求、产品原料价格、经济形势的变化，必须采取相应的措施，重新整合创业资源，适应市场的变化；相反，采取以不变应万变的态度，会使企业不断萎缩。

**【本章小结】**

按照不同的标准，创业资源有不同的分类。从资源的属性划分，创业资源主要分为：经济资源（财务资源、实物资源和人才资源）、社会资源（政策资源、信息资源和市场资源）。创业资源具有专有性、外部性、创新性、动态性。

创业资源的获取途径有：通过培育核心资源获取创业资源、通过积累社会资本获取创业资源、通过各类融资渠道获取创业资源、通过人力资本获取创业资源、通过发挥市场优势获取创业资源、通过利用闲置资源获取创业资源。

由于创业者创办的企业性质不同，所需要的资金种类也不相同，多数新创企业所需资金包括固定资产投资、流动资金，同时测算融资数量还必须考虑法律法规的制约和企业本身定位等因素。

融资渠道是创业者筹集资金来源的方向与通道，目前创业者可选择的融资渠道主要包括负债融资和权益融资。创业者必须考虑如何以最低的成本获取最多的资金。由于任何融资组合方式都存在利弊得失，创业者要根据新创企业的特点和发展情况，及时调整融资方式的组合，实现效益的最大化。

创业者获取资源后，需要对创业资源进行合理、有效的管理以确保组织战略的正常执行，并让创业资源发挥最大效用，同时新创企业的成长还需要通过对资源的投入获得更多资源来得到保障。

## 【重要概念】

创业资源　创业融资　创业资源整合

## 【复习思考】

1. 按照不同标准，创业资源可以分为几类？

2. 创业资源有哪些特征？

3. 创业资源获取的途径有哪些？

4. 创业融资的主要渠道有哪些？

5. 创业资源整合方式有哪些？

# 第六章 创业计划书

## 【学习要点】

1. 创业计划的定义及作用。

2. 创业计划的主要内容和基本结构。

3. 创业计划书的撰写流程。

4. 创业计划书的评价标准和展示技巧。

## 【导入案例】

### 创投——将创业者的理想变为现实

2014年9月，李克强总理在夏季达沃斯论坛上发出了"大众创业、万众创新"的号召，希望在全国掀起"大众创业""草根创业"的新浪潮，形成"万众创新""人人创新"的新势态。

在李克强总理"大众创业、万众创新"的号召下，2015年7月29日至31日，由国家教育部、人力资源和社会保障部、国有资产监督管理委员会联合举办的全国高校实践育人暨创新创业现场推进会在湖北省黄冈市召开。会议为首批50家全国高校实践育人创新创业基地入选单位授牌，成都中医药大学是成功入选的唯一一所中医药高等院校。会议要求，实践育人创新创业基地要重点抓好协同育人机制、实习实训工作、创新创业教育、提供政策支持、加强组织领导五个方面工作，推进高校实践育人和创新创业，切实增强大学生创新精神、创业意识和创新创业能力。国家和学校对大学生创业的重视和支持让具有创业精神的大学生们走上了成功的创业之路。

### 在校大学生施超的创业之路

成都中医药大学的在校大学生有着良好的创业精神和传统，曾经有媒体报道过成都中医药大学2011级临床医学院的某医学生自主创业的案例，而该案例仅是成都中医药大学学生创新创业的成功案例之一。该学生名叫施超，2015年，读大四的他才24岁，已经凭借自主创业成了名副其实的百万富翁。施超是江苏人，跟普通大学生一样，自小喜欢读书，且涉猎广泛。施超从小学到高中毕业读了超过1000本书，包括中外名著、人文百科及各类杂志。这些书不仅拓宽了他的知识面，也为他的创业打下了基础。施超在采访中说："因为读了比较多的书，所以我对自己要销售的图书，选择起来比较得心应手，懂得如何判断一本书是不是好书，也清楚什么书适合什么样的读者。"于是，施超将自己的创业项目初步选定在了图书销售上。

高考后，施超开始在家附近的广场上摆地摊卖书，新的旧的都有，都是他认为的好书。两三百本书不到一个星期就可以卖完，大约每天能挣70元，施超赚到了人生中的第一桶金。

2011年来到成都上大学后，施超也没放弃自己的图书销售项目，周末在学校里摆摊儿

NOTE

卖书，规模虽小，但在大二时已经攒下了近10万元。腰包渐渐鼓起来的施超利用学校的创业政策在学校开了一个实体书店——超然书斋。可是实体书店并不赚钱，为了维持书店的运营，施超开始去成都的各大高中销售课外读物。施超选择跟出版社合作，他拿着自己选出来的书单，逐个找高中老师谈，然后再让同学们从书单中选出书，他再反馈给出版社。由于从出版社直接拿货，没有中间商差价，所以定价较低；并且为了让学校老师、同学没有后顾之忧，施超采用垫付货款的方式，等同学们拿到书了，再把钱付给他。基于以上两个因素，施超的书深受欢迎。

在赚取了第一桶金后，施超雇用了10个自己的中学同学，将图书销售业务扩展到了上海、江西、湖北等地方。业务渐渐扩展后，施超又筹建了自己的文化公司——江苏超然文化发展有限公司，24岁的他赚到了人生中的第二个100万元。

### 创投——为创业者开启创业之路

成功后的施超每年会拿出一部分的收益，资助成都中医药大学中和他一样有创业想法的同学，以开启他们的创业之路。除了来自学长的资助，在校大学生的创业还可能会得到企业的赞助。例如，2016年7月29日，专项帮扶有志于中医药领域创新创业的某大学生创业基金正式成立，该基金用于资助成都中医药大学具有创业精神和创业能力、已做好创业准备、具有创业项目的在校大学生。该基金启动后，成都中医药大学的学子们可就自己的创新创业项目撰写创业计划书进行申请。高校和企业会共同组成专家评审组，筛选学生们提交的创业计划书，获选项目可以获得5万元的启动资金。

除了成都中医药大学，我国每年都会举办各种创业大赛对创业计划进行投资，以开启创业者的创业之路。例如，2013年12月12日，第二届"千人计划"创业大赛决赛在苏州圆满结束。第二届"千人计划"创业大赛由"千人计划"创投中心、"千人计划"专家联谊会共同主办，收到了来自中国、美国、加拿大等14个国家的410名创业者提交的报名材料，共有187个参赛项目进入初赛，20个项目进入决赛。最终，李嘉男博士凭借"心血管内窥光学相干层析成像系统"项目荣获决赛一等奖。获得了30万元的创业奖金和1000万元的创业投资。

除了创业者，一些知名投资人、创业导师也积极参与"千人计划"，并给予了极大的肯定。纪源资本管理合伙人符绩勋表示：中国的发展需要成熟的风投，更需要大量的创业人才。"千人计划"创业大赛是帮创业者实现梦想的好机会。江丰电子材料董事长兼总经理姚力军认为：创投会给企业带来新的理念和专业化的建议，即使创业计划未能获得投资者的资助，也可以在参与的过程中获取经验，如果能碰到"愿意听企业讲故事"的创投，企业将有可能获得更加宝贵的帮助。

### 创业计划为何能获得投资者的青睐

创业计划为何能获得投资者的青睐，以下6个要素至关重要：

1. 创业团队。投资的对象是团队，项目靠团队来执行，不同团队之间的投资绩效存在差异。如果创业团队核心成员具备相关行业背景经验，拥有良好的人际关系，将有助于提高初创企业早期的成功率。团队的重要性无须赘言，想要创业成功，创业者必须要有几个"靠谱"的伙伴，团队成员之间的知识和技能具有互补性，并且各成员之间职责分工必须明确，因为一个人的精力和智慧都是有限的，任何时候都不应该是"一个人在战斗"。

2. 项目市场前景与政策环境。任何产品和服务的诞生都应该是基于市场需求，创业成败也是由市场说了算。如果创业项目目标市场需求明确，容易较快形成产业规模，并且该目标市场需求具有进一步成长的潜力，能够从当前市场状态下分一杯羹甚至发现细分市场成为行业冠军，创业前景无疑会相对广阔一些。如果项目还属于国家鼓励发展的新兴产业，能够享受到相关行业政策补贴，那就更容易存活下来。

3. 产品和服务的创新性与可行性。创业项目还需要将它所做的产品或服务讲解清楚，是否发现并解决了市场的"痛点"，是否拥有核心技术等创新优势以树立竞争门槛，关键的知识产权是否权属明确。特别是高科技创业项目，大部分项目在某些领域均取得了突破，拥有先进技术，但技术创新到市场化和产业化之间是有距离的，需要创业者深入研究和思考。

4. 商业模式的可行性。有了好的团队，好的产品和服务，创业者还需要说明白怎么赚钱。商业模式是否具有独特性？盈利模式是否可行？对于创业者来说，一个好的商业模式就是成功的一半，如果参赛者不能让评委简单、清晰、快速地看懂项目的商业模式，也就是看不出项目为客户带来的价值、未来可以创造多少利润等关键因素，此类项目被淘汰的概率比较大。

5. 融资方案的可行性。创业项目应该有比较明确可行的融资计划，融资的进度和金额应该契合企业成长的需求和发展的节奏，估算项目发展所需要的主要成本及可能的收入来源，依据公司盈利发展的关键时点来测算融资金额及释放的股权比例。融资方案的可行性实际体现的是团队对于创业项目的执行把控能力，千万别毫无依据、脑袋一拍先来个"5000 万"，这是投资人最不愿意看到的。

6. 创业计划书的完整性。好的创业计划书其实就是创业思路，投资人评估创业项目好坏的主要依据就是创业者的创业计划书，所以一份材料齐全、结构完整、阐述明确的创业计划书是非常必要的，如果创业者都写不清楚自己想干什么，那投资人也不指望你能说得清楚了。

（资料来源：根据 2014 年 1 月 9 日《中国经济导报》"投资人最烦创业者拍脑袋要钱"等相关资料整理。）

# 第一节　创业计划书概述

## 一、创业计划书的定义

创业计划书又名"商业计划书（Business Plan）"，是创业者在初创企业成立之前，通过对新企业所有的内部和外部要素的描述，就某一项具有市场前景的新产品或服务，向潜在的投资者、合作伙伴、政府机构等进行游说以获得投资支持的可行性商业报告。创业计划书既为创业者的行动提供指导和规划，也是创业者叩响投资者大门的"敲门砖"，同时也是创业企业能否开展国际业务的关键。

创业计划书是企业在创办初期所编写的企业创立与运营的整体规划方案。创业计划书需要阐明新企业在未来要达成的目标，以及如何达成这些目标。创业计划书是各项职能计划的综合，主要包括市场计划、产品生产计划、组织管理计划、财务计划、风险及退出计划等。创业计划书需要对新办企业所面临的各种环境因素进行系统详细的分析和自我评估，并将这些环境

NOTE

因素整理为文字，向投资者展示预期收益及相应的风险和投资退出策略。创业计划书既是一种吸引投资的工具，也是公司长远发展及企业管理和操作的行为指南。

## 二、创业计划书的作用

### （一）为创业者的行动提供指导和规划

创业计划书为创业活动提供指导，是衡量创业活动进展情况的标准。创业计划书是实现创业构想的指南，一份科学、翔实、可行的创业计划书能让创业者保持头脑清醒，克服盲目创业。

创业计划书具有战略性、全局性、长期性和可调整性。创业计划书通过全面介绍公司或项目发展前景，阐述创业企业在产品、市场、竞争、风险及融资等方面的计划并进行可行性分析，为创业企业的产品开发、市场营销及财务决策等提供指南。如果有了一份详尽的创业计划书，就好像有了一份业务发展的指示图一样，它会引导创业企业走过发展的不同阶段。

### （二）获取风险投资资金

创业计划书是一份全方位的商业计划，其主要用途是递交给投资者或合作伙伴（包括风险投资商、银行、客户和供应商及利益相关者），以便于他们能对企业或项目做出评判，从而使创业者获得资金支持。创业计划书也可用于申请特定的创业贷款（如政府小额创业贷款）。

由于创业企业缺乏资金，也没有历史数据，因此只能通过创业计划书这一载体向投资者展示创业企业的预期价值以获取风险投资资金。因此，创业计划书必须最大限度地体现产品或项目的价值，以有效获取投资者、战略合作者及包括政府在内的其他利益相关者的信任。

一份高质量的创业计划书对创业者的项目融资至关重要。一份完美的创业计划应综合分析创业企业的内外部环境，综合研究国家法律、法规及政策，着力呈现产品或项目的主体现状、竞争优势及发展潜力。只有内容具体、凸显产品竞争优势、能提供科学的支撑数据、可行性强的创业计划书才能吸引投资商，才能让创业者的融资需求成为现实。

### （三）是创业企业员工行动的纲领，是实施管理的依据

一份完整可行的创业计划书是创业企业在内外部环境分析（如宏观政策分析、市场竞争分析、产品优势分析）的基础上，阐述其应对策略（如产品策略、市场策略及团队成员组织），展示其获取预期利益的可行性的商业计划。创业计划书的写作过程就是企业产品策略、营销策略、管理策略及财务策略的形成过程，而产品策略、营销策略、管理策略及财务策略就是创业企业员工行动的纲领，也是创业企业实施管理的依据。创业者可通过与创业企业员工分享其创业计划书，获取员工的理解与支持，从而形成创业企业特有的组织文化，以增强创业企业的凝聚力。

# 第二节　创业计划书的基本构架

## 一、创业计划书的主要内容

根据目标、对象的不同，创业计划书的重点会有所不同。例如拿给投资者看的创业计划书

和用于申请贷款的创业计划书会存在差异。但总体而言，创业计划书的内容主要包括以下几个方面，即创业计划书的6C规范（图6-1）。

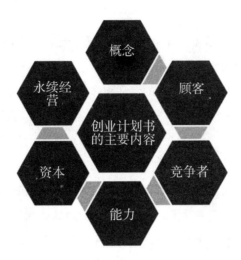

图6-1 创业计划书的6C规范

**1. 概念（concept）** 在创业计划书里，要迅速让别人知道你要卖的产品或服务是什么。

**2. 顾客（customers）** 阐述了要卖的产品或服务以后，接下来阐述的是要卖给谁，谁是顾客？要明确顾客的范围，通过对潜在顾客进行分层，进一步明确最重要的目标顾客。例如某产品的顾客界定为女性，需要根据女性年龄进一步分层，如6岁以下的女性，7~18岁的女性，18~35岁的女性，35~50岁的女性，50岁以上的女性。根据产品特征，确定最适合的年龄层并将其确定为目标顾客。

**3. 竞争者（competitors）** 在确定了产品和顾客后，创业计划书需要描述是否存在竞争者提供竞争产品或服务，如市场上是否存在类似产品或替代品？这些竞争者的关系是直接的还是间接的？

**4. 能力（capabilities）** 有了产品和顾客，分析了行业环境之后，需要阐述创业者是否具有创业产品的开发及营销能力。如果创业者本身不具备开发或营销能力，需要阐述团队成员是否能弥补创业者本身的不足。

**5. 资本（capital）** 产品、顾客、能力具备之后，创业计划书需要阐述创业产品运营的资本及费用问题。需要阐述创业者自己拥有多少资产，需要筹融资的数量。预期的资产运营效率如何？

**6. 永续经营（continuation）** 创业计划书建立于永续经营的假设上，需要阐述创业企业的远期规划，如将来的计划是什么。需要介绍新的风险团队成员或下一代的创业团队。并且，随着创业计划的推进，创业环境会发生改变，需要根据6C规范适时做出调整。

## 二、创业计划书的要素

虽然创业计划书根据不同的读者、不同的行业要求存在差异，但创业计划书都会对以下10个要素进行阐述。

**1. 事业描述** 创业计划书需要描述创业者所要进入的行业，卖什么产品，提供什么服务，

NOTE

谁是主要的客户；所属产业的生命周期是处于萌芽期、成长期、成熟期还是衰退期；创业者以何种形态进行创业，是独资初创、合伙初创、并购还是合伙加入已存续的企业；打算何时开业，营业时间多长；等等。

**2. 产品或服务**　创业计划书需要详细说明创业企业提供的产品或服务。例如，产品或服务有什么特色；与竞争对手相比，产品或服务是否存在差异；为什么能吸引顾客；能给客户或顾客带来什么利益；是否拥有产品或服务的专利和许可证；等等。

创业计划书必须强调产品或服务的竞争优势，若能进行样品展示，无疑会增加风险投资者对产品可行性的认同。

**3. 市场分析**　创业计划书需要描述创业者提供的产品和服务的目标市场。首先需要确定产品或服务的目标市场规模大小、创业者提供的产品或服务的预期市场占有率、预期市场增长率。然后需要进行市场划分，需要确定产品是面向既有市场既有客户，还是开发新的市场新的客户。需要区分是否存在不同层次的客户，如不同年龄层的客户，或不同收入、不同性别的客户等。针对不同特征的客户采取哪些不同的定价、营销手段。

**4. 地点**　创业计划书需要描述创业活动开展的地址。相对于电商，实体企业的选址更重要。选址对不同的行业的影响也不一样，如制造业应选址于交通便利、符合规划的地方；服务业应选址于人流量大、消费水平高的地方。

**5. 竞争**　创业计划书需要描述创业产品或项目的竞争环境，需要阐述产品或项目是否存在竞争者、竞争者的优势和劣势、相对于竞争者创业产品或项目的优势和劣势、怎样才能在竞争中获胜、创业者获得竞争优势的经营策略。

竞争分析可以从 5 个方向去做：谁是最接近的五大竞争者？他们的业务如何？他们与本业务相似的程度？从他们那里学到什么？如何做得比他们好？

**6. 管理**　创业计划书需要描述创业者本身的专业背景，阐述自己在管理方面的优势和劣势；介绍自己的创业团队，团队成员如何弥补自己的劣势，创业团队人员的职责与分工，要确保团队成员专业的均衡性。

**7. 人事**　创业计划书要描述创业企业的人事需求并合理核算人事成本。具体阐述需要引进哪些专业技术人才、全职或兼职、薪水如何计算、是否需要岗前培训等。

**8. 财务规划**　创业计划书需要阐述筹资和融资的数量及用途，比如是用于营运周转、购置设备还是技术开发。

创业计划书需提供未来 3 年的预估财务报表（资产负债表、损益表和现金流量表）。资产负债表反映创业企业在某一时刻（通常为年末、季末）的资产、负债和所有者权益，以及营运资金的周转效率等。损益表用于反映创业企业在某一时期内（通常为 1 年）的盈利状况，主要包括收入、成本和费用等要素。现金流量表反映创业企业一定时期内（通常为 1 年）的现金收支情况，主要包括经营活动现金收支情况、投资活动现金收支情况及融资活动现金收支情况。

由于财务规划与产品规划、市场规划、生产规划及人力资源规划息息相关，因此，该部分的财务数据应与前面部分的描述相吻合。

**9. 风险**　经营企业一定会有风险，创业计划书需要阐述风险应急机制，即在面对不确定性情形时，创业团队具备的风险应急能力。如货运公司需要阐述交通规划变化时的应急预案，餐厅需要阐述火灾发生时的应急预案。

**10. 成长与发展**　创业计划需要展望未来，需要阐述未来企业规划，三年规划及五年规划。创业计划的期限为永续经营，所以在做创业计划时还要能够做到全球化和长远化。

## 三、创业计划书的基本结构

创业计划书的基本结构有以下几部分（图6-2）。

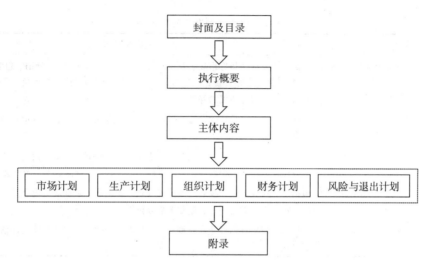

**图6-2　创业计划书的基本结构图**

### （一）封面、标题和目录

封面的设计要有审美观和艺术性，一个好的封面会使阅读者产生最初的好感，形成良好的第一印象。封面主要包括公司名称、地址、主要联系人姓名和联系方式等。

### （二）执行概要

执行概要就如文章摘要一样，它浓缩了创业计划书的精华，需要在完成创业计划书主体部分的写作后进行书写。执行概要应简明、生动，以便投资者及利益相关者能在最短的时间内获得创业企业的产品计划、经营计划、财务计划并对创业计划的客观可行性进行判断。如果个人写作能力有限，该部分可请他人帮助，执行概要必须要精简。主要阐述背景、公司简介、市场、竞争优势、管理团队、将来的计划和财务现状及融资金额与用途。

执行概要通常包括如下内容：

**1. 问题和解决方案**　陈述本项目的价值定位，本项目要给谁提供什么产品或服务、这些产品或服务如何生产、本项目的生产管理计划。

**2. 市场大小和增长机会**　包括对面临的市场机会和目标市场的定位与预测、细分市场的描述（如阐述细分市场中共有多少人或多少公司，总共的产值是多少，增长速度如何，是什么因素驱动这个细分市场）。

**3. 创业者的竞争优势**　相对于竞争者，本项目的产品优势是什么。

**4. 创业者的商业模式**　谁是本项目的客户，产品如何定价，一件产品的成本是多少，目前是否有真实客户，是否正在发展阶段，本项目的销售和营销策略是什么。

**5. 创业团队介绍**　为什么本项目的团队有能力成功，他们以前做过什么，描述已有业绩是否有创业导师或顾问。

**6. 财务预测和融资需求**　创业者拟融资的金额是多少，给投资者的投资回报率是多少，未来3年的收入和成本预测是多少。

### （三）创业计划书主体内容

创业计划书的主体内容应该包括市场计划、生产计划、组织计划、财务计划、风险与退出计划（表6-1）。

**表6-1　创业计划书的主体内容**

| 条目 | 主要内容 |
| --- | --- |
| 市场计划（Marketing Plan） | 包括市场分析（目标市场、竞争和行业趋势）、市场策略（分销、包装、定价、品牌）、销售策略（促销、广告策略、公共关系、网络营销）、客户服务、市场战略的实施与评估机制等 |
| 生产计划（Production Plan） | 包括对生产能力及基础设施的描述，生产能力及控制，以及订单管理和库存管理等 |
| 组织计划（Organizational Plan） | 包括对组织机构的描述，主要业务描述，产品或服务介绍，阐述知识产权、地址或位置、法律组织形式、人事管理，以及法律、保险、安全及社会责任等 |
| 财务计划（Financial Documents） | 包括历史财务报表和预期财务报表（资产负债表、利润表、现金流量表）的制作、资金的来源与用途、盈亏平衡分析等 |
| 风险与退出计划（Risk & Exit Plan） | 包括风险战略规划（企业长期目标、增长战略和里程碑）、风险评估和退出计划（包括风险投资资金的退出）等 |

**1. 市场分析**　市场分析主要包括市场容量估算和趋势预测、市场发展的趋势、竞争分析和竞争优势、目标市场的定位与分析、估计的市场份额和销售额等。可根据企业竞争优势的不同，采取不同的市场策略，如低成本策略、产品差异化策略等（表6-2）。

**表6-2　市场计划的主要内容**

| 要素 | 主要内容 |
| --- | --- |
| 行业趋势分析 | 行业份额及增长趋势；行业成熟度；不利的经济因素；季节性因素；制约行业发展的技术因素；财务因素；行业预期变化及趋势 |
| 目标市场确定 | 人口和地理环境分析；消费者生活方式与心理因素；消费者采购模式；购买敏感性；市场份额及趋势 |
| 竞争分析 | 创业企业的竞争地位分析；市场份额预估；进入壁垒；未来竞争趋势分析 |
| 战略地位及风险评估 | 企业优势；市场/行业机会；市场风险评估；市场战略地位的界定 |
| 营销计划和销售策略 | 公司信息发布；销售渠道分析；战略伙伴关系的确定；其他营销策略；销售队伍和结构；销售假设 |

市场分析应建立在行业分析的基础上，可运用波特五力模型，即从供应商、消费者、新进入者、替代品、同业竞争者五个方面对行业外部环境进行分析。根据以上五个方面的调查，确定创业企业所在行业的发展趋势、创新和技术进步的需求程度、行业总销售额、该行业回报率、价格趋向、价格决定因素、行业竞争的本质、进入该行业的障碍及对策。

在对产品的竞争优势进行分析时可采用SWOT分析法，即通过对创业企业竞争优势、竞争劣势、机会和威胁四个方面的评估，以确定产品或服务的竞争优势。

通过对既有市场环境及消费者特征的分析，结合创业企业所生产产品的特性及企业自身状况，确定产品或服务是否具有竞争优势，从而制定可行的营销策略，确保产品能够顺利进入市场，并保持和提高市场占有率。营销策略主要包括营销渠道的选择、营销团队的管理方法、促销计划和广告策略、价格决策等。

**2. 生产运营计划**　即制造计划。制造计划通过对产品制造和技术设备现状进行分析，确定新产品的投产计划（主要考虑新产品规模化的可行性和稳定性），确定技术提升和设备更新需求，并进行质量控制和质量改进等（表6-3）。

该部分应描述产品或服务的概念及特性，凸显产品或服务的竞争优势；阐述产品的研究和开发过程；发展新产品的计划和成本分析；开展产品的市场前景预测；申请产品的品牌和专利；等等。

**表6-3　生产运营计划的主要内容**

| 要素 | 主要内容 |
| --- | --- |
| 生产能力/基础设施 | 工厂和设施（Plant and Facilities）；设备和技术（Equipment and Technology）；研究和开发（Research and Development） |
| 生产调节和控制 | 制造/生产计划（Manufacturing/Production Plan）；可变的劳动力需求（Variable Labor Requirements）；产能利用率（Capacity Utilization）；质量控制（Quality Control）；安全，健康和环境问题（Safety, Health and Environmental Concerns）；生产收缩策略（Shrinkage） |
| 订单及库存管理 | 订单的实现和客户服务（Order Fulfillment and Customer Service）；库存管理（Inventory Management）；供应和分销（Supply and Distribution）；管理信息系统（Management Information Systems） |

**3. 组织管理计划**　包括对公司组织结构的陈述（团队成员构成、创业团队主要成员的教育和工作背景、团队成员的分工和互补关系、主要投资人和持股情况等）；现有人力资源的评估及使用情况（人力资源的发展计划、员工薪酬计划、员工培训计划、人力资本的费用及控制计划）；创业的种类（包括创业企业的名称、地址、法律形式、联系方式等）；创业企业的理念、战略目标及阶段性的目标等。组织管理计划中可涉及创业企业的管理风格和文化，以及应承担的社会责任等（表6-4）。

**表6-4　组织管理计划的主要内容**

| 要素 | 主要内容 |
| --- | --- |
| 组织结构 | 主要/关键员工（Principals/Key Employees）；董事会（Board of Directors）；顾问/专家（Consultants/Specialists）；管理层（Management）；组织结构图（Organizational Chart） |
| 管理风格和企业文化 | 管理风格（Management Style）；企业文化（Corporate Culture） |
| 社会责任 | 社会责任目标（Social Responsibility Goals）；公司政策（Company Policies）；社区活动（Community Activities） |

**4. 财务计划**　主要包括资金需求（筹资、融资需求）及来源、股本结构、资金的用途（资金用于生产和投资的情况）、预期收益、预期财务报表（资产、负债、收入、成本、费用、利润及现金收支情况）等（表6-5）。

NOTE

**表 6 – 5　财务计划的主要内容**

| 要素 | 主要内容 |
|------|---------|
| 财务报表分析 | 损益表（Income Statement）；现金流量表（Cash Flow）；资产负债表（Balance Sheet） |
| 盈亏平衡分析 | 盈亏平衡分析（Break – Even Analysis）；计划假设（Plan Assumptions） |
| 资金来源与用途 | 资金来源（Sources of Funds）；资金用途（Users of Funds） |

**5. 风险与退出计划**　包括风险战略规划、风险评估分析及退出计划（表 6 – 6）。在进行风险评估时，可以阐述如下事项：①创业企业在市场、竞争和技术、财务方面都有哪些基本的风险。②企业准备怎样应付这些风险。③在最好和最坏情形下，企业的产品、生产、营销、财务策略会做何调整。

主要的退出机制包括：①公司股票上市。这样，投资者可将自己拥有的该公司股权公开出售。②公司整体出售。即把包括风险资本公司的权益同时出售给有关公司，通常为大公司。③公司、创业者个人或第三方购买投资者权益。

**表 6 – 6　风险与退出计划的主要内容**

| 要素 | 主要内容 |
|------|---------|
| 风险战略规划 | 公司长期目标（Long – Term Company Goals）；增长战略（Growth Strategy）；里程碑或重要目标（Milestones） |
| 风险评估分析 | 风险评估（Risk Evaluation） |
| 退出计划 | 退出计划（Exit Plan） |

## （四）附录

该部分文件应能对以上几个部分（市场计划、生产计划、组织计划、财务计划、风险与退出计划）的描述予以支撑。一般包括：管理层简历、销售手册、产品图纸、产品技术鉴定证书、商标、版权及专利证书、获奖证明、调查问卷、财务报表、信用报告、推荐信、定位分析、法律文件（租赁、合同、协议）等正文中不能系统说明的内容。

# 第三节　创业计划书的撰写

在撰写创业计划书前，对以下关键词进行思考，会让你的创业计划书更简洁、更有针对性。

这些关键词包括：谁（Who，创业团队、为谁服务）、什么时候（When）、哪里（Where，地址及服务区域）、做什么（What）、为什么（Why）、怎么做（How）、需要多少钱（How much）、独特性（Unique）、是否有利于客户（Benefit to Customer）。

## 一、创业计划书的撰写思路

1. 设计有竞争力的商业模式，并建立坚实的战略计划。

2. 进行可行性分析，制作一个成功的创业计划。

3. 考虑企业的法律形式（独资、合伙、公司制等）。

4. 分析企业特许经营权现状（包括特许经营权的形式、购买特许经营权的利弊等）。

5. 考虑是否购买一个已存在的企业（包括对被购买企业的评估、站在卖方立场思考问题等）。

6. 制订市场计划（包括对目标市场、消费者需求进行分析等）。

7. 制定电子商务策略（借鉴电子商务的成功策略、考虑网页如何设计、如何保障安全等）。

8. 制定定价策略（考虑形象、竞争和价值等因素对制定价格的影响）。

9. 制订财务计划（包括预期财务报表的制定、进行盈亏分析等）。

10. 管理现金流量（编制现金预算）。

11. 分析融资来源：债务和权益。

12. 选择合适的地址和布局（考虑行业性质）。

13. 全球化战略（考虑公司发展壮大后的投资策略）。

14. 企业长远规划（包括建立新的风险团队、对下一代的规划等）。

## 二、创业计划书的撰写流程

准备创业方案是一个展望项目未来前景、细致探索其中的合理思路、确认实施项目所需的各种必要资源及寻求所需支持的过程。需要注意的是，并非所有创业方案都要完全按照创业计划的基本框架进行。创业内容不同，相互之间差异也就很大。但通常而言，创业计划书的编写主要包括以下几个阶段（图 6 – 3）。

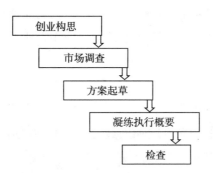

**图 6 – 3　创业计划书的编写阶段**

（一）创业构思

对初创的风险企业来说，创业计划书的作用尤为重要。一个酝酿中的项目，往往很模糊，通过制订创业计划书，把正反理由都书写下来，然后再逐条推敲，这样创业者就能对这一项目有更清晰的认识。创业计划书首先是把创业计划推销给创业者自己，其次才是推销给风险投资家。

1. 在确定企业目标时，创业者需要确定满足以下 4 个因素（4C）：

（1）控制（control）　创业者能较好地对企业实施控制。

（2）挑战（challenge）　创业团队能很好地应对来自技术、市场、管理、资金需求等方面的挑战。

（3）创新（creativity）　产品或服务具有创新性，具有竞争优势。

（4）现金流（cash）　能获取企业发展所必需的资金支持。

在构思创业计划时必须要回答：创办企业的目的是什么？确立创业目标应考虑的因素（6M 方法）包括：

（1）商品（merchandise）　创业者要卖的商品与服务是什么。

（2）市场（markets）　商品与服务要影响的人是谁。

（3）动机（motives）　消费者为什么购买你的产品或服务。

（4）信息（messages）　所传达的主要想法是什么。

（5）媒介（media）　销售渠道是什么。怎样将产品销售给潜在顾客。

（6）测量（measurements）　以什么准则测量创业成果和预期目标；创业计划团队的最佳组合是什么；是否有专业技术人员；等等。

创业计划书需要关注产品，敢于竞争，有详细深入的市场分析，有表明行动的方针，能展示创业团队，能勾画出清晰的商业模式并有着出色的执行概要。

2. 在创业构思阶段，创业者需要仔细思考以下问题：

（1）创业产品和服务是否具有竞争优势？

（2）商业模式是否可行？

（3）管理是否高效？

（4）风险投资的收益怎样？

（5）创业计划书是否详细说明投资者可行的风险退出机制？

（二）市场调查

市场调查是运用问卷调查、实地访问等科学方法，通过了解目标市场、竞争厂商、目标顾客的现状及发展趋势，有目的、系统综合地搜集、记录和整理相关信息和资料，为生产决策和营销决策提供客观正确的资料。市场调查包括市场环境调查、市场需求调查、市场供给调查、市场营销因素调查、市场竞争情况调查等。

市场调研主要包括信息的收集和书写调查分析报告两个方面，信息收集为调查分析报告的书写提供数据；调查分析报告的书写是对信息数据的剖析与展示，创业计划书中的市场分析和营销策略的制定必须根据调研报告来制定。

**1. 市场调查的方法**　市场调查的方法主要有观察法、实验法、访问法和问卷法。

（1）观察法（observation method）　观察法分为直接观察和实际痕迹测量两种方法。

直接观察法指调查者在调查现场通过观察记录调查对象（如消费者）的行为与决策结果，以及产品本身情况，以取得第一手资料的方法。例如，市场调查人员到销售现场去观察新产品的销售情况。它最大的特点是在自然条件下进行，所得材料真实生动，缺点是可能因为观察对象的特殊性而存在偏差。

实际痕迹测量方法是指观察某一事件留下的实际痕迹，用于观察用户数量、广告的效果等。例如某汽车制造商通过调查 4S 店各车型的维修记录及顾客满意度，获取不同车型的质量水平及受欢迎程度。

（2）实验法（experimental method）　实验法是在可控的环境下，通过观测某一种因素与市场销量的关系，以确定最优策略的市场调查方法。实验法常用于依据市场销售实验制定产品销售策略、根据消费者使用情况改进新产品等。例如，可通过控制产品的品质、包装和地区等因素，观测同一地区产品价格变化与市场销量的关系，以确定最优价格策略。具体而言，可对某一连锁商场内具有同样包装及质量的同款产品制定不同的价格，观察不同价格下的产品销量，根据产品销售收入及成本分析，以确定最佳的产品定价。

（3）访问法（interview method） 可以分为结构式访问、无结构式访问。也可根据访问对象与形式分为集体访问和个体访问。

结构式访问是根据设计好的访问提纲进行访问。无结构式访问没有访问提纲，是一种开放式的交流，如了解消费者对产品价格、产品性能、产品包装等的总体看法。

集体访问通常采取会议或座谈的方式进行，根据访问对象的不同分为专家集体访问和消费者集体访问。个体访问包括陌生拜访、街头访问及对约定好的对象进行访问等。

（4）问卷法（survey method） 问卷法是通过设计调查表让被调查者填写以获得所调查对象的信息，它是市场调查中最常见的一种方法。问卷法可分为面对面调查、留置询问表、电话调查和网络调查等。面对面调查能直接听取对方意见，灵活性强，获取信息的真实度较高，但存在成本高等缺陷。电话调查速度快，成本低，但样本有局限，代表性不高。随着信息技术的发展，网络调查方式因其成本低，被试者的可及性高、速度快、便于统计等优势逐渐得到普及。

**2. 市场调查的流程** 市场调查是企业制订产品计划和销售计划的基础，通常采用两种方式：一是委托专业市场调查公司来做，二是创业企业自己做。市场调研的流程包括：明确调查目标、设计调查方案、制订调查工作计划、组织实地调查、调查资料的整理和分析及撰写调查报告。

（1）明确调查目标 进行市场调查时，首先要明确市场调查的目标，按照创业企业的不同需要，市场调查目标有所不同。通常情况下，创业企业需要调查行业未来的发展趋势，以及市场需求状况、市场竞争状况、消费者购买行为和营销要素情况等。

（2）设计调查方案 首先，应根据不同的调查目标，确定不同的调查对象，调查对象主要包括消费者及销售商。并尽可能地对调查对象进行分层抽样，如考虑不同性别、不同年龄的消费者对产品或服务的需求。

其次，确立了调查对象后，可根据调查目标确定调查内容，调查内容的确定既要全面，又要简练。调查内容太多会影响问卷的回收质量，而调查内容太少则又不能获取足够的信息。

最后，根据调查对象、调查内容确定调查表。设计调查表要注意以下几点：①调查表的设计要与调查主题密切相关，重点突出，避免重复。②调查表应逻辑清晰，容易的问题置前，难题及敏感性问题置后；被调查者基本信息及封闭式问题（客观题）置前，开放式问题（主观题）置后。③调查表内容简明、通俗易懂，题量适当，保证被调查者能在较短的时间内（10分钟内）高质量地完成调查表。④设计完成后，进行预调查，重点发现是否存在被调查者不愿回答或不合理的题项。

（3）制订调查工作计划 制定调查工作计划包括：调研的时间、参与调研的人员、调研的具体地点、预计的调研费用、被调研对象的确定等。可根据参与调研的人员及地区划分调查小组，挑选小组组长并进行小组内成员的分工以提高调研效率。制订调查计划应关注调查地区与创业企业产品或服务的销售范围是否一致、被调查者与目标顾客是否吻合等。

（4）组织实地调查 组织实地调查时需要进一步确定样本是否与总体吻合，在组织实地调查时需要制定科学可行的抽样方案。根据市场调查所需要的准确程度合理确定样本量，常见的抽样方法包括：随机抽样方法、分层抽样方法等。

（5）调查资料的整理和分析　创业计划书需要的信息资料很多，而市场是一个庞大的信息系统，为了提高信息收集的有效性和针对性，通常采取 Excel 工作表格对调查数据进行整理和分析。

（6）撰写调查报告　根据对调查数据的整理和分析，获取创业企业需要的市场信息，并撰写调查报告供制订创业计划书所用。

（三）方案起草

根据创业计划书的基本框架和撰写要点起草创业计划书，通常情况下，按照以下格式起草创业计划书（目录和执行概要放到最后完成）：

**1. 目录**

**2. 执行概要**

（1）项目背景

（2）目标规划

（3）市场前景

**3. 市场计划**

（1）客户分析

（2）需求分析

（3）竞争分析

①竞争优势

②竞争对手

**4. 公司概述**

（1）公司

（2）总体战略

（3）发展战略

①初期战略

②中期战略

③终极战略

（4）人力资源组织

（5）财务管理制度

（6）企业文化

（7）服务概述

**5. 组织管理计划**

（1）组织机构

（2）部门职责

（3）管理模式

**6. 投资策略**

（1）股份募资

（2）项目融资

### 7. 营销战略

（1）营销目标

（2）营销模式

（3）产品流动模式

### 8. 财务计划

（1）营业费用预算

（2）销售预算

（3）现金流量表

（4）盈亏分析

### 9. 风险分析

（1）机遇

（2）风险及策略

### 10. 退出策略

### 11. 附录

其他相关资料，如市场调查问卷等。

（四）凝练执行概要

根据已起草完成的创业计划书的主体部分，把最主要的东西做成一个1~2页的执行概要，最后，设计一个漂亮的封面，编写目录与页码。

【案例】

**第四届"挑战杯"中国银行中国大学生创业计划竞赛金奖——**

**"海之素"创业计划书执行概要**

**企业**

海之素企业是一家拥有国内首创、国际领先的高科技专项技术的调味品企业；公司以倡导绿色调味革命和振兴民族酱油产业为宗旨，致力于纯天然调味品在国内的普及。我们的目标是领导酱油市场"健康"和"营养"两大主题。当前的任务是推广"海之素"新一代酱油。

**背景**

酱油作为一种传统的调味品，成为我们日常生活中不可缺少的调味主料，2003年我国酱油消费总量达500万吨，人均约4kg，同时，我国酱油的年人均消费量以每年15%速度增长，中国的酱油产业有很大的发展空间和发展潜力。但目前国内市场上酱油约90%为配制酱油，目前酱油市场产品花色、种类繁多，但以中低档产品为主。

国家越来越重视国民的饮食和健康状况，倡导高新生物技术生产天然健康的调味品，并出台了酱油生产标准及一些与调味品相关的政策。就目前市面上的酱油比较来说，化学酱油虽然生产成本低、周期短，但不可避免含有致癌物质，所以由其配制出来的酱油严重威胁国民健康，从理论上说不能食用，在未来几年将受到严格政策限制。酿造酱油虽然质量较好，但成本高，消费者一般接受不了。

**机会**

酱油行业的"氯丙醇"事件受到广泛关注，目前我国中高档酱油市场空间大，需求大，从销量上看，年人均消费量以每年15%速度增长，但现有酱油产品营养含量和健康保障存在明显缺陷，而且由于传统酱油生产科研和技术落后于国外，急需改进，高品质酿造酱油成本过高，价格大大超过普通消费者的承受能力，因此在目前尚未出现行业龙头的情况下，再加之有政府政策的支持，相信随着消费者意识的转变，我们有很大的成长空间。

### 产品

"海之素"的生产原材料为大宗、廉价的海洋鱼类，生产成本低、周期短、生产设备改造容易、生产可行性好，同时产品味道鲜美、浓厚、口感浓郁、醇厚，氨基酸模式均衡。通过工艺的改进，产品中不含氯丙醇，具有降血压、抗衰老功能，营养丰富。技术国际领先，技术壁垒高。

### 营销策略

以广州市场为切入打造南部据点；两年后进入上海、武汉市场，形成沿海线、长江水线；两线最终汇聚珠三角、长三角、京津唐；最后辐射全国，出口海外；以中等以上收入的中青年为主的购买者为中心，影响到购买者的家庭成员，再辐射到使用者之亲戚、朋友、同事等，从而逐渐扩大市场；定位于中高端酱油市场；对于普通酱油以差异化取胜，对于高端酱油产品以成本优势取胜；实行单一品牌的无差异营销；紧密围绕"健康""营养"两大主题，突出"零氯丙醇""抗衰老""降血压"三大卖点；市场切入采用事件营销，借"事"造"势"。

### 商业战略

创业初期生产外包，集中资源和能力做好以市场营销为主的核心业务；资本节约战略，尽量节省固定成本的投入；确立以高差异化为主，成本领导为辅的企业发展路线；积极借助国家政策、市场资源、社会资源提高企业竞争力，如依靠政策扶持、谋求战略合作等；积极进取的品牌策略和技术创新策略相结合，能使得海之素企业迅速进入市场，成为酱油市场"健康""营养"两大主题的先行者，并确立可持续竞争优势。

### 团队

团队领导层由两位博士生和四位硕士生组成，具有彼此互补的专业技能与知识，经验丰富；团队成员覆盖15种以上专业知识技能，结合特定的能力和奋斗精神，足以执行本企业的创业计划；团队具有卓越的技术创新能力和市场营销能力，核心成员长期保持合作，曾创造过辉煌的业绩，关系紧密，感情深厚；团队得到六位资深专家和一名职业经理人的悉心指导和支持，他们将为企业运作过程的各个环节出谋划策，弥补了团队的劣势；团队背靠华南理工大学及华南理工大学科技园的支持，硬件、软件资源丰富。

### 财务

企业启动所需资金400万，自筹资金200万，期望引入风险投资150万，银行贷款50万；预计从经营期第二年开始盈利，第二年可获净利润500万，回收期2.45年；四年内收入和利润逐年增长，预计第四年底实现利润1800万；企业将一直保持低负债率下运行，财务风险小，具有很好的周转能力和偿债能力；企业将竭力配合风险投资商，从多种方式中选择一种最适合的风险资本退出方式，在保障风险投资商利益的同时，也实现公司自身的发展。

### 结论

"海之素"以新技术进入传统市场，在传统市场引领新的消费主题，市场广阔，发展潜力大，获利能力强，社会效益显著。团队的执行能力强，经营思想和策略创新、务实，可操作性强。

（资料来源：http：//www.docin.com/p－523936937.html。）

### （五）检查

可以从以下几个方面对创业计划书进行检查：

1. 创业计划书要通俗易懂，结构合理，有索引或目录，方便阅读者查阅。

2. 计划摘要简明生动，引人入胜，能激发投资者的阅读兴趣。

3. 创业计划书要凸显产品或服务的竞争优势。

4. 创业计划书应建立在市场调研的基础上。

5. 创业团队互补，能展示创业者的管理能力。

6. 创业计划书的财务规划可行。

7. 有可行的针对投资者的风险退出机制。

## 三、创业计划书的写作技巧

创业计划书既能帮助创业企业理清思路，又能帮助创业企业获取风险投资资金。但要达到上述目的，创业计划书应具备以下特点：

### （一）简明扼要，结构合理

主体部分应逻辑清晰，执行概要应阐明主旨，具体数据及相关支撑材料作为附件置后。在结构方面既要做到全面分析，又要突出重点，如创业企业的独特优势，站在投资者的立场看问题，关注投资者想获取的信息。

### （二）言之有据，以客观性说服投资者

提供具有说服力的资料，如市场调查数据、产品检测报告、可信真实的财务资料等。

### 【案例】

#### 第四届"挑战杯"中国银行中国大学生创业计划竞赛金奖——
#### "海之素"创业计划书产品检测报告

第四届"挑战杯"中国银行中国大学生创业计划竞赛金奖——"海之素"创业计划书向评委们展示了产品检测报告（图6-4），提供了具有支撑力的资料，客观地说服了评委。

产品检测报告单

一、送检单位

华南理工大学食品与生物工程研究所。

二、送检样品

酱油。

三、检测项目

色泽、气味、总氮、氯丙醇、钙、磷、铁、维生素C、砷、铅、铜、细菌总数、大肠杆菌等。

四、检测结果

1. 理化指标

| 检验项目 | 实测结果 | 单项评价 |
| --- | --- | --- |
| 总氮（g/100mL） | 1.5 | 合格 |
| 氯丙醇（g/100mL） | 0 | 合格 |
| 维生素C（mg/kg） | 46.6 | 合格 |

续表

| 检验项目 | 实测结果 | 单项评价 |
|---|---|---|
| 钙（mg/kg） | 20 | 合格 |
| 磷（mg/kg） | 18 | 合格 |
| 铁（mg/kg） | 3 | 合格 |
| 砷（mg/kg） | <0.1 | 合格 |
| 铅（mg/kg） | <0.3 | 合格 |
| 铜（mg/kg） | <2 | 合格 |

2. 感观指标

| 检验项目 | 实测结果 | 单项评价 |
|---|---|---|
| 色泽 | 深红色 | 合格 |
| 气味 | 酱香味 | 合格 |

图6-4　"海之素"创业计划书中的产品检测报告单

（资料来源：http://www.docin.com/p-523936937.html。）

### （三）清楚明了，让大众也能读懂

创业计划书应尽量使用图表，并配以文字说明。创业计划书的正文应该通俗易懂，如果涉及专业性的技术和生产运营过程等，可将其放置于附件，供专家评估。

【案例】

#### 第四届"挑战杯"中国银行中国大学生创业计划竞赛金奖——
#### "海之素"创业计划书中的图表运用

第四届"挑战杯"中国银行中国大学生创业计划竞赛金奖——"海之素"创业计划书在阐述产品计划时，运用了大量的图表以说明其产品优势及其生产工艺，增强了该创业计划书的可信度。

该计划书采用表格形式对比说明创业企业开发的产品与竞争产品的差异，让评委对其产品优势一目了然。

表6-7　"海之素"创业计划书中展示的产品优势

| 产品 | 传统酿造酱油 | 配制酱油 | 化学酱油 | "海之素"酱油 |
|---|---|---|---|---|
| 生产周期（天） | 60~150 | 调配 | 2 | 2 |
| 生产成本（元/吨） | 2800~3500 | 1300~2500 | 1100 | 1300 |
| 质量等级 | 高 | 低 | 不能食用 | 高 |
| 氯丙醇含量 | 无 | 普遍超标 | 严重超标 | 无 |
| 色 | 深黑色 | 棕红色 | 淡黄色 | 红褐色 |
| 香 | 酱香 | 微有酱香 | 一定香味 | 鲜香味 |
| 味 | 口感厚重 | 味淡薄 | 无气味 | 滋味鲜美 |
| 适合工业化生产 | 否 | 可 | 可 | 是 |

（资料来源：http://www.docin.com/p-523936937.html。）

NOTE

此外，该计划书运用图的方式说明了其工艺流程，增加了评委对其生产能力的置信度。

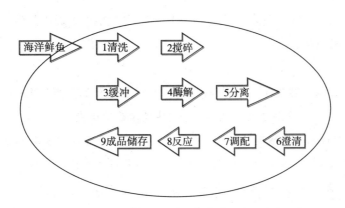

图6-5 "海之素"创业计划书中展示的工艺流程图

（资料来源：http：//www.docin.com/p-523936937.html。）

### （四）重点突出，阐述独特优势及投资回报

创业计划书的主要目的在于筹资和融资，产品的竞争优势和投资回报是创业计划书阅读者最为关心的问题。创业计划书应关注创业计划的可操作性、盈利性和可持续性。

【案例】

#### 第四届"挑战杯"中国银行中国大学生创业计划竞赛金奖——
#### "海之素"创业计划书阐述的投资回报

第四届"挑战杯"中国银行中国大学生创业计划竞赛金奖——"海之素"创业计划书在阐述财务计划时，首先运用数据表格的方式阐述了企业的良好前景，如表6-8显示创业企业在投产的第二年（2007年）即实现扭亏为盈，第二年的净利润即达到了500万元。表6-9展现了企业的投资回收期，表6-10展示了企业的收益性指标，以下三个表格都着重强调了创业企业具有较高的投资回报。

表6-8 "海之素"创业计划书中的财务数据分析

| 项目 | 2006年 | 2007年 | 2008年 |
|---|---|---|---|
| 销售收入（万元） | 1984 | 6200 | 10540 |
| 净利润（万元） | -228.58 | 500 | 770 |
| 现金流量净额（万元） | -236.32 | 477.47 | 1151.86 |
| 净资产（万元） | 169.03 | 1330 | 1761 |
| 股利（万元） | 0 | 170 | 339 |

表6-9 "海之素"创业计划书中的投资回收期

| 指标名称 | 净现值 | MIRR | 静态投资回收期 | 动态投资回收期 |
|---|---|---|---|---|
| 指标值 | 1200万元 | 47% | 2.5年 | 2.73年 |

表6-10 "海之素"创业计划书中的收益性指标

| 指标 | 2006年 | 2007年 | 2008年 |
|---|---|---|---|
| 销售利润率 | -14.96% | 10.50% | 13.55% |
| 净资产收益率 | -150.20% | 37.60% | 43.73% |
| 投资报酬率 | -57.15% | 50.00% | 77.00% |

（资料来源：http：//www.docin.com/p-523936937.html。）

### （五）有明确的针对投资者的风险退出机制

创业计划书的主要目的之一是获取风险投资，而风险投资者愿意向创业企业注资的重要原

NOTE

因则在于可以获取投资回报；即使不能获取预期收益，至少能做到资产保全。因此，制定针对投资者的切实可行的风险退出机制非常重要。

【案例】

**第四届"挑战杯"中国银行中国大学生创业计划竞赛金奖——**

**"海之素"创业计划书中的风险退出决策**

"海之素"创业计划书详细说明了投资者未能获取预期收益的退出策略（图 6-6）。并说明，即使是最坏的结果——破产清算，投资者依然可以通过出售设备收回投资（由于该公司的生产设备 80% 都是通用型的加工设备，且自有资金高达 50%）。

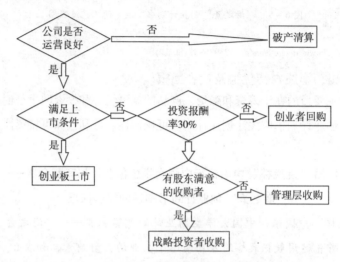

图 6-6　"海之素"创业计划书中的风险退出决策

（资料来源：http：//www.docin.com/p - 523936937.html。）

# 第四节　创业计划书的营销与实施

## 一、创业计划书的评价标准

创业计划书除了为创业者及其员工的行动和管理提供指导和规划外，其主要用途则是为了寻求风险投资者的资金支持或申请特定贷款。针对大学生，创业计划书则多用于参加创业大赛。

什么样的创业计划书才能让评委、风险投资者接受？以大学生创业大赛为例，创业计划书的评价标准如下：

### （一）创业计划书书面评价标准

表 6-11　创业计划书书面评价标准

| 内容 | 权重 | 标准 |
|---|---|---|
| 执行概要 | 5% | 简明、扼要，能有效概括整个计划；具有鲜明的个性，具有吸引力；有明确的思路和目标；能突出自身特有的优势 |
| 产品或服务 | 15% | 描述详细、清晰；技术领先，且适应现有消费水平；对技术前景判断合理、准确；特点突出，有较高的商业价值；需求分析合理 |

续表

| 内容 | 权重 | 标准 |
|---|---|---|
| 公司战略 | 5% | 公司背景及现状介绍清楚；商业目的明确、合理；公司市场定位准确：形象设计及创业理念出色；全盘战略目标合理、明确 |
| 市场分析 | 10% | 市场调查分析严密、科学；详细阐明市场容量与趋势；对市场竞争状况及各自优势认识清楚，分析透彻；对市场份额及市场走势预测合理；市场定位准确 |
| 营销策略 | 10% | 成本及定价合理；营销渠道通畅；促销方式有效，具有吸引力；具有创新性 |
| 经营管理 | 5% | 开发状态和目标规划合理；操作周期和实施计划安排恰当；各发展阶段目标合理，重点明确；对经营难度和资源要求分析准确 |
| 组织管理 | 15% | 团队成员具有相关的教育及工作背景；能力互补且分工合理；组织结构严谨；产权、股权划分适当 |
| 财务计划 | 10% | 财务报表清晰明了，能有效展示财务绩效；列出关键财务指标和主要财务报表；财务计划及相关指标合理准确 |
| 融资方案和回报 | 10% | 列出资金结构及数量、投资回报率、利益分配方式、可能的退出方式等；需求合理，估计全面；融资方案具有吸引力 |
| 风险评价 | 10% | 对风险和问题认识深刻，估计充分；解决方案合理有效 |
| 整体表述 | 5% | 专业语言运用准确；表述简洁清晰、少有冗余 |
| 合计 | 100% | |

创业计划书应具有完整性，条理清晰、重点突出、力求简洁、清晰、易懂，相关数据科学、真实、准确。

创业计划书的执行概要应该简明、扼要，能有效概括整个计划书；具有鲜明的个性，具有吸引力；有明确的思路和目标；能突出自身优势。

在企业概述部分，应能对企业的基本信息进行准确、清晰的描述，且符合法律规范要求。企业性质界定明确，企业宗旨、经营理念符合企业发展及社会发展要求；股东、股权清晰；企业经营业务符合法律要求，适应企业发展要求，现实经营状况稳定，未来经营预测可行。

创业计划书对产品/服务的描述应详细、清晰；对技术前景判断合理、准确；创意独特、新颖，创新元素多，具有技术含量；产品或服务有商业价值和社会应用价值。对市场份额及市场趋势预测合理；市场定位准确；市场竞争及自身优劣势认识清楚，分析全面、透彻；对主要的竞争对手分析适当。在营销策略的阐述部分，对商业目的描述明确、合理；形象设计及创业理念出色；全盘战略目标合理、明确；成本及定价合理；营销渠道通畅；促销方式有效，具有吸引力；有一定创新。

在生产/经营计划部分，创业计划书应描述原材料的供应情况、工艺设备的运行安排、人力资源安排等。以产品或服务为依据，以生产工艺为主线，力求描述准确、合理、可操作性强。在组织管理部分，组织机构要健全，规章制度要完善；产权、股权划分适当；团队成员具有相关的专业背景，能力互补且分工合理。

在财务分析部分，财务规章制度要健全；编制的预计财务报表（资产负债、利润表、现金流量表）完整清晰，能列出主要财务指标，有效展现财务绩效；财务计划和相关财务指标合理。

在风险分析部分，对风险和问题认识深刻，估计充分，控制和解决方案合理有效。

此外，创业计划书的整体表述应科学、合理，计划书写作规范、完整，逻辑紧密、结构完

NOTE

整，项目内容全面、系统、科学。

（二）创业计划书展示（答辩）评价标准

创业计划书的答辩部分包括正式陈述和回答问题两个环节，评委根据上述两个部分及团队的整体表现进行评分，创业计划书的答辩评价标准如下：

表 6 - 12　创业计划书答辩评价标准

| 内容 | 权重 | 标准 |
| --- | --- | --- |
| **1. 正式陈述** | **55%** | |
| 产品服务和市场分析 | 10% | 全面且客观地介绍和评价产品（服务）的特点、性质和市场前景，对市场进行了细致的调查，并对调查结果进行严密和科学的分析 |
| 公司战略和营销管理 | 10% | 公司拥有短期和长期发展战略及不同时期营销战略 |
| 团队能力和经营管理 | 10% | 对本公司的团队能力有清晰的认识、掌握并熟知本团队经营管理的特点，明确公司经营和组织结构情况 |
| 企业经济/财务状况 | 10% | 公司不同经营时期的经济/财务状况清晰明了，经济/财务报表具有严密性，有支撑信息 |
| 融资方案和回报 | 5% | 有完善且符合实际的企业融资方案，并进行企业资本回报率的测算 |
| 关键风险和问题分析 | 5% | 对企业经营中可能遇到的关键风险和问题进行过先期考虑和分析，并附有实质性的对策 |
| 陈述时间控制 | 5% | 在规定时间内完成 |
| **2. 回答问题** | **30%** | |
| 正确理解评委的问题 | 5% | 对评委问题的要点有准确的理解，回答具有针对性而不是泛泛而谈 |
| 及时流畅回答问题 | 5% | 能在评委提问结束后迅速做出回答，回答内容连贯、条理清楚 |
| 回答准确可信 | 10% | 回答内容建立在准确的事实和可信的逻辑推理上 |
| 特定方面的充分阐述 | 10% | 对评委特别提出的方面能做出充分的说明和解释 |
| **3. 团队整体表现** | **15%** | |
| 答辩逻辑性及清晰度 | 5% | 陈述和回答提问的内容具有整体一致性，语言清晰明了 |
| 团队成员协作配合 | 5% | 团队成员在陈述时有较好的配合，能协调合作，彼此互补，对相关领域的问题能阐述清楚 |
| 在规定时间内有效回答 | 5% | 在规定时间内回答评委提问，无拖延时间的行为 |
| 合计 | 100% | |

在创业展示阶段，要求参赛团队对创业计划书的可行性进行现场陈述、答辩，且做到整体答辩逻辑严谨、思路清晰；团队成员分工明确，配合默契，表现出团队精神。在进行团队陈述时，要求做到条理清晰、重点突出、语言简练。在回答问题阶段，要求做到正确理解，回答流畅、准确。在对团队整体表现进行评价时，要求团队成员精神状态饱满，协作完成整个答辩环节。

## 二、创业计划书的展示技巧

1. 尽量将创业产品制作成模型。例如，"海之素"创业计划书向评委展示了创业产品的包装等细节资料。

2. 根据推介对象设计 PPT，有针对性地进行演讲与展示。

3. 根据时间要求制作 PPT，PPT 内容精炼，做到图文并茂。

4. 训练自己言简意赅的表达方式，注意开场白的训练，做到1分钟阐述创业企业的性质与职能。

5. 陈述之前进行预演，并通过录像方式记录下来，通过观看录像，改进自己的语言和形象。

6. 陈述当天提前到场，熟悉展示设备的使用，确保不出现技术故障。

7. 在陈述时注意展示自己的激情与魅力。

8. 注意活跃气氛，与投资者或评委积极互动。

## 三、创业计划书的常见错误

1. 产品描述模糊，或缺乏特色。

2. 没有市场分析，或市场分析缺乏支撑数据。

3. 缺少对竞争者的分析，或缺少战略定位。

4. 没有盈利计划。

5. 团队不成熟或成员间不能互补。

6. 缺乏风险应对措施。

7. 财务数据不真实（缺少依据）或资产结构不合理。

【本章小结】

创业计划书既为创业者的行动提供指导和规划，也是创业者叩响投资者大门的"敲门砖"，同时也是创业企业能否开展国际业务的关键。具有三大作用：为创业者的行动提供指导和规划；获取风险投资资金；是创业企业员工行动的纲领，是实施管理的依据。

创业计划书的内容主要包括：概念、顾客、竞争者、能力、资本、永续经营。

创业计划书的编写包括：创业构思阶段、市场调查阶段、方案起草阶段、凝练执行概要阶段、检查阶段。

创业计划书的写作应该简明扼要，结构合理；言之有据，以客观性说服投资者；清楚明了，让大众也能读懂；重点突出，阐述独特优势及投资回报；有明确的针对投资者的风险退出机制。

【重要概念】

创业计划书 市场调研 财务计划 执行概要

【复习思考】

1. 创业计划书的作用有哪些？

2. 创业计划书的6C规范有哪些？

3. 执行概要与创业计划书的关系是什么？

NOTE

# 第七章 新企业的开办

## 【学习要点】

1. 新企业的组织形式、注册登记流程。

2. 新企业的选址策略。

3. 新企业的人力、财务、风险管理。

4. 新企业的品牌营销模式。

## 【导入案例】

### 继承中医药精华，开创守护神大业

20世纪90年代，中医药受到西医强烈的冲击，毕业于湖南中医药大学医疗系的邝元亮，对中医药却有着一种天然的热爱。这种热爱，源于他对中医药的信仰。这种信仰，让他义无反顾地开启他的中医药创业之梦。

#### 留学受阻，毅然下海

1986年，硕士毕业于湖南中医学院的邝元亮，因成绩优秀而留校成为了一名令人羡慕的大学教师。为了传承并光大祖国的中医药事业，他在教书实验之余，刻苦啃读了大量外文书籍，并于1990年以惊人的成绩被美国、加拿大等国多所大学同时录取攻读博士学位。这是他付出多少辛劳才换来的读博资格，这个梦被学校领导的"不同意"摧毁了。当时学校领导还给他留了一条后路：辞职！但可以复职（很人性化）。他出国没成却辞了职，成了自由职业者。次年，他又去考博，照样考上了加拿大著名的多伦多大学。可这次只能自费留学，面对无法凑齐的30万加元的最低学费，他的出国深造机会又以流产而告终。无奈之下，只得南下与妻儿相聚。

1991年来到佛山，失业成了邝元亮的代名词，为生计曾以每千字10元人民币为外资企业翻译外文资料。正当他为此而忧心时，佛山一家轻化工厂因种种原因，决定请人承包。这被邝元亮视为天赐良机，于是他花光所有为留学准备的积蓄，将这家轻化工厂承包了下来。但他并没有继续从事轻化产业，而是集他和妻子所学的中医药专业优势，开始了中药的研究开发。为此，他已记不清度过了多少个不眠之夜，经历了多少风风雨雨。通过不断的刻苦钻研和精益求精的实验之后，一种可以治疗手足癣、股癣、蚊虫叮咬、妇科瘙痒等顽症的纯中药制剂——"特效癀痒宁"，终于在1991年10月17日问世了。

"特效癀痒宁"的疗效非常好，可在那个广告商漫天要价的年代，邝元亮拿不出钱做广告。产品销不出去，承包费必须交，银行贷款也即将到期，怎么办？他并没有放弃，而是找来一辆三轮车，抽时间驮着"特效癀痒宁"去市县级人民医院、乡镇卫生院、各级妇幼保健院、防疫站等处推销。功夫不负有心人，"特效癀痒宁"逐渐被当地的医生与患者接受。人们使用之后的疗效产生了意想不到的口碑，一传十，十传百，"特效癀痒宁"就这样享誉珠江三角洲。而这些口碑顺理成章地成了邝元亮的免费广告。

**班师回湘，创办"守护神"**

1992 年，"特效瘙痒宁"在长沙也有了相当名气，湖南德康医药公司因缺乏技术人才和产品，决定聘请邝元亮为总经理，邝元亮就这样带着自己亲自苦心研制的中药产品上任了。在挂帅"康德"期间，邝元亮在"特效瘙痒宁"的基础上，又开发研制了中药制剂"一洗净"。

作为公司总经理，虽有了施展拳脚的平台，但邝元亮还是不愿安于现状。他一直思索，自己手里拽着几个中成药优良配方，何不自己筹资创办一家制药企业，若梦想能够实现，那就能更加方便地开发为患者排忧解难的中成药产品了。说干就干，1996 年邝元亮创办了以"传承华夏古老文明，守护百姓身体健康"为宗旨的湖南守护神制药有限公司，1998 年落户湖南浏阳。从此，邝元亮带着他的研发团队踏上了"守护神"的中药原研道路。

**源于根，爱于民，创中药新药"百艾"品牌**

1998 年 12 月 6 日，湖南浏阳经济技术开发区（原浏阳国际生物医药园）第一家制药企业守护神制药有限公司诞生了。2000 年 5 月，公司研发的国家三类新药百艾洗液正式面市。2003 年 1 月，守护神制药公司顺利通过国家 GMP 认证。同年 5 月，中国企业品牌推进委员会亲自授牌守护神制药生产的百艾洗液为"中国著名品牌"。目前，守护神制药已在上海、广东、浙江、北京等各地设有 20 多家办事处。

是什么造就了守护神制药的成功，"百艾"品牌是如何崛起的？邝元亮说："铁的意志，务实求精，创造无限，是守护神精神。"正是凭借着这种创新精神，才有守护神从小到大、从弱到强的发展历程。在邝元亮看来，在中医药的现代化发展道路上，首先要解决观念、研发、生产与经营战略的创新。

观念创新，让"守护神"从众多同类品种中脱颖而出，独享市场厚爱。"守护神"成立之前，邝元亮手中已有多个中成药产品的创意。当时流行病学调查数据表明，我国已婚妇女患有不同程度的一种和多种妇科病的发病率高达 61.06%，妇科疾病严重威胁着中国女性的身体健康及生活质量。在生活节奏日益加快的现代社会，妇女们承担着繁重的谋生重担，她们理应得到更多的关怀。带着这种责任感，邝元亮毅然开始了治疗妇科顽疾中成药的研究，来解决大量妇女消费者之所需，他的选题也得益于他的恩师，著名名老中医——湖南中医药大学谭日强教授的教导和启迪。

研发创新，让邝元亮团队在中医学宝库中获得智慧与力量。邝元亮选取了艾叶作为研发"守护神"百艾洗液的基础药材。艾叶性温，其味芳香，善通十二经脉，具有理气血、逐寒湿、温经、止血、安胎的作用，适用于虚寒引起的月经过多、崩漏、妊娠下血、月经不调、小腹冷痛、痛经等病症，正是治疗妇科疾病之良选。在研发百艾洗液处方时，守护神独创天然植物芳香油滋润保湿配方，从而克服了当今外用洗液越洗越干的致命缺陷，首创不使用任何化学透皮剂，完全靠中药成分透皮吸收的中药现代化制剂技术。在邝元亮的努力下，中药现代化制剂技术与传统中医药精华、"香薰疗法"与"内病外治"有机结合，传统而原始的洗液被赋予新的功能与活力。2000 年 5 月，百艾洗液被批准为三类新药，随后又成为"国家中药新药保护品种"，高调进入中国妇科洗剂市场。

经营模式创新，为"守护神"开辟了更广阔的发展空间。在百艾品牌成功塑造的启迪下，邝元亮大刀阔斧地整合各方资源，对"守护神"整体发展进行重新定位——产品营销全面实

NOTE

行经销商代理制，建立大众消费推广部，让百艾品牌走出医院、药店象牙塔，服务广大百姓，让专业人从事专业事。邝元亮与时俱进，在品牌塑造成功后，"守护神"站在领导品牌的高度，重新定位自身在中药现代化坐标中的位置。目前，"守护神"产品营销已从个别品种代理制转型成所有品种代理制，既帮助公司摆脱了日常管理事务，又便于他们专注于新产品研发及对企业发展战略方针和政策的思考，最终实现跨越式发展。

**大胆探索，谱绘"守护神"的新蓝图**

在创业创新思路的指导下，邝元亮带领他的团队陆续研发出了"百艾洗液""三七丹参片""守护神愈伤灵"等一系列疗效好、口碑好的产品。目前，拥有 5 条 GMP 认证的生产线，是中南地区最大的妇科洗液生产基地。邝元亮现在又带领"守护神"人在认证新版 GMP 途中奋进，为下一轮二次创业奠定新基石。

在"守护神"的制药事业蒸蒸日上之时，邝元亮仍不断进行着新的大胆探索。他的目标瞄准了医药健康大数据。在信息技术高度发达的今天，大数据已成为企业发展和竞争的最重要的核心竞争力。把大数据引入企业决策管理，尤其是中医药企业及健康事业的管理，是邝元亮后半生为之奋斗的目标。他高瞻远瞩，在企业内部成立了大数据研究中心，并亲自研习大数据理论与方法，让企业站在信息资源收取、储存、分析与使用的制高点上。这一举措既为目标客户的管理、人力资源的管理、生产技术的提升及合作伙伴的合作配备了信息化的武器，又为科研、市场和人才等信息的收集插上了高速飞翔的翅膀。

从中医的象牙塔中走来的邝元亮，经过几十年的苦苦探索，开辟了一条独具创新的中医药现代化道路。他惠爱普天下百姓，同时，也谱绘着自己中医药健康产业的蓝图。

以下是邝元亮的人生体会：

1. 永远在学习和实践的征途中，从湖南中医药大学到中南大学再到复旦大学的 EMBA 和中央财经大学的博士班。从中医到管理，再到投资和金融及大数据，都离不开学习。

2. 坚持到永远，在痛苦与失败中坚持，总会成功。贫富不移，难易不弃。

3. 穷过，但不怕穷；富过，但不奢。

4. 没钱没业时，"大"赌全押注，大不了再来。有钱有业时，投上一半的钱，少求银行不沾高利贷，用钱量力而行，"现金为王"。

5. 创业，哪怕前面是万丈深渊，也毫不畏惧！

（资料来源：根据创业者提供相关资料整理。）

# 第一节　新企业的成立

## 一、新企业的组织形式

根据我国的法律法规，新企业可以选择个体工商户、个人独资企业、合伙企业、有限责任公司和股份有限公司等主要组织形式。

（一）个体工商户

如果创业活动是主要以本人或家庭成员的劳动为基础的小商品零售、餐饮、理发等社会服务业，可申请登记为个体工商户。个体工商户的设立条件比较简单，申请人是有经营能力的城镇待业人员、农村村民及国家政策允许的其他人员，且必须具备与经营项目相应的资金、经营场地、经营能力及业务技术。对注册资金实行申报制，没有最低限额基本要求，注册方便，税收负担轻，但由于信誉较低，很难获得银行大额贷款，发展速度慢。

### （二）个人独资企业

《中华人民共和国个人独资企业法》规定，个人独资企业是指在中国境内设立，由一个自然人投资，财产为投资人个人所有，投资人以其个人财产对企业债务承担无限责任的经营实体。个人独资企业的设立、转让和解散等行为手续简便，只需向登记机关登记即可；企业主独自经营，灵活性强，不必和别人分享企业利润，在技术和经营方面也易于保密，并且由于独资企业不具有法人资格，企业主以个人而非以企业作为纳税人，无须向社会透漏企业的财务报表信息，只缴纳个人所得税。但个人独资企业的投资人以其个人财产对企业债务承担无限责任，因而带有相当大的风险，不易从外部获得信用资金，当所有者生病或失去工作能力，或决定退休，若没有家庭成员或亲朋好友愿意并且有能力经营企业，企业将会终结。

### （三）合伙企业

《中华人民共和国合伙企业法》规定，合伙企业是指在中国境内设立，由各合伙人订立合伙企业协议，共同出资、合伙经营、共享收益、共担风险，并对合伙企业债务承担无限连带责任的营利性组织。每位合伙人可以用货币、实物、知识产权、土地使用权或者其他财产权利出资，也可以用劳务出资。按每个合伙人所负担的责任差别，可分为一般合伙和有限合伙。一般合伙人每人均可代表企业，以企业的名义签订合同，每人都负有无限责任，即当企业的资产不足以抵债时，每个合伙人都有连带责任，要以自己的个人财产承担企业的债务。而有限合伙企业只有一个合伙人负有无限责任，其他人则负有限责任，但企业只能由负无限责任的合伙人经营，其他合伙人不得干预。有限合伙人类似于一般投资者，不参与企业经营，仅以自己投入的资本对企业的债务负责。

合伙人必须依法以书面形式订立合伙协议。合伙协议是合伙人建立合伙关系，确定合伙人各自权利和义务，使合伙企业得以设立的前提，是处理合伙纠纷的基本法律依据，对全体合伙人具有约束力。合伙协议通常包括合伙企业的名称、主要经营场所的地点、经营范围、合伙人的姓名及其住所、出资方式、数额和缴付出资的期限、利润分配和亏损分担方法、入伙与退伙、争议解决办法等相关事项。

### （四）有限责任公司

《中华人民共和国公司法》规定，有限责任公司是指由 50 人以下的股东共同出资，每个股东以其所认缴的出资额为限对公司承担责任，公司以其全部资产对其债务承担责任的企业法人。有限责任公司是我国企业实行公司制最重要的一种组织形式，具备企业法人资格，有独立的法人财产，享有法人财产权。

有限责任公司的优点是股东只以其出资额对公司承担有限责任，与个人其他财产无关，如果公司破产，股东无须以个人财产作为债权的补偿；并且股东之间可以相互转让其全部或者部分股权，也可以转让给感兴趣的非股东买家；有限公司可以通过发行债券、股票，或以企业资产、股东个人担保来获得公司发展的短期借款；可充分整合大股东、职业经理人等各方面的资源优势，提高企业发展的能力。其缺点是设立程序比较复杂，注册时要提供比较详细的资料，

NOTE

要有公司章程；创办费用较高；由于企业经营权与所有权的分离，为防止经理利用职权为自己和职工谋利而损害股东利益，必须增加监管成本；政府对公司的限制较多，法律法规要求较为严格；并且是双重税负，所得税要在公司利润和股东个人所得两个环节征收，即公司在经营活动中获得的净利润要缴纳企业所得税，股东分红所得还要缴纳个人所得税。

### （五）股份有限公司

股份有限公司是指由一定人数以上股东组成，公司全部资本分为等额股份，股东以其所持股份为限对公司承担责任，公司以其全部资产对公司债务承担责任的公司。设立方式分发起设立和募集设立两种。发起设立是指由公司发起人认购公司应发行的全部股份而设立公司；募集设立是指由发起人认购公司应发行股份的一部分，其余股份向社会公开募集或者向特定对象募集而设立公司。由于其设立程序复杂，对资本要求高，通常不适合创业者选择。

股份有限公司的优点是可迅速聚集大量资本，有利于公司成长；由于股东以其所持股份为限对公司承担责任，与个人的其他财产无关，投资者可以投资多个公司，因此有利于分散风险；并且为确保股东权益，企业的经营要置于社会监督之下，定期披露公司信息，因此有利于接受社会监督。其缺点是公司设立的法定程序复杂、严格；大多数股东责任感不强；公司所有权和控制权的分离程度更高；在向公众披露财务与经营情况时，容易暴露商业秘密。

## 二、新企业的注册登记流程

创业者依据国家法律法规注册新企业需要遵循一定的流程，并要到相应的政府部门登记审批。相关审批登记项目有公司名称审核、经营项目审批、申领营业执照、银行开户、购买发票等。

### （一）公司名称审核

新企业必须进行企业名称设计，根据国家工商行政管理总局发布的《企业名称登记管理规定》和《企业名称登记管理实施办法》，企业名称应当由行政区划、字号、行业、组织形式依次组成，如南京苏宁电器股份有限公司，非公司制的企业可以申请用"厂""店""部""中心"作为企业名称的组织形式。企业只准使用一个名称，在某一个工商行政管理局辖区内，冠以同一行政区划名称的企业，不得与登记注册的同行业企业名称相同或近似。创业者需要通过市工商行政管理局进行公司名称注册申请，由工商行政管理局3名工商查名科注册官进行综合审定，给予注册核准，并发放盖有市工商行政管理局名称登记专用章的"企业名称预先核准通知书"。申报人需要提供法人和股东的身份证复印件，并提供2～10个公司名称，写明经营范围、出资比例。

### （二）经营项目审批

如果新企业的经营范围涉及特种行业许可经营项目，需要报送相关部门报审盖章。特种许可项目涉及旅馆、印铸刻字、旧货、典当、拍卖、信托寄卖等行业，需要消防、治安、环保、科委等行政部门审批。特种行业许可证办理，根据行业情况及相应部门规定不同，分为前置审批和后置审批。

### （三）申领营业执照

营业执照是国家行政管理局，省、自治区、直辖市和市、县工商行政管理局核准登记的向工商企业颁发的合法凭证，具有法律效力。营业执照应当载明公司的名称、住所、注册资本、经营范围、法定代表人姓名等事项。创业者需要提交法人、股东身份证原件，法人 1 英寸照片 6 张、股东 1 英寸照片 1 张，提供相关注册资金的证明，通过审计部门进行审计并出具"验资报告"，向工商部门申报材料，由工商局核发《企业法人营业执照》。

新企业领到营业执照后，标志企业已经取得合法经营地位，也取得了名称专用权和生产经营权，其正当经营、合法权益和资产受法律保护，同时，也必须承担法律明文规定的责任和义务。

自 2015 年 10 月 1 日起，全国范围内开始全面实行"三证合一"的登记制度。"三证合一"的登记制度是指将企业登记时依次申请的，分别由工商部门核发的营业执照、质监部门核发的组织机构代码证、税务部门核发的税务登记证，改为一次申请，由工商部门核发一个加载统一社会信用代码的营业执照，即"一照一码"营业执照。

**（四）银行开户**

开立银行账户是与银行建立往来关系的基础。银行账户包括基本账户、一般账户、专用账户、临时账户等。企业设立初期，需要先开设一个临时账户，临时账户是为了完成现金出资而开立的银行账户，该账户必须注明临时用途。企业获得营业执照后，该账户原则上转为基本账户，也可以被申请注销，另开基本账户。企业应提供营业执照正本、组织机构代码证正本、公司公章/法人章/财务专用章、法人身份证、国地税务登记证正本等。

**（五）购买发票**

第一次购买发票法人到场，并带好法人身份证原件和复印件、公章、发票购用簿等相关资料，以后买发票可由财务人员去购买，并带好旧发票、公章、发票购用簿等相关资料，如购增值税发票则另需金税卡。

## 三、新企业面临的法律与伦理问题

### （一）新企业面临的法律问题

**1. 经营的基本法律** 创业者在建立新企业和经营的过程中，必须了解和遵守有关法律法规，与经营相关的法律主要包括劳动法、合同法和反不正当竞争法等。

（1）**劳动法** 劳动法是为了完善劳动合同制度，明确劳动合同双方当事人的权利和义务，保护劳动者的合法权益，构建和发展和谐稳定的劳动关系而制定的法律。《中华人民共和国劳动法》于 1995 年 1 月 1 日起施行，《中华人民共和国劳动合同法》自 2008 年 1 月 1 日起施行，2013 年进行修正。

全体劳动者的合法权益都平等地受到劳动法的保护，包括各类劳动者的平等保护、特殊劳动者群体的特殊保护。劳动法在对劳动关系双方都给予保护的同时，偏重于保护处于弱者地位的劳动者，优先保护劳动者利益。当用人单位与劳动者发生劳动争议，当事人可以依法申请调解、仲裁、提起诉讼，也可以协商解决。根据合法、公正、及时处理的原则，依法维护劳动争议当事人的合法权益。

（2）**合同法** 《中华人民共和国合同法》于 1999 年 3 月 15 日第九届全国人民代表大会第二次会议通过，自 1999 年 10 月 1 日起施行。合同法是调整合同当事人相互之间权利义务关系的法律规范。当事人订立、履行合同，应当遵守法律、行政法规，尊重社会公德，不得扰乱社会经济秩序，损害社会公共利益。合同法的主要内容包括合同的订立、合同的效力、合同的履行、合同的变更和转让及合同权利义务的终止。

（3）反不正当竞争法　反不正当竞争法是调整在制止不正当竞争过程中发生的社会关系的法律规范的总称。目的是保障社会主义市场经济健康发展，鼓励和保护正当竞争，制止不正当竞争，保护经营者和消费者的合法权益。不正当竞争是指经营者违反本法规定，损害其他经营者的合法权益，扰乱社会经济秩序的行为。经营者违反本法规定，给被侵害的经营者造成损害的，应当承担损害赔偿责任，被侵害的经营者的损失难以计算的，赔偿额为侵权人在侵权期间因侵权所获得的利润，并应当承担被侵害的经营者因调查该经营者侵害其合法权益的不正当竞争行为所支付的合理费用。

**2. 知识产权中的法律问题**　知识产权是人们对自己通过智力活动创造的成果所依法享有的权利。创业者如果缺乏对知识产权的了解，就容易忽视对企业的无形资产进行有效的保护，或者无意地侵犯了别人的知识产权，都会对企业造成严重影响。

（1）专利法　专利法是确认发明人（或其权利继受人）对其发明享有专有权，规定专利权人的权利和义务的法律规范的总称。1984 年 3 月，第六届全国人民代表大会常务委员会第四次会议通过并颁布了《中华人民共和国专利法》，2001 年 6 月 15 日，国务院出台了《中华人民共和国专利法实施细则》，2008 年 12 月 27 日，第十一届全国人民代表大会常务委员会第六次会议通过关于修改《中华人民共和国专利法》的决定，自 2009 年 10 月 1 日起施行。

专利法定义的专利是受法律规范保护的发明创造，是指一项发明创造向国家审批机关提出专利申请后，经依法审查合格后向专利申请人授予的在规定时间内对发明创造享有的专有权。国家颁发专利证书授予专利权的专利权人，在法律规定的期限内，对制造、使用、销售（有些国家还包括进口该项专利发明或设计）享有专有权（又称垄断权或独占权）。其他人必须经过专利权人同意才能从事上述行为，否则即侵权。专利期限届满后，专利权即行失效，任何人皆可无偿地使用该项发明或设计。

（2）商标法　商标是将某商品或服务标明是某具体个人或企业所生产或提供的商品或服务的显著标志，是企业在价值上可以量化的重要无形资产，可以为企业带来很大的收益。商标只有经过注册，才会受到法律保护，才能取得商标专用权，否则企业的这部分无形资产就无法得到保护。

商标法是确认商标专用权，规定商标注册、使用、转让、保护和管理的法律规范的总称。1982 年 8 月 23 日，我国颁布了《中华人民共和国商标法》，并于 1993 年 2 月 22 日进行了第一次修正，2001 年 10 月 27 日进行了第二次修正。商标法的作用是加强商标管理，保护商标专用权，促进商品的生产者和经营者保证商品和服务的质量，维护商标的信誉，以保证消费者的利益，促进社会主义市场经济的发展。

（3）著作权法　著作权法是指保护文学、艺术和科学作品作者的著作权及与著作权有关的权益。1990 年 9 月 7 日，第七届全国人民代表大会常务委员会第十五次会议颁布了《中华人民共和国著作权法》，2001 年 10 月 27 日进行了第一次修正，2010 年 2 月 26 日进行了第二次修正。

版权主要包含以下人身权和财产权：发表权、署名权、修改权、保护作品完整权、复制权、发行权、出租权、展览权、表演权、放映权、广播权、信息网络传播权、摄制权、改编权、翻译权、汇编权，以及应当由著作权人享有的其他权利。

### （二）新企业面临的伦理问题

企业伦理是指企业在处理企业内部员工之间、企业与社会之间、企业与顾客之间关系的行为规范的总和。

**1. 新企业人员之间的伦理问题** 很多新企业是由辞职后的员工创建的，这就涉及创业者与原雇主之间的伦理问题。创业者在辞职时应该遵守职业化行事的原则，应该处理好先前分配的所有工作后离职，不能带走属于当前雇主的资料信息，尤其是创立的企业与前雇主处于同一行业。一些关键雇员和技术型雇员负有对雇主忠诚的特殊责任。在一般情况下，关键雇员都签署了保密协议和非竞争协议，雇主有权利防止商业机密失窃。

创业团队成员之间的伦理问题包括创业者不尊重创业团队成员的合法劳动，延迟发放工资，随意延长劳动时间且无报酬，特别是没有订立有关企业所有权分配的最初协议，一旦产生利益纠葛往往争执不下，导致团队分裂。为解决此类问题，可以在创业初期，创业团队成员经过充分讨论并拟定创建者协议。新创企业也应公平公正对待新老员工，在组织制度、分配程序、人际关系等方面应该让所有雇员有公平公正感，维护员工的合法权益。

**2. 新企业在商业领域中的伦理问题** 在商业领域中，欺诈顾客、在招聘中带有歧视、商业贿赂等，都是新企业在商业领域中涉及的伦理问题。顾客欺诈常出现在公司忽视客户利益或公众安全的时候，把公司利益或个人利益建立在损害客户利益之上。歧视是对他人就某个缺点、能力、出身以不平等的眼光对待。商业贿赂是经营者以排斥竞争对手为目的，为使自己在销售或购买商品、提供服务等业务活动中获得利益，而采取的向交易相对人及其职员或其代理人提供或许诺提供某种利益，从而实现交易的不正当竞争行为。企业应该重视商业伦理问题，才能实现可持续发展。

**3. 新企业在企业环境之外的伦理问题** 环境问题是新企业在企业环境之外面临的最大的伦理问题。企业在成立初期，常常由于资金的不足或利益的驱使，容易忽略企业生产对外界环境造成的损害，导致水污染、空气污染等污染问题的产生。在考虑利润的同时，社会的整体利益，与自然和谐共处，重视社会责任，获得社会认同，也是企业发展战略中必须要考虑的内容。

## 四、新企业的选址策略

企业选址是企业开业前对经营地址进行论证和决策的过程，是确定企业在何处建厂或建立服务设施、门店等，是企业制定经营目标和经营战略的重要依据，对企业的竞争力有着长期深远的影响。新企业在选址时，需要综合考虑政治、经济、技术、社会和自然等影响因素，其中，经济因素和技术因素对选址决策起基础作用。

经济因素是指影响企业获利能力和支出的选址因素，主要包括运输条件与费用、人力资源的可获性与费用、能源的可获性与费用及选址地区的经济发展状况等。技术因素主要是指企业应考虑协作条件和产业聚集，根据波特的"钻石模型"，某一领域内相互关联的企业和机构在选址上进行集中后可以形成产业集群，是一个地区形成经济竞争力的主要因素。政治因素指考虑政治局面是否稳定、政府是否鼓励该产业发展、法制是否健全等因素，创业者必须要从政治的层面根据政府的支持政策考虑企业的位置。社会文化因素包括当地居民的生活习惯、文化教育水平、宗教信仰等对创业企业的影响。企业也要考虑地质、气候和水资源等自然因素对选址

NOTE

的影响。

　　不同行业的新企业在选址时采用的策略不一样，例如工业企业选址通常考虑成本最小化，而零售服务业选址通常考虑收入最大化。零售服务业选址时通常会采用以下策略：①便利客户策略，零售服务业由于直接面对消费者的特性，因此要便于消费者购买，通常在选址时交通是否便利成为非常重要的考虑因素。交通便利的地点既可以把较远的顾客带进来，又方便购物的人群走出去。人口较密集，有较大的需求量的地点也通常被考虑。②客流分析策略，要考虑目标顾客的类型、数量及顾客活动的线路。一般来说，在人流方向上，人流来向右手边的顾客到访率会比左手边要高，因为中国交通规则的原因，大多数人逛街会走在自己朝向的右手边。客流量大的位置费用也较高。③聚集与互补策略，是由于零售服务业具有依附性、借客源性的特征，周围商店类型相互协调，有互补的作用，有利于形成竞争优势，协同发展。

# 第二节　新企业的生存管理

　　企业在创立初期的管理与现有企业成长过程中的管理有很大的区别。新企业面临的首先是生存问题，是如何能在竞争激烈的市场中生存下来，让消费者认识和接受自己的产品。因此，新企业的管理具有特殊性。

## 一、新企业管理的特殊性

### （一）生存是新企业的首要目标

　　在企业初创阶段，生存的压力迫使企业更加注重行动，而不是战略思考，这个时期的企业是机会导向的，而不是有计划、有组织、定位明确地开发利用自己所创造的机会。基本目标是让消费者接受自己的产品或服务，把自己的产品或服务销售出去，创造利润。要立足于企业的实际情况，不要提出不切实际的目标。

### （二）主要依靠自有资金创造现金流

　　财务资源是企业至关重要的一种资源，尤其在企业的初创时期融资渠道尚未被充分利用，企业可以承受暂时的不盈利和紧张的现金流，但绝对不能中断现金流。创业者应密切关注现金流状况，尤其是自由现金流。自由现金流是不包括融资、资本支出及纳税和利息支出的经营活动净现金流。自由现金流的大小反映了企业的盈利能力，在初创时期，企业主要依靠自有资金运作来创造自由现金流，加大了管理的难度。

### （三）充分调动员工积极性，创业者应亲力亲为

　　新企业在初期虽然部门结构已划分清晰，但实际工作中，很难做到只负责本部门的工作，一般来说，哪个部门需要，员工就应到哪里支持，因此在初创阶段管理者应充分调动员工的积极性，培养其主人翁意识和责任感，让每位员工都清楚企业的目标和自己应该做出的贡献，而不应该过分在意个人得失。这个时期的创业者更应该亲力亲为，深入一线，关注细节，为员工树立榜样。创业者通过亲自深入细节管理，可以很好地了解企业的运作流程，为企业的成长及后期成为专业化的职业管理者奠定坚实的基础。

## 二、新企业的人力资源管理

人力资源管理对于新创立的企业是非常重要的，因为企业的竞争归根结底是人才的竞争。建立优势互补的团队是人力资源管理的关键，在这个过程中，涉及企业的组织结构、员工招聘、培训、薪酬设计及绩效管理等方面。

### （一）组织结构

企业的目标、任务是企业组织结构设计的出发点，也是衡量企业组织结构设计是否合理的最终标准。组织结构设计包括职能结构、部门结构和职权结构的设计。对企业的管理业务进行总体设计，确定企业的各项管理职能及其结构，并层层分解为各个管理层次、管理部门、管理职务和岗位的业务工作，对整个管理组织能否顺利运行有决定性的影响。

部门是指承担一定管理职能的组织单位，由某些具有紧密联系的管理业务和人员构成的集合。部门设计包括企业应设置哪些部门和规定部门之间的相互关系。设计时要考虑业务活动技能的相似性及关系的紧密性，要正确处理部门的效率与企业整体效率之间的关系，在确保企业目标实现的情况下，尽量精简机构，压缩人员。

职权结构是由直线组织的上级向参谋机构和下级人员授权，允许其按规定的程序和制度，在一定的职能工作范围内做出规定，向下一级直线部门和人员发布指示、提出要求的权力。设计时要正确处理企业上下级之间和同级之间的职权关系，合理分配各个层次和部门的职权，明确各职务的职权，建立集中统一、上下左右协调配合的职权结构。

### （二）员工招聘及培训

在员工招聘时，首先需要进行工作分析，是指对某特定的工作做出明确规定，并确定完成这一工作需要哪些行为的过程，包括工作描述和职务要求两部分。工作描述具体说明某一工作的职务名称、工作活动和程序、工作条件和物理环境、社会环境等内容。职务要求说明从事某项工作的人员必须具备的生理要求、心理要求及能力要求等，包括年龄、性别、健康状况、性格、气质、兴趣爱好、态度、事业心、合作性、学历、工作经验、观察能力、语言表达能力、决策能力等。

员工招聘时，要依据一定的原则和标准对选聘人员的工作进行定性和定量的评价，力求做到客观公正，为企业选择合适的人才。根据职位的特征对应聘者实施不同的选人方法和程序。常用的选人方法有：职位申请表、推荐信、个别会谈、心理测试、结构化面试等。设计良好的招聘程序可以使企业在选人时降低招聘风险，从而降低了人力成本。

培训能够鼓舞员工士气，吸引和留住高素质的员工，对于员工的个人发展和企业的长远发展都具有重要的意义。入职培训可以让新员工了解企业的规章制度、企业文化等知识，使他们更快地融入组织中，更加高效率的工作。在职培训能够提高员工的劳动素质，增强工作满意度，是企业长远发展的持续动力。培训的方式有很多，包括专题讲座、会议、角色扮演等，应根据工作的种类和所需技能选择适合的培训方式。

### （三）薪酬设计

薪酬设计是新企业需要谨慎对待的一项管理工作。高工资可以增加求职者被解雇的机会成本，抑制跳槽频率，鼓励员工努力工作，但由于企业在创立初期，通常资金比较紧张，因此会增加企业的人力成本。低工资虽然节约成本，但不利于企业吸引、留住和激励高水平的人才。因此，企业的薪酬设计要合理，要与工作的类型和特征相适应，既能够调动员工的工作积极性，又不过分增加企业负担，从而成为企业人力资源管理的一种有效手段。

### （四）绩效管理

绩效管理是组织或者主管对员工的工作所做的系统的评价，是一个衡量、影响员工工作表现的正式系统，以此来提高员工工作的有效性及其未来工作的潜能，从而使员工本身、组织乃至社会都受益。良好的绩效管理可以持续提升团队成员的绩效和激励员工更有效的工作。定期的绩效考核可以监控团队及成员的绩效状况，及时发现问题，改进员工绩效，为创业者决策提供支持。

## 三、新企业的财务管理

财务管理是新企业管理的一项基础工作。新企业要以成本控制为重点，建立产、购、销、存一体化的内部财务信息系统，重视企业财务的安全管理，持续改进，为企业发展壮大奠定基础。

### （一）构建财务管理制度

建立健全财务管理制度是新企业的一项重要工作。对新企业来说，财务管理体系的建设是一个逐步规范、完善的过程。财务管理制度是在明晰产权的基础上，明确董事会、财务经理、一般财务人员各自在财务战略制定和实施中的地位与职责，并形成内部牵制及责、权、利相结合的激励性制度安排。作为企业法定代表人，创业者是企业财务工作的第一责任人，要具备财务管理的基础知识。

企业财务的基本概念主要有资产、负债、所有者权益、收入、费用、利润、流动资产、固定资产、折旧、权责发生制等。

资产，是指过去的交易、事项形成的并由企业拥有或者控制的资源，该资源预期会给企业带来经济利益。

负债，是指由于过去的交易或事项所引起的公司、企业的现时义务，这种义务需要公司、企业在将来以转移资产或提供劳务加以清偿，从而导致未来经济利益的流出。

所有者权益，是公司、企业投资人对公司、企业净资产的所有权，是公司、企业全部资产减去全部负债后的余额。

收入，是指企业在销售商品、提供劳务及让渡资产使用权等日常活动中所形成的经济利益的总流入，这种总流入表现为资产的增加或债务的清偿。

费用，是企业在生产和销售商品、提供劳务等日常活动中所产生的各种耗费，是经济利益的流出。

利润，是企业在一定期间内生产经营活动的最终财务成果，也就是收入与费用相抵后的差额，是反映经营成果的最终要素。

流动资产，指可以在一年或者超过一年的一个营业周期内变现或者耗用的资产，主要包括现金、银行存款、短期投资、应收及预付款项、存货、待摊费用等。

固定资产，指使用年限在一年以上，单位价值在规定标准以上，并在使用过程中保持原有物质形态的资产，包括房屋建筑物、机器设备、运输设备、工具设备等。

折旧，根据固定资产在整个使用寿命中的磨损状态而确定的成本分析结构。

权责发生制，以实质取得收到现金的权利或支付现金的责任权责的发生为标志来确认本期收入和费用及债权和债务。

### （二）管理核心资产

企业的核心资产包括现金资产、存货资产、设备设施等，一定要加强管理。现金是企业中流动性最强的一项资产，容易被挪用。现金管理的原则是：会计、出纳分开；建立现金交接手续，坚持查库制度；遵守规定的现金使用范围；遵守库存现金限额；严格现金存取手续，不得坐支现金，不得将单位收入的现金以个人名义存入储蓄账户。

存货是企业在生产经营过程中为销售或者耗用而储备的物资，包括原材料、燃料、包装物、低值易耗品、修理用备件、在产品、自制半成品、产成品、外购商品等。加强存货的管理控制，要做好存货的入库、保管、出库等环节的记录，并要定期或不定期地盘存，至少每半年盘点一次，做到账货相符。

固定资产管理包括保护固定资产的完整无缺，提高固定资产的完好程度和利用效果，正确核定需用量，正确计算折旧额，有计划地计提固定资产折旧，进行固定资产投资的预测。

### （三）管理销售收入与利润

销售表现为商品转化成货币的过程，及时取得销售收入，是补偿资金耗费、持续生产经营的基本前提；是加速资金周转、提高资金利用效果的重要环节；是及时实现利润、分配利润的必要条件。企业根据过去的销售情况，结合对市场未来需求的调查，对预测期产品销售收入进行预计和测算，用来指导企业经营决策和产销活动。通过销售预测减少盲目性，能够取得较好的经济效益。销售收入的日常管理包括：认真执行销售合同，及时办理结算，尽快取得销售货款，做好售后服务，了解市场反馈信息。

企业利润包括销售利润、投资净收益和营业外收支净额。企业实现利润首先应按国家规定做相应的调整，计算应纳税所得额，并据以计算应上交的所得税税额。企业发生的年度亏损，可以用下一年度的利润弥补，下一年度利润不足弥补的，可以在 5 年内用所得税前利润延续弥补。另外，法定盈余公积金和公益金，按照制度规定的比例从税后利润中提取，然后所剩利润应在投资者之间进行分配，企业以前年度未分配的利润，可以并入本年度向投资者分配。

### （四）分析财务报表

为了解过去、评价现在、预测未来，帮助利益关系集团改善决策，企业应对财务报表进行分析。财务报表是综合反映企业一定时期财务状况、财务成果和财务状况变动情况的总结性书面文件。基本的财务报表有：资产负债表、利润表和现金流量表。分析财务报表是以财务报表和其他资料为依据和起点，采用专门方法，系统分析和评价企业的过去和现在的经营成果、财务状况及其变动。

分析财务报表的方法有比较分析法和因素分析法两种。比较分析法是对两个或几个有关的可比数据进行对比，揭示差异和矛盾；因素分析法是依据分析指标和影响因素的关系，从数量上确定各因素对指标的影响程度。通过计算销售净利率、销售毛利率、总资产周转率、总资产净利率等可以对企业的总获利能力进行分析；通过计算每股收益、市盈率、留存收益率、股利发放率等可以分析股东获利能力；通过计算负债比率、利息保障倍数等可以分析企业的长期偿债能力；通过计算营运资金、流动比率、速动比率等可以分析企业的短期偿债能力。分析的结果是对企业的偿债能力、盈利能力和抵抗风险能力做出评价，或找出存在的问题。

## 四、新企业的风险管理

企业在经营中都有可能发生风险，成功管理的关键不在于排除所有的问题，而在于把注意力集中到企业当前阶段所存在的主要问题上，以及如何化解和减少风险。新企业面临的主要风险包括：投资风险、经济合同风险、产品市场风险、存货风险和债务风险等。

投资风险是指因投资不当造成投产企业经营的效益不好，投资资本下跌。新企业在投资项目前，应进行严格、科学的审查和论证，避免盲目运作。经济合同风险是企业在履行经济合同过程中，对方违反合同规定或遇到不可抗力影响，造成本企业的经济损失。新企业存在开始经营和产品合同签订后的履约及赔偿责任问题，合同签订后要密切注视其执行情况，处理随时发生的变化。产品市场风险是指因市场变化、产品滞销等原因导致跌价或不能及时卖出自己的产品。存货风险是因价格变动或过时、自然损耗等损失引起存货价值减少。新企业应立即清理存货，控制采购，加强保管。债务风险是企业举债不当或举债后资金使用不当致使企业遭受损失。新企业应控制负债比率，避免资金周转不灵和导致企业资不抵债的情况发生。

新企业风险管理可以先对风险进行识别，找到各种可能导致企业价值减少的重大风险因素，然后进行风险度量，即运用一定方法对风险发生的可能性或损失的范围与程度进行估计和度量，以便确定其对企业发展影响的严重性并采取相应的措施。针对不同类型、不同规模、不同概率的企业内外部风险，采取相应的对策或方法，使风险对企业的损害达到最小，并持续监督风险情况，进而增加股东和其他利益相关者的价值。

## 五、企业成长的生命周期规律

企业作为一个能动的有机体，从诞生之初就有追求成长和发展的内在冲动，成长和发展是生命的永恒主题。1972 年，美国哈佛大学教授格雷纳在《组织成长的演变和变革》一文中首次提出企业生命周期概念。大多数生命周期理论认为企业一般要经历培育期、成长期、成熟期、衰退期几个阶段。

**1. 培育期**　初创企业处于培育期，这个阶段企业生存能力弱，抵抗力低，风险性高，容易受到产业中原有企业的威胁。企业处在学习阶段，管理费用高，产品方向不稳定，波动较大，但新创企业具有创新精神，产品具有特色和竞争力。这个时期企业能否成功，很大程度取决于创建初期的可行性分析，重点是解决企业的生存问题。

**2. 成长期**　经历了培育期，生存下来的企业就进入了成长期，这一阶段可以分为迅速成长期和稳步成长期。不是所有的企业都能进入稳定成长阶段，只有由优秀创业者领导、积极承担风险、开展创造性新事业活动的企业才有可能进入成长的快车道。这个时期，企业的规模效益开始出现，市场开拓能力也迅速加强，销售量增长快，市场份额扩大，产品品牌和企业的名声已为人所知，开始有较多的利润。企业在产业中已经有一定地位，但还没有发展为大企业。这个阶段，企业应高度重视战略管理，使企业的业务内涵更清晰，主业更明确，管理更规范。

**3. 成熟期**　企业进入成熟期意味着进入盛年期和稳定期，这是企业生命周期中最理想的黄金时期。这个时期的企业通常具有稳定的市场份额，组织良好，制度健全，企业文化业已形成。但这一时期企业的员工趋于保守，内部关系网日益重要，因此要避免形式主义和官僚主义，要进一步增强自主创新的能力，积极进取，重视顾客需求，注意对市场的响应速度，提升顾客满意度和市场美誉度。

**4. 衰退期**　企业度过成熟期，将向两个方向演化：进入新一轮的上升通道，或跌入不可逆转的下降通道。通常，大部分企业在成熟后期即出现衰退现象。一方面是受到产业寿命周期的影响，如果该产业已到了衰退期，自然影响到企业，另一方面可能是该企业内部问题增多，导致企业走向衰退，此时期企业可通过重塑组织愿景，再造工作流程，不断注入新技能，来实现蜕变和复兴。

# 第三节　新企业的品牌打造与推广

在企业创立初期，创建品牌是企业营销活动中非常重要的一部分，对于企业的成长具有巨大的推动作用。品牌是企业重要的无形资产，也是企业建立竞争优势和未来盈利的基础。

## 一、品牌的基本概念

品牌是用以识别某个或某群销售者的产品或服务，并使之与竞争对手的产品或服务相区别的商业名称及其标志，通常由文字、标记、符号、图案和颜色等要素或是它们的组合所构成。品牌是一个集合概念，包括品牌名称和品牌标志。品牌名称是品牌中可以用语言称呼的部分，也称为"品名"，品牌标志是品牌中易于识别与记忆，但无法以口语称呼的部分，包括符号、特殊颜色等，也称为"品标"。

品牌代表销售者对交付给买者的产品特征、利益和服务的一贯性承诺。品牌包含属性、利益、价值、文化、个性和消费者六个层次。品牌代表着特定的商品属性，这是品牌最基本的含义。品牌还代表着某种特定的利益，顾客购买商品的实质是购买某种利益，利益在相当程度上受制于品牌属性，需要将属性转化为功能性或情感性利益。品牌又体现了生产者的某些价值感，还附着特定的文化，反映一定的个性，同时暗示了购买或使用产品的消费者类型。这六个层次的品牌含义中，价值、文化和个性是最持久的含义，构成了品牌的基础，反映了品牌间差异的实质。

品牌不同于商标，两者既有联系，又有区别，在某些情况，两个概念是可以等同替代的，但在多数情况下，必须准确认识和区分这两个概念。商标是产品文字名称、图案记号，或两者相结合的一种设计，是向有关部门注册登记后，经批准享有其专用权的标志。在我国，工商行政管理局商标局主管商标注册和管理工作，商标一经商标局核准即为注册商标，商标注册人享有商标专用权，受法律保护。假冒商标、仿冒商标、抢先注册都构成商标的侵权。

商标专用权，也称商标独占使用权，是指品牌经政府有关主管部门核准后独立享有其商标使用权。这种经核准的品牌名称和品牌标志，受到法律保护，其他任何未经许可的企业不得使用。因此，企业为使自己的产品品牌长久延续，必须通过国家许可的方式获得商标专用权，以求得法律的保护。

品牌和商标都是用以识别不同生产经营者的不同种类、不同品质产品的商业名称及其标志。但品牌和商标的外延并不相同。品牌是市场概念，是产品和服务在市场上通行的牌子，强调与产品及其相关的质量、服务等之间的关系，实质上是品牌运营（者）对顾客在产品的特征、服务和利益等方面的承诺。而商标属于法律范畴，是法律概念，是经过注册获得商标专用权，并受到法律保护。商标是品牌的法律形式，从这个意义上说，商标是品牌的一部分。

## 二、新企业创建品牌的重要性

**1. 有助于产品的销售，树立企业形象**　品牌的特征容易让消费者记忆企业的产品质量和特征，为企业促销奠定良好的基础。品牌一旦形成一定的知名度和美誉度后，就可以利用品牌优势扩大市场，促成消费者品牌忠诚，品牌忠诚使销售者在竞争中得到某些保护，并使它们在制订市场营销企划时具有较强的控制能力。即使产品更新换代，消费者也会在其对品牌信任的驱使下产生新的购买欲望，在品牌得到公众和消费者信任的同时，企业的社会形象、市场信誉得以确立并伴随品牌忠诚度的提高而提高。

**2. 有助于保护新企业的合法权益和约束企业行为**　品牌经注册后获得商标专用权，其他未经许可的企业和个人都不得仿冒和侵权，从而为保护品牌所有者的合法权益奠定了客观基础。品牌有利于产品销售，注册后有利于保护自身利益，但同时也对品牌使用者的市场行为起到约束作用，督促企业着眼于企业长远利益、消费者利益、社会利益，规范企业的营销行为。

**3. 有助于稳定产品价格，减少风险**　品牌具有排他性，知名品牌使消费者愿意为此多付出代价，企业能够避免卷入恶性价格竞争而保持相对稳定的销售量。品牌的不可替代性是产品差异化的重要因素，可以减少价格对需求的影响程度，减少价格弹性，增强对动态市场的适应性，从而降低经营风险。

**4. 有助于企业保持竞争优势**　新企业的产品一经推出，如果畅销，很容易被竞争者模仿，但品牌是企业特有的一种资产，可通过注册得到法律保护，品牌忠诚是竞争者无法通过模仿获得的。品牌忠诚是抵御同行竞争者进攻的最有力的武器，也为其他企业进入构筑了壁垒。

## 三、新企业的品牌营销模式

一些著名品牌不仅为全球消费者提供新颖独特、品质高雅的商品，而且也创造了富有特色的营销模式，值得新企业在创建和经营品牌时借鉴。

### （一）纵联品牌

根据费利克斯·巴博的定义，纵联品牌是指生产者控制着整个增值过程，从产品开发直到商品零售。典型的就是将其产品以他们的品牌通过专卖店销售。纵联品牌能够让生产者直面消费者，最直接地听取消费者对产品设计、质量、价格、服务及其形象等方面的批评和建议，并能够迅速、准确地反馈给设计者、生产者及决策者。改变盲目的产品开发、价格竞争和形象设计，真正让品牌走进消费者的心里。

由于生产者控制着品牌增值的过程，企业能够有效地进行商品调配、运输和市场细分，减少时间上的延误；同时减少了生产商、分销商、零售商三者之间的摩擦成本，并把这种成本降低所获得的实惠传递给消费者，提升品牌的价格竞争力，建立和巩固自己品牌的市场地位。

纵联品牌有利于品牌形象的凸显和提升，它不仅实现了店面的统一设计，广告的统一制作与发布，还能够提供统一的市场定位和统一的企业理念、员工风貌、企业形象，给消费者形成强烈的视觉效果和环境氛围，增加亲切感和信任感。

### （二）模块营销

模块营销就是将品牌分成若干模块，并将它们称为"不可或缺模块"和"可选择模块"，前者是指不管身处全球哪个地方都必须恪守的规则，后者是指允许根据实际情况灵活变通的操作方法。根据不同的市场需求、文化传统、风俗习惯、消费观念，将"可选择模块"与"不可或缺模块"进行充分有效的组合，使其能够最大限度地兼顾不同消费者的需求，赢得更多消费者的喜爱，既保证了品牌核心部分的稳定性，又促进了产品在外围的兼容性。

企业有效运用模块营销，前提是要明确品牌的内核与顾客的真正需求。品牌内核是品牌最鲜明的个性特色，是品牌的本质，是"不可或缺模块"，是企业必须坚持的。并且通过了解顾客的真正需求，确定"可选择模块"，与"不可或缺模块"融合在一起，形成品牌区别于其他竞争者的特色，吸引消费者并提供顾客忠诚度。

### （三）品牌经理

美国宝洁公司负责佳美香皂销售的麦克爱尔洛埃创造了品牌经理的概念，后来产生了品牌经理制度，对产品销售进行全方位的计划、控制与管理，减少人员重叠、广告浪费和顾客遗漏，有效地提高一个或几个品牌在整个公司利润中的比例，提升品牌的竞争力和生命力。品牌经理必须把产品的全部销售过程承担起来，塑造品牌特色，形成各自品牌的忠实消费群体，为企业赢得广阔的市场。

### （四）品牌联合

品牌联合是指两个或更多的品牌有效地组成协作联盟，也就是说，一个品牌可以借助其他品牌来提高自己品牌的社会接受力，达到双赢的效果。在宣传促销中几种品牌互为补充，但又彼此独立，这种联合可以增强他们的竞争优势，形成战略联盟，共同抵御其他的竞争者。

新企业可以通过品牌联合的方式，扩大品牌的知名度和影响力，让更多的消费者了解品牌，了解企业。但由于企业在创立初期，通过品牌联合更多的是借助其他品牌的力量，因此在选择其他品牌联合时，需要考虑其他品牌是否适合自身品牌的定位，其他品牌面对的消费者是否属于自己的目标客户群体。

新企业可以选择适合的营销模式来经营自己的品牌，但不管采取哪种经营模式，最关键的是要为企业创造某种强烈特征以吸引目标市场，提供的产品要给消费者带来效用，使他们乐于购买，新企业可通过广告、公共关系等方式提高品牌形象，增强消费者对自身品牌的意识，进而提升满意度和忠诚度。

### 【本章小结】

新企业可以选择个体工商户、个人独资企业、合伙企业、有限责任公司和股份有限公司等主要组织形式。相关审批登记项目有公司名称审核、经营项目审批、申领营业执照、银行开户、购买发票等。

NOTE

新企业在选址时，需要综合考虑政治、经济、技术、社会和自然等影响因素，其中，经济因素和技术因素对选址决策起基础作用，并且不同行业的新企业在选址时采用的策略不一样。

新企业管理具有特殊性：生存是其首要目标，主要依靠自有资金创造现金流，充分调动员工积极性，创业者应亲力亲为。新企业的人力资源管理涉及组织结构、员工招聘与培训、薪酬设计和绩效管理；财务管理涉及财务管理制度的构建、核心资产管理、销售收入与利润管理、财务报表分析；风险管理主要包括投资风险、经济合同风险、产品市场风险、存货风险和债务风险等；大多数生命周期理论认为企业一般要经历培育期、成长期、成熟期、衰退期几个阶段。

新企业创建品牌，有助于产品销售，树立企业形象；有助于保护新企业的合法权益和约束企业行为；有助于稳定产品价格，减少风险；有助于企业保持竞争优势。新企业可以借鉴纵联品牌、模块营销、品牌经理和品牌联合等品牌营销模式来经营品牌。

【重要概念】

组织形式　生存管理　品牌

【复习思考】

1. 试述新企业可以选择的组织形式。

2. 简述新企业面临的法律问题。

3. 简述新企业管理的特殊性。

# 第八章　当代大学生创业路径优选

## 【学习要点】

1. 创新型创业的内涵及创新创业的选择。

2. 知识型创业的定义、特点及基础条件。

3. 专业型创业的内涵、类型及创业者应具备的基本素质、创业能力。

4. 就业型创业的内涵、存在的问题及对策。

## 【导入案例】

### 易军的创业人生

易军，湖南湘潭人，1991 年毕业于中国人民大学经济系，湖南中医药大学客座教授，中国医药物资协会教育培训委员会主任，湖南药品流通协会教育培训委员会主任，湖南诺舟大药房连锁有限公司董事长，长沙湘麓医药职业学校校长。

常常有人抱怨："别人机遇好，我就是运气不佳，没有机遇。要是我早干就好了，现在做什么都不容易了。"

易军认为："我们生活的时代，创业机会无处不在，奠定创业基础，不忘服务社会的初衷，发现市场，挖掘市场，必将圆梦创业人生。"

我们不妨了解一下易军的创业人生。

**就业中集聚能量，窥探创业机会**

1991 年，易军从中国人民大学毕业后，被分配到一家国营医药企业，负责药品出库单据的审查。这是一份简单、重复而又枯燥的工作，可中国人民大学毕业的易军对这份工作没有任何怨言，反而"乐"在其中，并且自此与药品结下了不解之缘。每次药品单据审查完后，易军就养成了一个习惯，仔细琢磨每一份出库的单据，牢记单据上的药品名称、数量与价格，由此掌握了哪些药品销售好、哪些药品利润高等信息。后来，他先后从事医院业务和 OTC 业务，涉足药品流通的整个领域，通过综合分析，从中发现了药品零售业的诸多商机。

1997 年，易军毅然离职国企，下海做起了 OTC 代理。2002 年，易军与朋友共同创立养天和大药房，正式进入药品零售领域。2005 年，他离开养天和大药房，成立了湖南诺舟大药房连锁有限公司（原湖南双舟大药房连锁有限公司）。目前，公司已拥有门店 268 家，员工 1580 人，年销售额突破 5 亿元，成功打造了全国药品零售行业的"诺舟"品牌。

**用户思维统领企业，步步为营**

易军是位性格直率、思想饱满、逻辑缜密的企业家，一直有着自己独特的经营哲学，他始终认为用户思维是企业发展与成功的关键。他经营的诺舟大药房以服务百姓健康为宗旨，以"用户思维"统领企业经营的全过程，秉持"专业、实惠"的经营理念，热情、细致的服务态度，淡化"功利"，不断提升企业的核心竞争力，服务于社区居民的用药安全与用药健康。

服务百姓健康，本身就是一种用户思维，要落到实处，企业员工必须"专业"，易军和他的团队研究开发了具有诺舟特色的"药品说明书工程"专业学习体系，营造学习专业知识的氛围，为企业打造了一支具有扎实专业基础的员工团队，大力提升员工的专业能力和专业水平，逐步形成了诺舟品牌的软实力和核心竞争力。为了让百姓得到"实惠"，易军还尽可能让利于广大消费者，医药零售行业平价药房就是从他这里开始出现的。对于用户思维，老百姓接受药事服务的感受也非常重要，易军改变传统药房对基层员工只是药品销售员的定位，而将基层员工定位为"社会药房健康顾问"，既提升了员工自身的心理地位，也改变了传统药房服务的宗旨，突破了药房销售岗位员工"功利心"的瓶颈，让满足客户需要落实到行动当中。据不完全统计，诺舟提供的"一杯客情茶"服务所使用过的一次性纸杯如果连起来可以绕地球两圈，十年不间断，所有门店以此作为服务的常规工作，无不体现着"诺舟"的品牌形象，也很好地诠释了易军心中独特的思想和理念。易军带领诺舟连锁坚持走便利、专业药房的模式，并坚守本省医药零售发展，始终不越"雷池"半步，因为，易军认为："人的精力是有限的，企业也是，钱总是赚不完的，我们更需要的是客户的满意度和员工的归属感。"

经过多年的探索和研究，结合顾客群体特点，他的团队还专门针对核心顾客人群健康需要，科学运用营销理念，研究了一套既能保障企业运营与效益，又能满足顾客服务的经营模式——体验式营销。当前的医疗体制下，核心顾客群中的中老年人的慢性疾病治疗让他们感到极为不方便，每次买药要让医生开处方，要排队挂号。如果药房的慢病治疗服务能达到比较专业的水平，将为中老年疾病的治疗带来便利。为此，他从糖尿病、心血管疾病、中药养生等方面作为切入点，建立专业人员服务体系，研究开发人员培训体系、健康解决方案和跟踪方案，在用户的体验过程中，解决大家的困难和治疗养生的瓶颈，切实为顾客办实事，给顾客提供前所未有的服务，服务效益不言而喻。其中，核心的东西是用户的体验。诺舟大药房的养生按摩锤销售实践是体验式营销的案例之一，当顾客体验、试用后纷纷表示要购买的时候，店里员工却说："您没有必要购买，随时来我们店里体验就是。"尽管如此，药店的按摩锤销售额却日趋增长。顾客体验满意度是最好的效益，近年来，易军打造的药店体验式营销模式一直被应用于销售实战当中，诺舟连锁销售额也因此迎来一次又一次的突破，同时也增加了顾客的满意度和回头率。易军的体验式营销服务模式受到业内关注并得到广泛推广。易军深知，在药品疗效越来越同质化的时代，"晓之以理，动之以情"，让顾客主动体验，让员工积极参与，才是体验式营销思想的精髓。

### 善待员工，凝聚企业发展核心动力

员工的归属感是企业发展的核心动力。在易军看来，善待自己的员工在企业的管理中是十分重要的，很多企业的员工在工作上都是被动执行的状态，这样的企业是难以发展的。为此，易军在企业内传播和践行让身边的人过得好一点的企业文化，打造强大的企业文化体系，形成上下统一的员工思想，充分展现了员工的归属感和使命感。从他自己到企业管理团队，都能做到以人为本，想员工所想，例如一件事情，员工做到了就给奖励，做不到就要罚款。但店员不知道做这件事的意义是什么，其出发点和目标是什么，只是盲目地、被动地执行。为了让自己的员工从被动执行到主动思考，树立主人翁意识和归属感，易军制定了许多"违背常理"的

"规定"。

被业内公认的"节假日经济"，对药店来说也是抓销售的大好时机，而易军却一反常态地做出指示，凡是国家规定的节假日，不但公司总部要放假，而且作为销售一线的门店也要放假。于是，像端午节、中秋节等节日当天，顾客去诺舟药店买药常常要吃闭门羹。"放弃大好的赚钱机会，要说心里完全没有想法是不可能的，但我们更想着的是员工也要过节，也要回家与亲人团聚。"当有人问及为何要有如此举动的时候，易军如是说。

在诺舟，易军是"大老板"，殊不知，诺舟还有着许许多多的"小老板"，这些"小老板"即是指诺舟的员工们。为了建立员工的责任感和归属感，易军提出让员工自愿投入资金成为公司股东，这个想法得到董事会认可并很快付诸行动。诸如此类的事情，在诺舟还有很多。诺舟的物料仓库里，有为员工免费筹办婚礼用的灯光、纱幔等诸多设备，员工的婚礼上也总能见到"易司仪"的身影；"趣味运动会""包饺子大赛""猜灯谜活动""诺舟好声音"等一系列的文化活动，既展示了诺舟人的风采，又愉悦了员工的身心，更重要的是，几乎公司所有的大型活动，易军必亲临现场，与员工一起经历，分享快乐。

"人的感受是最重要的，无论何时，都要始终坚持以人为本的原则，努力让身边的人过得好一点。"易军十年的坚守换来的是员工的青睐，员工都是易军的"铁杆粉丝"，员工流失率在行业内是最低的，这些都是企业实现发展的重要前提。

### 拓展创业链，突破行业人才瓶颈

近年来，医药连锁业迅猛发展，行业竞争愈演愈烈，市场规模日渐饱和，然而，行业专业化服务水平并不高，专业人才紧缺也成为行业发展的重要瓶颈。同时，由于传统的医药教育的学科性，相关专业毕业生进入药店后专业服务技能并不能适应岗位需要。学校的教学内容仍以传统教学大纲为主，难以适应连锁企业用人标准。易军着眼行业发展的大方向，思考着一个问题：一片金山，各路英雄齐聚掘金，竞争激烈，发展受限，我们可不可以另辟蹊径，办一所专门培养药店健康顾问的职业学校，为各路英雄提供专门人才支持，解除大家发展过程中的后顾之忧？出于职业发展的敏感，易军说干就干，开启了新的创业历程。要做就做最好的，2012年，他创办长沙湘麓医药职业学校（以下简称湘麓学校），以"一切为了孩子"的办学宗旨，以"社会技能型人才"为人才培养目标，参照澳大利亚、德国等发达国家现代职业教育的办学模式，组建"双导师型"师资团队，以一线岗位优秀员工为标准，拟定人才培养方案，以岗位流程为导向开发课程体系，创建"理论＋实践"交叉学习的专业教学模式，彻底颠覆了国内传统职业教育教学模式，人才培养方案专门针对连锁行业健康顾问岗位。

出自教育世家的他，有着深厚的教育情缘，但他深知，创业难，办教育更难，办好职业教育，做第一个吃螃蟹的人，难上加难。为此，他和他的团队潜心深入研究，长期每天工作16小时以上，经过5年的改革与创新，终于初见成效，形成了一套全新的系统的职业教育理念和教育模式。

人才培养目标定位决定了人才培养过程的合理性，易军对健康顾问岗位的人才内涵进行归纳总结，形成了培养社会技能型人才的清晰目标，其内涵包括人才的素养、知识与技能。人才培养方案贴近职业岗位需要和人性的发展。围绕人才素养，该方案涵盖道德修养、职业精神、阳光心态、学习能力，融合课程教学、课外活动、日常生活，以体验式教学形式为核心，充分

NOTE

理解学生心理生理年龄特征，达到训练目标；围绕人才知识目标，该方案对知识分级分类，开设课程，注重学生的自我学习训练能力，突出知识的实用性、适用性和可学性；围绕人才技能目标，该方案以训练为主，涵盖专业技能、营销技能、生存技能、创业技能、发展技能等。

在人才培养过程中，围绕人才培养目标，湘麓学校建立了先进的人才培养体系。师资团队都来自于企业一线岗位，经过一系列的师范素质的训练过关后上岗；课堂教学独创教学四部曲："该学什么？能学会吗？该怎么教？学会了吗？"教师考核引入学生瞌睡率、课堂当堂消化率；专业学习按项目教学模式，半个月在学校学习理论，半个月在门店实践学习，做中学，学中做，教学检验采取门店考核与理论考试相结合；教材结合教学效果和市场需要每年修订；拟定学生成长阶段，分为在校理论阶段、实践阶段、实习阶段和学生后阶段（毕业后两年跟踪培养），制订阶段训练目标任务和培养方案。

功夫不负有心人。他潜心办学 5 年来，做到了学生满意、家长满意、企业满意，学校被誉为行业内的"黄埔军校"。2015 年，湘麓学校成为中国医药物资协会直属学校和行业人才培养基地，面向行业输送优秀人才近万人。

除了面向行业培养一线店员外，易军还制定了更大的目标，他将自己的企业作为研究和实践基地，通过学校将他的实战经验，如店内布局、商品磁石陈列、如何打造经典旺铺、不同天气的灯光应用、吊旗悬挂的玄机等分享出去，将现代连锁企业人才培养和企业运行机制复制出去，帮助其他连锁企业出谋划策、培养人才、提高效益，促进其他企业健康快速发展。学校已成为行业从业人员继续教育基地。把湘麓和诺舟打造成为中国药品零售行业专业技术人才的培养基地，这就是易军梦！

创业本身不难，难得是要有足够的信心、用心、专心、耐心、细心和恒心，易军期待着更多的青年学子充分理解"创业六颗红心"，在各自的人生道路上开创自己的辉煌！

（资料来源：根据创业者提供相关资料整理。）

推进大众创业、万众创新，加强以创新为核心的创业教育，不断增强创业创新意识，使创业创新成为全社会共同的价值追求和行为习惯是一项重大举措。但创业并不一定适合每一个人，在追求创业的路径上，我们应根据实际情况慎重选择适合自己的创业路径，本章从创新型创业、知识型创业、专业型创业、就业型创业的角度提出当代大学生优选的创业路径。

# 第一节　创新型创业

## 一、创新型创业的内涵

### （一）创新型创业的概念

创新和创业是 20 世纪以来最令人瞩目的研究领域之一，国内外诸多学者从管理学、经济学、社会学等不同学科角度进行了大量的、卓有成效的研究。创新型创业目前在学术界已经有了比较充分的研究，对概念进行了较多的定义，但是到目前为止并没有统一的概念。

百度百科认为，创新型创业是指创业者建立新的市场和顾客群，突破传统的经营理念，通过自身的创造性活动引导新市场的开发和形成，通过培育市场来营造商机，不断满足顾客的现有需求及开发其潜在需求，逐步建立起了顾客的忠诚度和对企业的依赖，为经济社会的全面进步提供巨大的原动力的一类创业模式。

兰建平、苗文斌认为，创新型创业指的是从事创业的群体不断努力，试图从技术、产品、理念等角度来对传统进行突破。创业者要想取得成功的核心是在现有的产品或者服务基础上进行创新，利用差异化来满足客户市场的需求，通过自身的创造性活动引导新市场的开发和形成，通过培育市场来营造商机，可以分为技术驱动型创业和创意驱动型创业。

**1. 技术驱动型创业**　指创业者以自己拥有的专业特长或已有技术成果为核心竞争力来进行的创业活动。创业者具备某一专业（技术）特长，或研制成功一项新产品、新工艺，同时发现潜在市场或利润空间，将拥有的专长或技术发明发展成新创企业，并成功推向市场。也可以说，技术驱动型创业是创造市场价值的机会型创业，但难点在于组织创新，风险投资对其的支持非常重要。

**2. 创意驱动型创业**　创业者根据全新的运营理念或创新构想，探索新的经营模式的创业活动。此类创业模式是所有创业模式中难度最大的一类，但是一旦成功将拥有先发者优势。如果在创业过程中相关互补性资源迅速跟进，可以成为新辟市场的领导者，拥有标准和价格制定权。此类创业需要创业者具有敏锐的市场眼光、独特的个性特征和旺盛的创业欲望，善于洞察商业机会并敢于冒险，是一种开创性价值创造型创业。

随着信息技术的发展，我国市场环境日新月异，信息爆炸时代使得环境的复杂性日益增加。创新的速度远远超过了历史其他时期，创新型创业的速度越来越快，已成为时代经济发展最显著的特征。在这种环境下，创新型创业一方面由于技术革新快，创业机会剧增，颠覆性的创新每天都在上演。例如移动互联网在短短几年内已经成为行业发展潮流，导致了传统 PC 行业的衰退。另一方面，由于技术革新快，机会转瞬即逝，这要求创业者及时把握可能出现的机会。此外，我们还强调创新的持续性，只有这样创新型创业才能够彻底走向成功。

（二）创新型创业的主要特征

新的历史时期，大量创业实践表明，创业成功的关键不仅仅是生产技术和产品本身，更为重要的是创业者能否突破传统思维限制，主动应对环境变化，整合组织内外部资源，实施技术创新、管理创新、体制创新、品牌创新、市场创新等战略，创造出新的经营模式。在信息社会和知识经济发展过程中，创新型创业越来越重要，并表现出三大重要特征。

**1. 创新型创业以满足和开辟顾客需求为首要任务**　顾客需求是任何创新和创业活动的根本要求和动力，没有需求的创新和创业活动都是没有价值的。创新型创业活动，一方面可以从当前市场角度出发，通过一系列的技术创新，为顾客提供质量更高、性能更好的产品；另一方面，也是特别重要的一个方面，知识经济拓展了工业经济时代人类需求的范围，新的需求不断衍生，创新型创业的一条重要实现途径就是顺应时代潮流，积极探索和开辟新的需求。

**2. 创新型创业强调不断创新，善于把握和利用机会**　创新型创业与传统创业最根本的差异就在于创新，正因为创新，为市场提供的产品或服务的附加值更高，具有更大的市场成长性。但是，创新是永无止境的，新的技术、新的管理模式、新的商业模式的优势会不断诞生、不断升级换代。所以，通过创新型创业实现事业的不断壮大，必须不断跨越已有的范式，转换思维模式，要善于把握和利用各个维度的变迁机会。

**3. 创新型创业不仅要注重技术创新，更要特别关注非技术创新的商业模式变迁** 新的历史时期，新的业态不断诞生，这些新的业态的诞生不仅仅来自于技术的进步，人类社会文明的进步和财富的积累创造的新的需求更为关键。新的需求可能来自于已有技术、产品和服务的组合，创新型创业要求创业者具有全新的思维模式和资源整合能力，才能实现开辟全新的"蓝海"的梦想。

## 二、创新型创业活动的价值

**1. 创新型创业数量较少，但对经济贡献较大** 国际经验表明，创新型创业不到创业总数的1%，但却具有较大的价值创造潜力。创新型创业是以新技术的产生和应用为基础的，任何一项新技术的诞生及其在生产中的应用，都要求与之相关的技术配套发展，这就必然引起新的技术进步，以致形成技术创新"链式反应"，扩大社会生产领域，创造出大量就业岗位，从而促进地区经济增长。

**2. 创新型创业有利于促进地区产业结构升级** 创业机会的来源、实现途径、识别的内容及其产生的诱发机制导致了创业路径选择的差异性，进而影响了地区金融结构的变化、新兴产业的培养和产业的转型升级状况。创新型创业带来了生产技术的创新，技术创新引起产业结构变化，总体上表现为：整个产业结构中由第一产业占优势比重逐渐向第二产业、第三产业占优势比重演进；由劳动密集型产业占优势比重向资金密集型、技术知识密集型产业占优势比重演进；由制造初级产品的产业占优势比重向制造中间产品、最终产品的产业占优势比重演进。技术创新使产业结构朝着高级化和合理化发展，传统产业并未因为科技含量高的新兴产业成为经济结构中的主导产业而消亡，而是经过技术改造得到了更大的发展，由此可见，创新型创业的不断发展带来了技术的进步，也促进生产力迅猛发展并提升产业结构，这对于推动我国产业转型升级具有重要价值。

**3. 创新型创业有助于提升创业政策的科学性和有效性** 目前我国的创业政策尚不完善，如果仅把创业过程看成是随机的过程，不了解不同创业路径选择所带来的经济效益和社会效益的差异性，仅停留于税收减免、资金与管理支持等层面，促进更多高质量的创业活动就无从谈起。创业路径选择的研究涉及创业的基本活动和关键影响因素，探讨创业者如何积累特定领域知识并获取最新的技术信息，从而识别他人所看不到的，或者是先于他人看到有价值的创业机会，形成创新性创业活动。这有利于改善我国的创业环境，提高创业政策的有效性，营造并鼓励更多的创业活动尤其是创新性创业活动。

创新型创业对经济增长的促进作用突出，为创业者产生了良好的示范作用。但是，目前我国这类创业活动数量稀少，形成机理尚不明确，对其创业过程的特殊性研究还不充分，这使得此类创业活动具有重要研究价值。

## 三、创新型创业的影响因素

创新型创业与创业者的风险态度、创业经验及社会资本的获取有很大联系。

### （一）创业者风险态度

创业者进行创业的前提条件就是要接受可能存在的风险。风险相对应的是机会，当创业者决定进行创业时，往往会利用各种资源来将这些机会转换为现实。不同的创业者对于风险的判断是存在差异的，对风险大小的承受能力也是有区别的。例如，对于同样一个业务，不同的人对其做出的风险判断是有差异的；对于同样的风险，不同的人所采取的行动不一样，有的接受，有的选择规避。正是这种对风险态度认知的差别，使得创业行为逐渐呈现出多元化。在进行创业风险判断时，有些因素往往会让创业者在进行风险评估时过于乐观，对风险估计过低。这些因素包括过于乐观、过分自信等。以自信心为例，创新型创业的特点是可参考的案例较少，人们所能借鉴的资料比较缺乏，创业者往往要在这种情况下对未来发展进行判定。因此，人们在进行决策时，更多的是依靠自身的主观感受而非专业知识，通过简单的事物而非系统性的分析来进行判断。在这种情况下，不同的创业者的感受是不同的，自信心更强的创业者感受到的往往是机遇，相对应的，其他创业者更多的是感受危机，感受到所面临的困难。

创新包括产品的创新、服务的创新及技术的创新。这些创新是建立在对现有行业市场了解的基础上，要对市场中消费者的需求及竞争者对手的发展状况进行充分的了解。但是大多数创业者往往对这些信息较为缺乏，它们在进行创新型创业的过程中，有可能会面临复杂而陌生的环境。对于其产品或者服务，更是因为市场上缺乏参照物，导致其不确定性得到更进一步的提升。创业初期，无论是在资金方面，技术的成熟性方面，还是人力资源等领域都非常缺乏，这就要求创业者必须具有勇气，必须能够在面对困难时果敢。从这个角度来分，创新型创业者往往风险承担能力更强，有更高的风险偏向。

### （二）创业者创业经验

创业过程首先是对创业机会的识别，随后对被识别到的机会的可行性和可能的利益进行评价，进而采用合理的决策行为开发机会。企业家感知创业机会的过程其实就是搜集、处理信息的过程，机会的发现依赖于个体获取蕴含创业机会的信息，对信息进行有效解读，以及识别出机会所蕴含的价值。人力资本理论指出知识和继续学习的能力有助于个体获取出众的识别能力，这使得他们在一系列活动中更有生产力和效率。知识能够提升个人的识别能力，而个人能够通过接受正式的教育（如大学教育）和非正式教育（如工作经历和成人教育等）来增加自己的知识，进而提升自己的人力资本。因此如果有合适的创业机会存在，那么拥有更高人力资本的人能更容易地识别出这些机会。

从认知心理学的相关理论出发，有创业经验的创业者在低风险任务决策时使用以分析为基础的决策方式，而对于高风险任务，他们倾向于依赖以缄默知识为基础的直观判断。没有创业经验的新手往往忽视任务的特征，都使用分析或直观推断的方法。如果有经验的创业者能够明智地选择他们的决策方式，那么他们就能够更有效地处理创新型创业活动中可能遇到的问题。曾经的创业经验为个体提供了宝贵的经验，提升了创业者的创业技能，即使是失败的经验对创业者来说也具有指导意义，进而影响到个体对有用信息和创业机会的认知。此外，创新型创业活动由于市场和技术的不确定性，具有较大的风险，因而往往面临着较严重的资源限制，而先前的创业活动所建立起来的社会关系网络，有利于创业者更有效率地获取诸如财务支持或商业信息等必需资源，进而增加了创业成功的可能性。因此，创业经历越丰富的个体越可能进行创新型创业。

### （三）社会资本的获取

已有的研究认为，社会资本指的是与创业相关的信息、知识与资源，往往通过从其他网络成员那里以较少的时间和财务成本获取和交换，进而帮助创业者进行机会的识别与开发。社会资本存在于个人所拥有的关系网络中，是个体能够通过这些关系网络获得现实和潜在资源的总和。

Granovetter 对社会网络强弱联系进行了界定，将与家庭成员、亲戚、最亲密的朋友的关系定义为强联系网络，认为这种网络更容易提供彼此之间的相互支持；将与社会经济特征不同的其他个体之间的关系定义为弱联系网络，弱联系可以将其他群体的重要信息带给不属于这些群体的人。创业者可以利用强、弱联系实现个人社会网络中不同团体之间的信息或者资源交换，使得创业者更容易获得信息与识别信息所需的资源，进而有利于其对创业机会的识别。学者们对究竟是强联系还是弱联系对创业机会识别的影响更大这一问题尚未达成完全共识。Singh 的研究发现，创业者发现的创业机会数量与其在社会网络中的弱联系数量成正相关，而与仅利用一种关系网的创业者相比，能够混合利用强联系和弱联系的创业者可以识别出更多的创业机会。与之相反，Singh 认为强联系网络能够在成员之间建立起信任及情感的联系，人们更愿意花费时间为彼此提供信息或建议，因而拥有更多强联系的潜在创业者更有可能识别出更多的创业机会。强联系的形成和发展需要创业者和网络内他人之间的互动和经常联络，需要花费较多的时间和精力来维持这种关系，而网络成员之间的紧密联系和相互信赖关系，也使得他们能够低价交换有价值的信息和资源。Johannisson 认为强联系可以通过调动认知和情感资源，使得创业者能够在创业过程中保持较高水平的自信。同时，强联系所带来的信任关系能够使创业者增加对收入预期的把握，增强对陌生情形的适应性和对创业活动所带风险的接受程度。因此，如果个体有较多的强联系，我们可以预期他们能够承受更大的风险，也就更可能进行创新型创业活动。此外，个体不仅能从强关系网络中获取质量较高的信息，还能够方便地从网络成员那里获取有关市场信息、技术应用、顾客需求等专业信息，而网络成员之间的信息交流与相互学习，也有利于个体发现创新性机会。因此，拥有强联系网络有利于个体进行创新型创业。

## 四、大学生创新型创业教育发展对策

创新型创业对社会的发展有巨大的推动作用，具有风险偏好、有着创业经验及社会资本获取较强的人员更倾向于选择创新型创业。对于大学生而言，他们更多的是在学校接受教学，参加少量的社会实践活动，通过对大学生的创新型创业教育来促进其以后的创新型创业显得尤为重要。

### （一）改进教学观念

首先，要对教学目标进行调整，改变传统的以应试为主导的教学目标。结合我国长期教学历史发展过程来看，人们往往实行灌输式的教学方式，将理论等知识通过课堂讲授的形式传输给学生。在这种情况下，学生往往缺乏应有的创新意识，只是被动地吸收，创新的意识受到教学模式的桎梏。从目前来看，我国大量高校在创新教育方面还存在严重的不足，甚至没有真正理解创新的核心所在，没有领悟到创业的灵魂。学校往往将创业教育作为次要的教学内容，将创业实践作为专业知识教育的补充，未能抓住教学的重点。因此，为了推动创业教育，高校必须对现有的教学进行调整，将创业实践提升到与专业理论教育同等重要的地位。除此之外，我们还应当在课外进行实践教育，各学校可根据其实际教学水平、师资力量来选择不同的教学方式。通过对教学目标的改进来激发学生们的思想，培养创新意识。

其次，要根据创新创业的特性来优化考核方式。高校长期强调传授即课堂理论讲授的重要性，将主要的精力都集中在课堂上，对于课外的关注力度较低，考试的内容更多的是放在课堂知识的记忆方面，因此"贝多芬"就成为考高分的代言人。这种考核方式让学生将更多的时间花费在课堂上，社会活动的时间大大被压缩。创新型创业人才强调的是实际创新能力，对社会发展的敏感性对于创新型创业有着非常重要的影响，这种社会发展敏感度更多的是建立在社会实践认识的基础之上。因此，我们需要对现有的考核方式进行转换，强调学生的创造性，将社会实践纳入到学生的考核中来。未来的教学在保持现有教学体系科学、完善的基础上，将素质教育的重要性进行提升，纳入到基本教学体系中来，将创新教育作为未来人才培养的重要领域，从根本上为创新教育提供有效的帮助。

（二）深化教学模式改革

首先，深化教学改革的首要动力是教师队伍，教师队伍的建设是教学模式改革的核心动力所在。从目前来看，我们的大学老师大多是科班出身，从本科到研究生，再到博士甚至博士后，都是在学校里待着，缺乏社会实践。因此，优化教师队伍最为重要的一点就是引进具有实践经验的老师。具有创新实践经验的教师，能够利用自身的经验，将创新创业的核心知识以贴近实践的特点来进行阐述，锻炼学生的创新能力，引导和激发学生的创新精神。此外，对于兴趣特别浓厚的学生，还可以开设专业的选修课，加入模拟创业，让学生最大限度地接触创业实践，弥补课堂理论学习的不足。因此，我们既要注重学历，吸引一批具有优秀教学理论知识的老师来优化理论教学工作，丰富课堂知识，又要引进具有实践经验的老师，这样才能够为学生提供足够的教学资源。当然，对于具有创业实践经验的教师，我们往往难以在高校教师中寻觅，我们可以引入社会企业中的经营管理层作为兼职教师，让他们以实践活动来为我们教学开阔新的视野。通过多种渠道来获取教学资源，一方面可以建立起一支具有综合素质，兼具实践与理论的教学团队，另一方面可以不断吸取最新的社会创业经验，不断更新我们的教学资源，提供最为有效的教学技能。实际上，从国外知名大学来看，这种教学队伍的构建模式是非常常见的，例如美国知名大学经常聘请全球知名企业家到学校做讲座，聘请他们作为兼职教师，指导学生创业。这些企业家在教学过程中往往是理论结合实践，目的性和实践效果更强，用于指导学生创业成功的可能性也更大。

其次，创建实际操作的平台，为大学生的创业实践提供条件，以此来树立学生对于创业的认知，提升创业的意识。教育的落脚点在于让学生成为对社会有用的人，让学生能够为社会的发展提供推动力。在社会中，我们更多的是需要利用所学的知识进行社会活动，而这些能力往往需要我们通过实践来得到提升。因此，我们需要在学校中为学生提供提高此类技能的平台，让学生在学校中获得更为全面的锻炼。创业平台的建立模式多种多样，包括学校自己的校外训练基地及企业提供的就业岗位。此外，还鼓励更多的学生参加其他实践活动，更多地接触社会，锻炼自己适应社会的能力，培养自身的创新能力。

因此，高校对于创新创业的培养不能将精力集中在课堂上或者说知识讲座方面，我们更多的是让学生参与实践活动，更多地走向社会，让他们带着对社会的探索，对事物的好奇和向往去学习。在课堂教学环节设置方面，我们需要不断进行优化，通过实际教学过程来不断进行改进，不断提高学生的综合素质，激发其创新意识。

### （三）加强政府的支持力度

首先，政府要做的是优化创新型创业发展的外部环境，从财政税收政策及相关法律方面为创业者提供更好的支撑。在这个领域中，政府应当从两个方面来实施政策。一方面，政府应当加大对现有优惠政策的宣传力度，如税收优惠、财政资金支持等，让广大的创业者了解政府提供的政策支持，能够及时、充分地利用这些政策，为创业者的创业行为提供便利。另一方面，政府应当对大学生创新型创业给予更多的关注，在政策方面及时跟进完善，对高校的创新型教育予以不同程度的支持，让高校创新型创业走向百花齐放的境界。

其次，完善融资渠道。随着我国资本市场的不断完善，资金的来源多样化，对于大学生创新型创业而言，创业基金是其获取资金来源的首选。资金是所有创业活动的基础，尤其是大学生创业，它们需要资金开展创业的基础工作。从目前资本市场资金来源看，我国高校本身资金就比较缺乏，能够投入到大学生创业的实际支持就更少了，国家也难以对这种小型创业提供资金支持。银行方面更多的是强调资金的安全性，他们的资金往往流向优质企业，例如国有企业、各行业龙头民营企业等。在这种背景下，学生的资金来源往往只能局限于自身家庭支持，这些有限的资金无法为大学生创业提供保障。因此，我们需要充分利用现有的市场条件，建立创业基金，以此来支持大学生创业。资金的来源可以包括风险资本、民间支持及公益性基金。从国外知名大学的发展历程来看，社会捐赠，尤其是校友捐赠是其资金来源的一个重要方面。

### （四）完善社会支撑体系

长期以来，我国受儒家文化影响比较大，整个社会取向更多的是倾向于传统守旧，对创新创业的意识不足，因此，社会支持首先要进行社会舆论的引导。在中国传统文化的熏陶下，我国大学生整体表现出来的是一种保守的思想，他们更多是试图通过学习来获得继承，缺乏应有的探索精神。这种传统的社会理念对创新型创业有着非常明显的负面影响，它对社会的进步会产生一定的阻碍作用。因此，我们目前要做的是对这种社会舆论体系进行改变，积极宣传创新，突破原有社会体系的桎梏，鼓励万众创新。在学校教育方面，要对现有的教学观念进行转换，对创新型教育这一领域进行支持，为大众创业制造应有的社会舆论。

其次，我们要为大学生创新型创业制造良好的氛围，为其创业提供良好的条件。环境对于人成长的影响是非常大的，什么样的环境就能培养出什么样的人才。因此，我们要想鼓励大学生走向创新型创业，培养大量的优秀创业人才，就必须为大学生创造良好的外部环境。无论是大学还是其他政府机构，都应当对大学生创业予以积极的对待，积极调动各项资源，不断对现有的政策进行完善，出台贴合实际的配套措施。在环境塑造方面，各大高校要作为带头羊，因为他们对大学生的创业意向和创业需求最为清楚，能够提出最合适的应对措施。

政府方面，中央政府要从宏观角度出发，制定宏观层面的支持政策，包括财政的支出、税收的优惠等。地方政府要结合自身的实际特点，例如杭州地区的电子商务、深圳地区的高科技制造等，充分利用现有的资源，为本地创业者打造完整的创业平台，提供一站式服务，为大学生创业创造良好的外部环境。

# 第二节　知识型创业

## 一、知识型创业的定义

知识型创业是指创业者以自己拥有的丰富知识为核心竞争力来进行创业活动。创业者具备丰富知识，同时能熟练应用所掌握的知识，将拥有的知识技术发展成新创企业，并成功推向市场。根据经典创业理论，创业是一个机会发现过程，知识和决策在其中扮演了重要角色，机会是创业的核心和关键问题。那些没有被商业化或没有被彻底商业化的知识是创业机会的重要来源。知识创业过程也是创新能力吸引和凝聚的一个过程。

## 二、知识型创业的特点

### （一）创造新的行业和市场

知识型创业者利用知识和新技术抓住机会开发新产品和新市场，而不是为了个人生存而瓜分现有市场。一般来说，这种创新性的机会型创业比那些瓜分现有市场的生存型创业更能够开发新市场或更大的市场，预期创造新的就业机会更多，推动经济发展的动力更大。例如，中国IT 产业的发展从 PC 到互联网，正是由于像柳传志（创办联想）、倪光南（研制联想汉卡）、王永民（发明五笔字型）、王选（发明汉字激光照排技术）及张朝阳（创办搜狐）等一大批知识型创业者的不懈努力和积极推动，开辟并不断扩大了我国 IT 产业市场，并带动了相关产业的发展。而黄明利用自己的知识和技术经过不懈的努力，开发太阳能利用技术和产品，不仅为中国开辟了广阔的太阳能利用市场，也为人类利用可再生能源做出了重大贡献。目前有更多的知识型创业家在国家创新战略和政策鼓励下，通过自主创新创造并引领知识型产业的快速发展。

### （二）短期内增长快速

快速增长指的是公司的市值不断攀高，短期内产生巨额财富和更多的富豪。微软是依靠知识创业并不断创新实现高速增长的典型，据美国《福布斯》杂志报道，盖茨 1994 年已有 83 亿美元资产，1995 年有 129 亿美元，1996 年达 180 亿美元，1997 年为 364 亿美元，1998 年他的总资产已上升到 580 亿美元。正是基于这种与传统企业增长方式不同的快速增长，使微软的财富连续 10 多年全球排行第一。中国的百度公司一夜之间造就了多个亿万富翁、几十个千万富翁和几百个百万富翁。目前，许多依靠知识、技术创业的企业，为社会创造巨大财富，为消费者带来利益，但其创造财富的过程、企业成长的方式不是渐进的，而是在短期内快速增长。另一种是品牌的快速增长，在公布的"2005 世界最具影响力品牌"中，Google 用 7 年多的时间使其品牌价值达到 84.61 亿美元，把西门子、飞利浦等这些"百年老店"抛在身后。而 Skype 从无人知晓到成为全球知名品牌也只用了两年时间。在品牌价值快速飙升的背后，除了他们清晰地了解消费者的真实需求外，更重要的是他们快速地吸收新知识、创造新技术和新产品，联想、百度、阿里巴巴等中国品牌，也是依靠知识和智慧使他们快速增长。

NOTE

### （三）快速变革

快速变革是经济全球化多变的环境中知识型创业的一个显著特征。他们不仅视变化为机遇，把握市场方向和需求，而且能够抓住变革的方向和节奏，在变革中取得惊人的成功。英特尔前 CEO 葛洛夫先生说过："唯一不变的是变。"摩托罗拉中国公司为了使自己拥有一个高效的组织机构，能够适应变化和比竞争对手反应更快，他们进行了组织架构和企业文化的变革。海尔从企业精神、作风到整体战略主动求变，继"名牌战略、多元化战略、国际化战略"之后，正迈入"全球化品牌战略"阶段。海尔、联想等都能在快速变化的经济环境中适应变化，依靠知识、技术不断推出新产品，是他们打破常规的创新，以及迎合潮流的快速变化，创造了"快品牌"和一飞冲天的奇迹。变革观念、变革管理、变革技术、变革创新已成为他们保持领先、持续发展的重要因素。正如被世界称为"商业教皇"的汤姆·彼得斯所言，最好是将自己公司的内里完全摧毁，用全新的、大胆的和创造性的方法将它重新打造，而不是用旧观念打旧仗。

### （四）基于创业投资的支持

创业投资旨在促进高技术创新型企业和研究向成熟方向转化的、以有限合伙为主要形式的投资方式。创业投资家通过发现有潜质的高新技术创业企业，进行股权投资并提供增值服务使其成长壮大，从而获得高额回报。国内外许多知识型创业者通过获得创业投资，使自己的企业迅速发展起来。创业投资也直接促进了企业的知识创新活动，对其具有特殊的孵化作用，如美国 20 世纪 60 年代的新兴半导体产业、70 年代的生物技术产业和个人计算机产业、80 年代的工作站和网络产业、90 年代因特网等的兴起与创业投资对这些领域的支持密不可分。1996 年，搜狐在 MIT 尼葛络庞蒂风险投资的支持下建立并成长，成为我国第一家依靠风险投资创立的互联网公司。为中国企业提供网络实名服务，帮助企业建立网上招牌的 3721 网络公司曾多次吸引到日本 JAFCO 的风险投资。在中国大学生"挑战杯"创业计划大赛活动中，一些创业团队因拥有科技含量高和市场前景好的创业项目而获得巨额风险投资，实现了创业理想和知识产品的商业化。

## 三、创办知识型企业的基础条件

知识型企业是指运用新知识、新技术来创造高附加值产品的企业；进行企业知识管理、重视创新研发和学习的企业；以知识产权战略和知识发展战略及知识运营作为主要发展战略的企业；以知识服务为导向，充分利用和组合国际国内现有成熟技术和管理工具，通过知识服务、创新和各种经营模式达到高附加值的知识产业，创造高附加值的产品和品牌及重视无形资产的企业；以高新技术和现代服务咨询业等知识产业为重点发展的企业。

### （一）知识和新技术

21 世纪的重要特征是知识、技术创新已成为经济社会发展的主导力量，包括产品研发创新、管理创新、业务流程创新和服务创新等。知识和新技术是知识型创业的核心问题。要想取得创业的成功，创业者必须具备获取并积累知识的能力或掌握新技术。从国际上著名的大企业看，像微软、英特尔公司等，在他们所在的领域不断进行产品研发和技术创新。零售业企业如沃尔玛、宜家等通过管理创新和服务创新，使他们一直走在行业的前列。从国内看，近几年，许多大学生、研究生利用知识、技术不仅创办了科技企业，而且在平凡的传统行业中创造了奇迹。

### （二）开拓新市场的能力

知识型创业者利用知识和新技术抓住机会开发新产品和新市场。开拓新市场的能力是决定知识型创业成功与否的关键。市场决定了盈利和企业的发展。由于大众对于新知识的应用或新技术的普及的接受程度有差异，所以开拓新市场有一定的难度。开拓新市场是一门很高的学问与艺术，从和客户敲定访约、设计提案、拜访客户、说服认同到真正达成合作关系，每一个环节都有其巧妙的制胜成功之道。

### （三）资金的支持

资金是垫支于社会再生产过程，用于创造新价值，并增加社会剩余产品价值的媒介价值。知识型创业对于资金支持的需求不亚于其他类型的创业。虽然已具备新技术，但技术的转换、生产力的形成等都需要资金的注入才可实现。

筹集创业资金就是获得对方认可，减少对方责任的过程。创业者十分清楚明白地阐述了自己知识型创业项目的可赢利性、可能出现的危险及如何规避，这对投资者来说是一种诱惑，也是对创业者能力的一种识别；而减少失败后要承担的责任又消除了投资者的后顾之忧，这样投资者才会下定投资的决心。

## 第三节　专业型创业

### 一、专业型创业的内涵

专业型创业是指创业者发挥专业特长，发现并利用机会，创造价值，获得利益。它包含了以下三个方面内容：

**1. 专业知识是创业活动的源泉和动力**　专业型创业者的创业灵感来源于所学专业领域，他们把自己的专业知识与社会发展趋势、经济政策变化、市场动态行情密切结合，捕捉商机，利用机会，开展创业活动。在创业的过程中，他们又发挥自己的专业特长，以自己的专业知识作为主线，策划、设计创业活动，制订创业计划，并对自己拥有的各类资源进行优化整合，从而创造价值。那些基于专业、依靠专业特长的企业创办者及其追随者、企业维护者、企业内的创业者、个体劳动者、项目合作者等，都可称为专业型创业者。苹果公司创始人史蒂夫·乔布斯先后领导和推出了麦金塔计算机（Macintosh）、iMac、iPod、iPhone、iPad 等风靡全球的电子产品，深刻地改变了现代通讯、娱乐、生活方式；马云 1995 年创办中国第一家互联网商业信息发布网站"中国黄页"，1999 年创办阿里巴巴，并担任阿里集团 CEO、董事局主席，他们都在专业领域捕捉商机，推进产品创新，创造了巨大的社会和经济效益。

**2. 专业知识是创新活动的基础**　专业型创业者把自己的专业特长作为主要资源，通过创新活动开展创业。专业型创业者的创业活动是基于专业领域的创新活动。专业型创业者既包括那些运用专业知识研发新产品、创造新工艺、发现新材料，并进行推广营销的创业者；也包括那些利用专业知识为相关企业、个体生产者、终端消费者提供专业性服务的自由职业者，他们的专业知识虽然没有独立的知识产权，但他们通过自己的专业知识，让被服务对象享受到更专业、更完美、更快捷、更安全的服务，这本身也是一种创新性活动。随着社会的发展进步，消费者对服务的专业性要求也越来越高。对一个企业来说，从高层决策咨询到计算机网络的维护，从对外谈判的法律服务到员工的心理辅导，都可能不再配备专门的人员来从事这些工作，而是采取对外购买专业性服务的形式来完成；对个人来说，从健康指导、法律服务、居家养老、子女教育到家用电器的维修维护，都需专业服务，这些都为专业型创业创造了巨大的空间。

**3. 专业知识是专业型创业者的核心竞争力**　在市场竞争中，专业型创业者能够利用专业知识创造价值，可以形成"人无我有"的比较优势。专业知识需要长期、系统的学习培训，形成完整的专业知识体系。相对而言，非专业型创业者更多依靠自己的观察、阅读、思考、实践，其知识体系不完整，呈现非结构性的专业认知，他们的创业活动更多着眼于非专业领域，或者要依靠专业人员的共同创业。因此，专业型创业者可以与非专业型创业者形成错位竞争。但是，专业型创业者如果仅仅具备专业知识，未必就能形成核心竞争力，特别是随着高等教育的大众化，具备专业知识的创业群体不断扩大，专业型创业群体也会形成竞争关系。

要使专业知识形成核心竞争力，除了扎实的专业功底外，还必须具备两个方面的条件：一是专业型创业者必须有意识地培养自身的洞察力、学习力，培养创业认知、个人性格、个人素质、个人意志等，这些对创业活动有着极为重要的影响，是创业的基础。二是专业型创业还必须具备相关学科知识，尤其是管理、经济、法学等学科的知识，只有融会贯通，才能把专业知识真正运用到创业过程中。在专业学科领域，多学科交叉融合成为创新发展的主要途径，普通创业者丰富的知识储备就显得尤为重要。一个软件设计专业人员，如果对市场缺乏观察力、判断能力，对基本的财务知识一窍不通，那么即使专业造诣十分精深，也无法完成创业的梦想。

随着我国经济体制改革的不断深化，专业型创业将逐步成为大多数高校毕业生和各类专业技术人员就业的主要形式。建筑设计、会计、科研、教师、医师、律师等各类专业人员将逐步回归市场，用自己的专业知识服务社会，创造价值。

在专业型创业的过程中，往往需要对专业技术人员的专业水平和专业创新成果进行认定，尤其是专业性服务，国家通过执业资格认定、专业等级考试、成果评审等实行准入控制、评定水平等级，对新产品、新工艺、新材料实行专利申请等。执业资格认定是最重要的准入制度，国家对某些责任较大、社会通用性强、关系公共利益的专业技术工作通过统一考试，颁发执业资格证书，部分从业资格证也列入执业资格的范围，如会计从业资格证、证券从业资格证、执业医师资格证、教师资格证、建造师资格证、造价师资格证等，执业证书成为专业技术人员依法独立开业或独立从事某种专业技术工作学识、技术和能力的必备标准，也为专业技术人员自由执业创造了条件。

高校毕业生进入社会后，选择专业型创业具有良好的基础和条件，可以结合自身的专业特点和兴趣，选择适合的创业城市、创业项目，但高校毕业生也存在经验不足、专业资历较浅的缺陷。因此，高校毕业生选择专业型创业，可先专注于所学的专业领域，从容易的做起，从基层做起，从小微企业做起，并通过前人的"传、帮、带"，再学习、再提升，不断积累成果，为将来拓展创业规模，跨领域、跨学科创业创造条件。

## 二、专业型创业的类型

由于专业学科和个体情况的差异，专业型创业也存在不同的形式和类型，专业型创业类型繁多，常见的包括以下五种类型：

**1. 研究开发型创业** 研究开发型创业是指专业技术人员承接由国家、企事业单位、团体投资的研究开发项目，从而获得收益的工作。与创新型创业不同的是，专业型创业中，专业技术人员利用本身的专业为相关单位开展研究开发工作，其成果及产权归投资方所有，专业技术人员本身不对产品进行生产、营销。

研究开发包括科学研究和产品开发，科学研究是运用科学方法、科学手段针对某一科学现象或产品开展调研、实验、分析等工作，总结规律，阐明原理，形成理论，属于基础研究和应用研究；产品研发是把科研成果转化为可实际操作应用及生产加工且品质稳定的软硬件产品、工艺或服务，提供给消费者。基础研究和应用研究是国家发展的基石，国家十分重视这项工作，并且部分企业机构也开始重视这项工作，积极投资开展基础研究和应用研究，构建核心竞争力，为企业发展奠定内生动力。产品研发是企业发展的基础，一个企业如果没有研发新产品，老产品就会被逐步淘汰或只能从事代理加工业务，利润低，发展空间小，因此大多数企业十分重视产品的研发工作。许多企事业单位采用对外招标形式，把研究开发工作委托给专职的科研团队，大到新产品研发，小到设计服务，如平面设计、游戏设计、软件设计、广告设计、形象设计等。随着科技体制改革的不断深化，科研人员从事研究开发的专业型创业者将有更大的发展空间。

研究开发需要专业技术人员具备较高的专业水平和实践经验，专业技术人员要更加注重专业知识的"深度"，但不同的研究开发任务对专业技术人员专业水平的要求有显著的差别，专业技术人员可以根据自己的情况选择从事某一方面的研究开发工作。

**2. 专业技能型创业** 专业技能型创业是指利用专业知识为个人和团体提供技术服务，专业技术人员往往设立相应的机构对外营业。近年来，会计师事务所、心理咨询室、设计公司、艺术培训机构、软件设计室、律师事务所、私人诊所、药店、文案创作室等方兴未艾，这些都属于专业技能型创业。专业技能型创业覆盖大多数专业领域，是专业型创业的主要形式，以智力投资为主，对资金要求不高，对专业技术人员而言，简单易行，方便快捷。

专业技能型创业要求专业技术人员善于把握市场风向，掌握行业动态，及时了解消费变化的趋势，适时调整业务范围。对于创业者来说，要经常研究、学习、补充新知识，适应消费观念的不断变化。专业技能型创业者还要面对团体客户，创业者要了解不同组织的结构、特点、需求，提供不同要求的服务。广告公司拍摄一部宣传短片，行政机关客户讲求严谨，要求叙述完整、数据翔实，而企业客户讲求吸引力，要求有故事性、艺术性。创作者如果不了解不同机构的特点，过分强调专业性，往往造成业务流失。因此，专业技能型创业不同于大机构，有专门的管理人员负责谈判、协调工作，所以要求创业者本身要有良好沟通交流能力，善于倾听，耐心、细心，既要辨明对方的实际需求，又要深入浅出地从专业的角度解释业务的特点，达成共识。

NOTE

**3. 终端服务型创业**　指终端服务的专业技术人员直接为消费者提供个性化专业服务的创业形式。随着人们生活水平的不断提高，提供终端服务的领域不再局限在个别领域，已经覆盖所有的行业。很多人开始聘请私人的置业顾问、法律顾问、家庭医生、家庭教师、理财师、健身教练、家装设计师等，追求个性化、常态化的服务，实现专业服务的"私人订制"。很多企事业单位、国家机关也开始减负，对于不属于自己主业范围的业务，不再聘用专门的人员，而是实行服务外包，包括法律事务、内部局域网、办公软件、文化设施及与主业相关的其他技术，都聘请本单位以外的专业技术人员来维护、管理，本单位提供服务符合个性设计服务和咨询服务。对于专业技术人员而言，终端服务型创业也具有广阔的前景。

与受聘企事业单位和国家机关的专职专业技术人员不同，终端服务型创业者面对的消费者，要求更具体，更加个性化，消费者的背景、性格、理解能力、知识结构不同，其需求多种多样，因此，终端服务型创业者不仅要更加注重知识面的"广度"，还应更加注重实践能力，要善于解决各类疑难问题。家庭医生承担的是全科医生的角色，而计算机专业人员要了解各种软件的使用和硬件的维修，普通消费者可能不是请你为他设计一个软件，而是要解决某个软件使用过程中出现的问题。终端服务型创业者要更善于抓住消费者的实际需求。

**4. 产品营销型创业**　产品营销型创业是指具有专门管理专业背景的专业技术人员为各类企业及其他投资主体的产品提供决策咨询、风险评估、营销策划，或组织营销活动，从而获得收益的工作。

职业经理人是职业化的企业经营管理专家，在所有权和经营权分离的企业中，企业会在职业经理人市场中聘任一批专职管理人员，全面负责企业的经营管理。职业经理人以薪资、股票期权等作为获得报酬的主要方式。职业经理人包括财务、生产管理、销售管理、技术管理等不同类型，职业经理人获得不同等级的职业资格证书，形成不同等级，但都能在一定范围内或一个领域起到领导作用。

策划公司是从事品牌策划、营销策划、广告策划、庆典策划、媒体代理、活动执行企业的统称，其任务是帮助企业打造一个良好的商业氛围，让消费者认识品牌、了解品牌、信任品牌，提升销售业绩。

咨询公司又称"顾问公司"，提供市场调查、价格预测、企业诊断、盈亏分析、销售策略、人事管理、财务税务及投资分析等，帮助企业解决管理和经营问题，减少决策失误，鉴别并利用机会，拓展业务。还有一类技术咨询公司，为相关单位制定政策提供专业技术咨询。专业营销型创业在我国具有广阔的前景，近年来，相关企业发展迅速，为创业者提供良好的市场机遇。

**5. 团队合作型创业**　团队合作型创业是指不同专业领域的专业技术人员联合创业。各类专业型创业都可能存在单一专业知识无法满足创业需求的情况，必须组成团队共同创业，广告公司需要文案、美工、摄像、制作等多方面专业人员的共同配合；律师事务所需要配备刑法、经济法、民法等不同专长的律师，甚至还要有其他方面技术人员参与；研究开发更需要多种专业的协作才能完成。团队合作机构不同于其他机构中的聘用关系，是合作者之间的技术联合，分工协作，在工作中有各自的工作任务、工作目标，合作者必须按照约定时间完成工作任务，各方不存在雇佣和被雇佣关系或上下级关系。

与雇佣型的劳资关系不同，团队合作型创业更能调动各方的工作积极性和创造性，利润分成更符合合作者的愿望，但团队合作型创业机构缺乏"主心骨"，可能出现因想法不同而分道扬镳的现象，甚至在项目进行过程中毁约，影响了团队的声誉，因此，团队合作型创业需要合作者之间有相同的理念、相互信任的专业能力。团队合作型创业者之间往往已有多年共同工作的经历，对彼此的想法和专业能力比较熟悉。

团队合作型创业是专业型创业的重要形式之一，但技术合作不同于资本股份，难以用数字衡量各自的贡献和所占的份额，因此，合作者的品性和人格也是重要的考虑因素，创业者应当建立集体意识、团队意识，提升个人素质，乐于为团队做出必要的牺牲和奉献。

## 三、专业型创业者的基本素质

专业型创业者开展创业活动与到相应的机构就业不同，创业者需要具备基本的素质才能满足创业的要求，专业型创业者应当具备以下四个方面的基本素质：

**1. 创业意识** 任何类型的创业者都必须有创业意识，创业意识不强的人一般希望受雇于公、私机构实现就业，如果他们因为就业困难被迫创业，失败率也是极高的。专业型创业者的创业意识与其他类型的创业者有共同之处，也有其特殊性。专业型创业者的创业意识主要包括创业愿望、创业动机、创业目标、创业理想等几个方面。创业愿望强烈的创业者对创业有较高的期待值，他们认为自主创业能更自由地发挥自己的专业专长，希望通过创业实现人生的目标；创业动机强烈的创业者对创业有迫切的需求，希望发挥自己的专业特长解决就业、经济或其他问题；创业意识强烈的创业者一般有明确、具体的创业目标，如希望通过创业实现满意的收入水平，同样，创业意识强烈的创业者还要有创业理想，专业技术人员因为知识层次较高，往往有自己的主张和见解，对工作环境、工作中的人际关系要求较高，不少专业技术人员不满意所处的环境，往往希望通过创业达到自我实现的目的，可见，创业意识是专业型创业者必备的素质。

相对专业技术人员而言，特别是学历、职称、专业水平较高的专业技术人员，他们有较强的就业能力，但是如果没有强烈的创业意识，是不可能成功实现创业的。专业技术人员创业前要做好人生规划和职业规划，对自己的价值取向和职业取向进行评估和思考，不能人云亦云，盲目创业。创业之前还应做好必要的心理准备。

**2. 专业能力** 高校毕业生如果受雇于各类机构，会有一个接受培训的过程，有一段学习、适应，不断提高业务能力的过程，能够弥补专业学习上的一些不足，而专业型创业更多的是要"拿来就用"，所以专业型创业对专业能力要求较高。专业能力包含专业理论水平、专业创新能力、专业实践能力。专业技术人员的理论水平是指导专业技术人员创新的基础，并且在工作中，往往还需要为客户提供相应的指导，如果不熟悉本专业的基本理论体系，在工作中就会遇到各种瓶颈；专业创新能力是在专业型创业中形成竞争优势，就必须要有新想法、新思路、新办法，才能更胜一筹。教师通过新的教学方法激发后进学生学习积极性，医生采用新疗法解决某个患者久治不愈的疾病，在中药材种植中运用嫁接技术提升药材品质都是创新。专业技术人员在工作岗位上都要进行创新活动，但专业型创业者直接面对市场和消费者，创新能力显得更加重要和急切。专业实践能力是指解决实际问题的能力，专业型创业者要通过不断积累、探

NOTE

索、研究，提高解决疑难杂症的水平，经验丰富的律师、教师、医生总是更受消费者的欢迎。经验不仅仅是积累出来的，更多的是创业者在摸索、思考中形成的，前者与年龄有关，后者青年人可能更有优势，年轻的专业技术人员思维更加敏捷，更易于接受新东西，动手能力更强，往往更易于脱颖而出。

**3. 市场洞察力**　美国有家制鞋企业派出一位推销员到一个非洲国家推销产品，这位推销员拍回一份电报，说这里的人都不穿鞋，没有市场；另一个推销员也到了这里，这位推销员则兴高采烈地向公司报告：这里不生产鞋，有广阔的市场！可见市场洞察力有高有低。市场洞察力是专业型创业能否成功的基础，没有市场信息就不能确定创业的方向，不能选择合适的创业项目，因此创业者要有市场洞察力，会观察市场行情，了解市场变化的趋势。专注是提高市场洞察力第一要素。对专业的专注，对创业的执著会让创业者时时去捕捉各种各样的机会，不放过任何蛛丝马迹，得过且过的人即使机会送上门他也没反应。对人对事的敏感是提高市场洞察力第二要素，成功的创业者在接触各种各样的人和事的过程中，一旦发现可能有价值的线索会穷追不舍，探究到底，抓住机会。开明是提高市场洞察力第三要素，如果没有包容的心态，碰到与自己不同的意见，或不符合自己经验的事就产生抵触情绪，拒绝倾听，那么他不可能抓住机会。发现各种途径来拓展自己的想法，与不同的观点进行碰撞，会帮助创业者提高洞察力。

专业型创业者由于其工作的专业性，创业成功后一段时间内不易被市场的变化所干扰，工作相对稳定，但从长期来看，专业型创业者如果不关注瞬息万变的市场，业务就无法拓展，原来的创业项目也可能会走向萎缩，创业者创业成功后仍要保持市场洞察力。一位消费者给森达集团发来的传真中说，因为脚大，多少年来一直为买不到品牌皮鞋而苦恼，森达人敏锐地意识到，这群由特形脚、异形脚、残疾人等组成的特殊消费群体，对穿名牌皮鞋的渴望尤为强烈，为此，森达为特需人群开展定制服务，每天订单不断。在四川，农民想用洗衣机来洗红薯，有人认为应该教会乡下农民使用洗衣机，而海尔的技术人员则开发了一种专洗大地瓜的洗衣机，占领了一个新市场。

**4. 心理素质**　专业型创业需要创业者具备良好的心理素质，创业者应具有良好的情感世界、足够的自信心、坚定的意志力等，这些心理素质可以在日常生活和学习中得到提高。情感是人生态度的表达，可表现为爱情、幸福、仇恨、厌恶、美感等，这些情感中包含了个人的道德感和价值感。专业型创业者只有不断提高修养，养成正确的世界观、人生观和价值观，才能树立创业信心，增强创业意识，达到成功创业的目的。专业型创业者在选择人生道路、创业目标时，要有自己的见解和主张，能够开拓创新，不因循守旧、步人后尘，因此，专业型创业者必须有足够的自信心，这种自信是建立在自己坚定的创业意志、优秀的专业能力和敏锐的市场洞察力之上的。专业型创业者还必须有坚定的意志力，专业型创业者在创业初期可能会遇到各种困难，如资金不足、客户不信任、合作者理念不同等，没有坚定的意志就会半途而废，特别是作为有一技之长的专业技术人员，极有可能退缩。

## 四、专业型创业者的创业能力

**1. 学习和掌握必要的创业知识**　随着我国经济体制改革的不断深化，企事业单位也在积极推进体制改革，就业模式不断产生变化，多元就业也逐渐成为趋势，不仅大学生要转变就业观念，专业技术人员也要转变传统的思维模式，适应新形势。高等学校针对大学生和校外创业者开设创业课程、组织创业实践活动，形成创业培训体系，是提高创业能力的重要途径。相对其他行业而言，专业技术人员创业意识比较薄弱，组织大学生开展创业培训并非一定要学生在就读期间成功创业，而是要培养他们的创业意识，探索创业模式，培育创业能力。创业涉及管理学、经济学、财务等各方面知识，专业型创业要考虑创业地区的产业结构、文化特征、社会发展，选择合适的创业路径十分重要。市场集中度不够的地方，创办中药材种植企业就有可能销路不好，消费水平低的地方创办宠物医院可能无人问津。针对校内校外专业型创业人员的培训，还应该侧重实际创业知识的提升，帮助他们克服创业知识的短板。

**2. 练就扎实深厚的专业功底** 专业型企业从事以个人专业背景为基础的创业活动，提升创业者的专业能力是前提，尤其要提升高校大学生的专业水平和专业能力，为将来创业奠定基础。从专业型创业的角度来说，大学生要有意识地培养专业的自学能力、多学科融会贯通的能力和专业实践能力。大学生要在教师的引导下，利用高校的资源，对重要的知识进行深入思考、研究，博览群书，了解各家学说，参与学术争鸣，构建自己的学术观点。通过自学，把知识内化于心，外化于行，才有创业的可能。大学生还要有多学科融会贯通的能力，有的学生在校期间愿意选择其他专业的一些课程或参加各类选修课的学习，相关的专业知识相互交融，对创业有重要的帮助。理科专业学生学习一些管理学的课程显然有助于创业，反之，管理学专业学生学习一些其他门类专业课程，会让创业有更加深厚的基础。专业实践能力包含两个方面的内容，一方面是高校要深化实验课程体系建设，培养学生专业运用能力，在开放的实验室中，学生可以自主设计实验内容，参加科研项目，达到提高专业实践能力；另一方面是组织学生参与社会实践活动，了解社会的需求，尤其是本专业在社会经济生活中的发展前景。大学生主要通过深入农村、企事业单位中发放调查问卷、入户走访谈话、开展科技服务等，了解国情民情，形成研究性调查报告。

**3. 做好自己的职业生涯规划** 职业规划是创业的前提，一个人如果对自己希望从事什么行业、能够从事什么行业不清楚，那么将来进入这个行业就有可能产生"误上贼船"的感觉，哀叹"男怕入错行，女怕嫁错郎"。专业技术人员有自己的专业，但同一个专业可进入不同的行业，侧重不同的领域，职业选择是否适当将影响其未来事业的成败及一生的幸福。对于创业者来说更是如此，从事自己不喜欢的行业，创业只能走向失败。

不同的人格特征适合从事不同的职业，约翰·霍兰德将其分为6种职业类型：实践性向，研究性向，社会性向，常规性向，企业性向，艺术性向。每一种职业性向适合于特定的若干职业。通过一系列测试，可以确定一个人的职业性向。职业者如果确定了自己的职业性向，就可以从对应的若干职业中选择。

职业生涯规划还要考虑个人工作动机和需要、人生态度和价值观。如有的人喜欢独立自主型的职业，有的人则喜欢更稳定安全的职业；有的人喜欢创造性职业，有的人喜欢收入高的职业；有的人喜欢技术型职业，有的人喜欢管理型职业。一个人可能不喜欢某一个行业，但出于某一方面的强烈需要，他在确定自己的职业时，基本上不会考虑改为其他职业。

在职业生涯规划中，不能无视社会的需求。要把目光投向未来，研究自己的职业在未来社会需求中，是增加还是减少。尽量使自己职业的选择与社会的需求相适应，跟上时代发展的脚

**NOTE**

步，不至于被淘汰出局。

职业生涯规划是一项复杂的工作，开展职业生涯规划辅导是学校教育和创业培训的主要内容。专业技术人员可以根据自己的职业生涯计划，选择适当的教育、训练机构，确定创业项目。

**4. 探索合适的创业路径**  除了职业生涯规划外，选择适合的创业项目和创业路径同样关乎创业的成败。创业项目的难度各不相同，除了对专业知识要求不一外，所需的资金、设备、人员等方面也不一样，创业者需要调动和协调的对象、群体不同，对创业者的条件和能力的要求也各不相同。此外，爱冒险的创业者看准了就投入，稳健的创业者则会从小到大逐步推进项目进展。因此，专业型创业者要适时评估自己的特长、性格、人际关系等，考虑创业者自身的条件来选择创业项目和路径。专业型创业风险不比其他类型创业小，也有可能面临一次创业不成功的情况，有可能在"试错"过程中确立自己的方向。因此，大学创业教育要把创业评估作为重要的内容，有针对性地开展培训工作，让创业者学会及时总结经验，吸取教训，不断调整方向，寻找合适的创业路径，顺利推进创业项目的进展。

# 第四节    就业型创业

## 一、就业型创业的内涵

进入 21 世纪以来，我国每年的大学应届毕业生人数逐年上升，根据国家统计局最新数据显示，至 2015 年 6 月，全国应届大学毕业生人数总计 749 万，同期增长 22 万，这一庞大的毕业生群体无疑使得 2015 年成为"就业困难之年"。从总体上来看，2015 年以来，我国经济下行趋势逐渐凸显，各个产业、行业领域呈现出收缩的总体趋势，主要表现为：农业龙头产业劳动力吸纳能力有限；建筑、房地产行业开工规模大幅缩减，劳动用工大幅减少；受产业结构的调整和专业转移等因素的影响，制造行业的人力资源吞吐量发生巨大变化；金融行业无力缓解巨大的就业压力；第三产业服务业及其他行业产业发展动力不足，下行压力较大。而经济下行趋势下，企业用工规模不断缩小，进一步扩大就业压力。

日益严重的失业问题已成为全球最大的挑战和世界性难题，创造就业成为世界发展的中心议题之一。世界银行发表的《2013 年世界发展报告：就业》指出：就业是发展中国家的发展基石，是"应对贫困和脆弱性的最佳保险"，增加就业也是对发展本身的最大回报。"十三五"时期，就业对于经济增长、国民增收、社会稳定的决定性意义将进一步凸显。因此，就业是"十三五"时期的民生之本，也是国家治理最重要的目标。

党的十七大报告提出"提高自主创新能力，建设创新型国家"和"促进以创业带动就业"的发展战略。在高等学校开展创新创业教育，积极鼓励高校学生自主创业，是服务于创新型国家建设的重大战略举措，是深化高等教育教学改革、培养学生创新精神和实践能力的重要途径，是落实以创业带动就业、促进高校毕业生充分就业的重要措施。2009 年 1 月发布的《国务院办公厅关于加强普通高等学校毕业生就业工作的通知》中明确指出："鼓励和支持高校毕业生自主创业。"

### （一）就业与就业型创业的概念

就业是指劳动者同生产资料相结合，从事一定的社会劳动并取得劳动报酬或经济收入的活动。就业即指谋取职业，传统型就业意味着成功地求职，主要是由他人提供工作岗位并以工资的形式获取报酬。

就业型创业有两层意思：一层意思是就业中的创业，在企业当员工的时候就要像企业家一样做事，发挥创新精神，开展创新活动，强调的是在公司内部创业，也称为安定型创业。例如研发单位的某小组在开发完成一项新产品后，继续在该企业部门开发另一项新产品。另一层意思是，采用个人、家庭或一个团体（若干个人的组合）的形式，通过依法登记设立企业组织，从事以盈利为目的的生产经营活动（包括生产、加工、研究开发、分销、服务等内容）来实现就业。这种创业主体通过自身的创业行为来实现自身的就业，是高质量的就业，同时，创业主体创办的企业可以带动更多其他大学生实现就业。

就业型创业一方面强调就业中的创业，另一方面强调创办新的企业或事业来实现就业。随着我国经济、科技和教育的发展，大学生的就业观念必须实现从择业、谋业到创业的转变，大学生不应该仅仅是求职者，更应当是工作岗位的创造者，成为推动我国经济发展的内生力量。就业型创业是促进经济发展和解决就业问题的重要手段。

### （二）就业型创业的特点

就业型创业中的就业跟传统型就业是有区别的：传统型就业是"等、靠、要"，是消极被动的就业观念，就业型创业中的就业强调的是积极主动的就业理念，求职者不断去争取和创造机会，修炼和增强创业意识、创业精神、创业品质、创业知识和创业能力。通过开展创业教育，帮助学生正确认识企业和自己、计划和市场、传统和现代的关系。了解在市场经济体制下的劳动力供需关系和劳动力市场现状，树立积极正确的择业观和职业观，培养面向市场的创业意识和敬业精神，做好面向社会的就业创业的心理准备及职业生涯规划。

以创业来就业的形式与传统型就业也是有区别的。传统型就业是被动的就业，无论是在靠组织、等分配、要工作的分配时代，还是当前的学生与用人单位双向选择，都是用人单位居于主导地位，大学生处于被动地位。因为随着毕业生数量的不断增加，岗位需求已呈饱和之势，在这种情形下，毕业生在与用人单位双向选择中，也往往处于被动地位，没有更加理性选择的空间。对于大学生而言，这种被动的选择方式也日益束缚自身能力和创造性的发挥；对于国家而言，人才不能尽其用会造成巨大的浪费，削弱国家竞争力，影响经济社会的可持续发展；而对于整个社会而言，此种就业方式不利于资源的合理使用，资源的配置效率大大降低。就业型创业意味着自主地创造岗位，主要是以自我雇佣并以投资的方式获取报酬，是一个主动的过程，从"被动就业"到"自主创业"的转变。是一种以大学生自身为主导，以市场需求为向导，以高校教育为指导的全新的就业方式，使得大学毕业生能够根据自己所学的专业知识和掌握的专业技能积极面对市场的需求和竞争的需求，由自己来创造就业。

就业型创业形式的出现是由其本身的特点决定的。一是因为大学生属于高级知识人群，经过多年的教育，承受着社会的种种期望，在学校里学到了很多理论性知识，有着较高层次的技术优势。二是因为现代大学生有创新精神，有对传统观念和传统行业挑战的信心和欲望，这种创新精神是就业型创业的动力源泉。三是因为大学生通过就业型创业可以学以致用，提高能力，增长经验，特别是通过成功创业，可以实现自己的理想，证明自己的价值。因此，就业型创业已成为大学生就业问题的一个重要内容，成为一种新的就业形式而广受社会的关注。

高等教育必须将创业技能和创业精神作为基本目标，以使高校毕业生不仅仅是求职者，而且是工作岗位的创造者。这也是创业教育的精华之所在，将就业型创业作为就业之源，为推动和引导大学生就业提供强大的支持。开展创业教育，引导大学生培养创业意识，启发创业思维和创业行为，则是鼓励大学生就业型创业的重要基础。

## 二、就业型创业存在的问题

**1. 大学生创业教育缺乏**　一方面，大学生就业困难并非单纯的教育问题，学生缺乏就业竞争意识，创业意识淡薄，习惯于"等、靠、安"是其中一个重要原因。我国高等教育中缺乏创业教育，学生缺乏创新创业能力，没有就业或创业这个载体获得岗位，学生的技术、技能都无法发挥，学生的生存、自我发展，对社会的贡献将成为一句空话。另一方面，大学生要想创业成功，仅有创业意愿还不够，关键还要提高大学生的创业能力，而创业能力的提高必须依靠创业教育的有效实施。我国已经认识到创业教育的重要性，然而从目前的发展情况看，高校创业教育开展不容乐观，存在以下两个突出问题：一是创业教育与学科专业教育分离，目前高校的创业教育，大多是在"正规教育"之外，利用课外时间进行的业余教育，重讲座轻教学，重理论轻实践，与学科专业教育未有机结合，没有融合于学校整体育人体系中，致使创业学生激情有余而内功不足，想创业的人多，选择创业的人少；二是创业教育的开展仅局限于少数学生，关注的是少部分人的骄人业绩，学校设立的学生创业机构，如大大小小的"创新实验室""学生创业俱乐部""大学生创业园"等都是精英化的机构，大部分学生因各方面条件的限制不能参与其中。

**2. 社会创业氛围欠缺**　发达国家每千人有 50 个左右企业，发展中国家是 20～30 个，而我国每千人却不到 10 个；发达国家大学生毕业后两年创业率为 20%，而我国还不到 1.5%；发达国家服务业容纳的劳动力占全部劳动力的 60% 左右，而我国服务业中就业的劳动力比率仅为 35% 左右。除了我国体制机制原因外主要是就业创业的观念和创业环境问题。根据相关调查，全社会目前并没有广泛认可大学生创业这种新型的就业模式，多数学生家长认为"学而优则仕"，大学生毕业后就应该去机关事业单位和大型国企、外企工作，很多人对大学生创业持怀疑和冷漠态度。许多年轻人也只希望别人来雇自己，而不愿自己创办企业，认为毕业后创业特别是在一些传统服务业创办微型和小型企业，是找不到工作时的无奈选择，是自身就业能力差的表现，没有前途可言。传统观念的习惯性认识和舆论导向，使青年大学生的创业激情和欲望受到严重压抑。轻革新重成规、轻个体重群体、少独立多依赖、缺自主求顺从的意识根深蒂固，使得大学生开拓创新意识、创业意识淡薄。

**3. 大学生创业融资服务不够**　对于绝大多数大学生来说，在创办企业初期和企业发展过程中都会面临资金瓶颈的制约。而这些新创办的微型或小型企业由于资产规模较小、缺乏合适的抵押物或者项目前景不明朗等因素，很难从商业银行等市场渠道获得贷款，而风险投资者考虑到贷款安全性和回报率又仅仅关注较大的投资项目。因此大学生创业者的资金只能来源于自有资金、亲戚朋友的借款，而得到社会资本支持的少之又少，这样导致创业启动资金和企业发展所需资金的拥有量极为有限。尽管某些地区针对大学生创业群体提高了小额贷款优惠力度，并不断创新小额贷款的工作模式。但是，创业者要申请到小额贷款依然面临诸多门槛，比如反担保比例依然很高、贷款对象前置性条件繁多、贷款额度有限、财政贴息范围有限等。

**4. 大学生创业扶持服务政策不完备**　实现大学生就业型创业必须要通过政府创建大学生创业扶持体系，营造良好的创业环境。虽然中央和地方都出台了针对大学生自主创业的各种优惠和扶持政策，但是由于现有优惠政策不仅缺乏系统性和完备性，而且具体实施方案也难以落实，对于大学生创业的支持也是雷声大雨点小。此外，政府制定的一些政策操作起来有难度，有些在执行过程中变了样，创业的大学生们很难得到真正的扶持。

**5. 大学生创业成功率较低**　中国几乎半数的创业活动属于生存型，也就是说，创业是因为没有更好的工作选择，而在美国，只有10%的创业活动是生存型，90%属于机遇型。而我国大学生创业成功率低的一个重要原因就在于这个群体没有太多社会阅历，盲目创业，他们中许多人是在找不到工作、工作不理想的情况下无奈选择创业，这样的创业就比较被动，通常准备工作不充分，没有认识到自我的创业能力和条件，也难以选对适合的创业项目。由此，导致创业成功率低，这也在一定程度上挫伤了许多潜在创业者的积极性。

## 三、促进就业型创业的对策

**1. 开展创业教育，提高大学生创新创业能力**　我国的创业教育是刚起步的新鲜事物，刚开始在高校进行试点，而发达国家的创业教育多已贯穿到整个教育体系。构建有中国特色的大学生创业教育体系需抓好以下四点：一是树立就业型教育向创业型教育转变的观念，改革旧的人才培养模式，将创业教育思想渗透到高校教育的每一个方面；二是构建大学创业教育的课程体系，引进、借鉴和合理吸收发达国家的经验与成果，处理好创业教育培养目标、内容和方式的关系，将创业教育和专业课程体系结合起来；三是加强创业教育师资队伍建设，引进和培养有实践经验和研究专长的高素质人才，鼓励教师参与企业咨询管理实践；四是大力建设实习实训基地，改变大学生创业培训"重课堂讲授、轻实习实训"的现状，有效聚集和整合政府、企业、民间资源，共同建设各种类型的实习实训基地，培养大学生创新创业意识和创新创业精神，切实提高大学生创新创业能力。

**2. 积极培育社会创业氛围，培养大学生创业意愿**　创业氛围是指特定区域范围内创业意愿、创业冲动和创业行为的社会整体状态，是现实的与潜在的创业者在群体中表现出来的意志与行为。在良好的创业氛围下大学生的创业激情就会被充分调动起来。一是要加强对大学生就业观念的教育，使大学生充分认识到自主创业是促进就业的一条主渠道，理应成为全社会追求的重要的核心价值观；二要培育创业文化，既要继承发扬我国古代敢为人先、艰苦奋斗、崇尚诚信、追求和谐的创业文化，又要借鉴西方开放学习、信息共享、创意共生、尊重个性、相互协作的创业文化，营造大学生创新创业的社会风尚；三要营造创业氛围，充分利用新闻媒体、网络等各种渠道积极宣传政府鼓励大学生创业的相关扶持政策，宣传大学生创业带头人的典型事迹，发挥榜样的力量，营造尊重创业、支持创业、竞相创业、褒奖成功、宽容失败的和谐创业环境和良好舆论氛围，激发大学生创业热情，激活大学生创业活力。

**3. 加大创业资金扶持力度，破解大学生创业融资瓶颈** 一要积极推动金融产品和金融服务创新，支持推动大学生就业型创业。对于符合国家政策规定、有利于促进大学生就业型创业的项目，要鼓励引导各类金融机构积极提供融资支持。二要搭建稳固的信用担保平台，多渠道吸引社会资金，多层次组织担保机构，扩大担保资金规模，建立财政担保金补偿机制，进一步简化担保审查手续，降低反担保条件，增加大学生创业者受惠度。三要建立大学生创业发展基金，利用再就业资金、社会援助、自发捐助等方式筹集资金。有条件的地区和高校可以专门设立用于为大学生创业者提供短期融资的创业发展资金，提供除小额贷款外的便捷融资服务和无偿资金支持。

**4. 严格落实大学生创业政策，为大学生创业提供指导和服务** 首先，各级相关政府部门对政策的刚性执行力是推动大学生就业型创业的关键因素，凡是已出台的各项扶持政策都应该用好、用足、用活；凡是被实践证明行之有效的措施，要继续坚持并大力推广；凡是外地已经采用且被实践证明是正确的措施方法要认真学习借鉴。其次，健全创业服务组织，建立健全各级创业服务培训指导中心，充分发挥中小企业服务机构、高校就业指导机构和各类创业咨询机构的作用，共同做好大学生就业型创业工作；建立创业项目资源库，运用政府购买成果的机制和办法，建立有效采集和定期发布创业项目的制度，举办创业项目推介会，鼓励市场中介组织面向社会广泛征集创业项目，对征集的创业项目进行评估；建立创业指导咨询机制，充分利用各类创业服务机构，为创业者提供方案设计、风险评估、开业指导、税费减免、政策咨询、融资服务、跟踪扶持等"一条龙"的创业孵化服务。

**【本章小结】**

创新型创业分为技术驱动型创业和创意驱动型创业。表现出三大重要特征：以满足和开辟顾客需求为首要任务；强调不断创新，善于把握和利用机会；不仅要注重技术创新，更要特别关注非技术创新的商业模式变迁。创新型创业与创业者的风险态度、创业经验及社会资本的获取有很大联系。

知识型创业是指创业者以自己拥有的丰富知识为核心竞争力来进行创业活动。创业者具备丰富知识，同时能熟练应用所掌握的知识，将拥有的知识技术发展成新创企业，并成功推向市场。知识型创业的基础条件包括：知识和新技术、开拓新市场的能力、资金的支持。

专业型创业是指创业者发挥专业特长，发现并利用机会，创造价值，获得利益。专业知识是创业活动的源泉和动力，专业知识是创新活动的基础，专业知识是专业型创业者的核心竞争力。包括五种类型：研究开发型创业、专业技能型创业、终端服务型创业、产品营销型创业、团队合作型创业。专业型创业者应当具备四方面的基本素质：创业意识、专业能力、市场洞察力、心理素质。专业型创业者应不断提高自身的创业能力，包括：学习和掌握必要的创业知识、练就扎实深厚的专业功底、做好自己的职业生涯规划、探索合适的创业路径。

就业型创业一方面强调就业中的创业，另一方面强调创办新的企业或事业来实现就业。大学生的就业观念必须实现从择业、谋业到创业的转变，大学生不应该仅仅是求职者，更应当是工作岗位的创造者，成为推动我国经济发展的内生力量。就业型创业是经济发展和解决就业问题的重要手段。

**【重要概念】**

创新型创业　知识型创业　专业型创业　就业型创业

**【复习思考】**

1. 创新型创业教育的发展对策。

2. 试述知识型创业的特点。

3. 简述创办知识型企业的基础条件。

4. 专业型创业者应具备的基本素质、创业能力有哪些?

5. 就业型创业存在的问题及对策。

【重要概念】

# 附录

## 《国务院关于大力推进大众创业万众创新
## 若干政策措施的意见》
国发〔2015〕32 号

各省、自治区、直辖市人民政府，国务院各部委、各直属机构：

推进大众创业、万众创新，是发展的动力之源，也是富民之道、公平之计、强国之策，对于推动经济结构调整、打造发展新引擎、增强发展新动力、走创新驱动发展道路具有重要意义，是稳增长、扩就业、激发亿万群众智慧和创造力，促进社会纵向流动、公平正义的重大举措。根据 2015 年《政府工作报告》部署，为改革完善相关体制机制，构建普惠性政策扶持体系，推动资金链引导创业创新链、创业创新链支持产业链、产业链带动就业链，现提出以下意见。

### 一、充分认识推进大众创业、万众创新的重要意义

推进大众创业、万众创新，是培育和催生经济社会发展新动力的必然选择。随着我国资源环境约束日益强化，要素的规模驱动力逐步减弱，传统的高投入、高消耗、粗放式发展方式难以为继，经济发展进入新常态，需要从要素驱动、投资驱动转向创新驱动。推进大众创业、万众创新，就是要通过结构性改革、体制机制创新，消除不利于创业创新发展的各种制度束缚和桎梏，支持各类市场主体不断开办新企业、开发新产品、开拓新市场，培育新兴产业，形成小企业"铺天盖地"、大企业"顶天立地"的发展格局，实现创新驱动发展，打造新引擎、形成新动力。

推进大众创业、万众创新，是扩大就业、实现富民之道的根本举措。我国有 13 亿多人口、9 亿多劳动力，每年高校毕业生、农村转移劳动力、城镇困难人员、退役军人数量较大，人力资源转化为人力资本的潜力巨大，但就业总量压力较大，结构性矛盾凸显。推进大众创业、万众创新，就是要通过转变政府职能、建设服务型政府，营造公平竞争的创业环境，使有梦想、有意愿、有能力的科技人员、高校毕业生、农民工、退役军人、失业人员等各类市场创业主体"如鱼得水"，通过创业增加收入，让更多的人富起来，促进收入分配结构调整，实现创新支持创业、创业带动就业的良性互动发展。

推进大众创业、万众创新，是激发全社会创新潜能和创业活力的有效途径。目前，我国创业创新理念还没有深入人心，创业教育培训体系还不健全，善于创造、勇于创业的能力不足，鼓励创新、宽容失败的良好环境尚未形成。推进大众创业、万众创新，就是要通过加强全社会以创新为核心的创业教育，弘扬"敢为人先、追求创新、百折不挠"的创业精神，厚植创新文化，不断增强创业创新意识，使创业创新成为全社会共同的价值追求和行为习惯。

### 二、总体思路

按照"四个全面"战略布局，坚持改革推动，加快实施创新驱动发展战略，充分发挥市

场在资源配置中的决定性作用和更好发挥政府作用，加大简政放权力度，放宽政策、放开市场、放活主体，形成有利于创业创新的良好氛围，让千千万万创业者活跃起来，汇聚成经济社会发展的巨大动能。不断完善体制机制、健全普惠性政策措施，加强统筹协调，构建有利于大众创业、万众创新蓬勃发展的政策环境、制度环境和公共服务体系，以创业带动就业、创新促进发展。

坚持深化改革，营造创业环境。通过结构性改革和创新，进一步简政放权、放管结合、优化服务，增强创业创新制度供给，完善相关法律法规、扶持政策和激励措施，营造均等普惠环境，推动社会纵向流动。

坚持需求导向，释放创业活力。尊重创业创新规律，坚持以人为本，切实解决创业者面临的资金需求、市场信息、政策扶持、技术支撑、公共服务等瓶颈问题，最大限度释放各类市场主体创业创新活力，开辟就业新空间，拓展发展新天地，解放和发展生产力。

坚持政策协同，实现落地生根。加强创业、创新、就业等各类政策统筹，部门与地方政策联动，确保创业扶持政策可操作、能落地。鼓励有条件的地区先行先试，探索形成可复制、可推广的创业创新经验。

坚持开放共享，推动模式创新。加强创业创新公共服务资源开放共享，整合利用全球创业创新资源，实现人才等创业创新要素跨地区、跨行业自由流动。依托"互联网＋"、大数据等，推动各行业创新商业模式，建立和完善线上与线下、境内与境外、政府与市场开放合作等创业创新机制。

## 三、创新体制机制，实现创业便利化

完善公平竞争市场环境。进一步转变政府职能，增加公共产品和服务供给，为创业者提供更多机会。逐步清理并废除妨碍创业发展的制度和规定，打破地方保护主义。加快出台公平竞争审查制度，建立统一透明、有序规范的市场环境。依法反垄断和反不正当竞争，消除不利于创业创新发展的垄断协议和滥用市场支配地位，以及其他不正当竞争行为。清理规范涉企收费项目，完善收费目录管理制度，制定事中事后监管办法。建立和规范企业信用信息发布制度，制定严重违法企业名单管理办法，把创业主体信用与市场准入、享受优惠政策挂钩，完善以信用管理为基础的创业创新监管模式。

深化商事制度改革。加快实施工商营业执照、组织机构代码证、税务登记证"三证合一""一照一码"，落实"先照后证"改革，推进全程电子化登记和电子营业执照应用。支持各地结合实际放宽新注册企业场所登记条件限制，推动"一址多照"、集群注册等住所登记改革，为创业创新提供便利的工商登记服务。建立市场准入等负面清单，破除不合理的行业准入限制。开展企业简易注销试点，建立便捷的市场退出机制。依托企业信用信息公示系统建立小微企业名录，增强创业企业信息透明度。

加强创业知识产权保护。研究商业模式等新形态创新成果的知识产权保护办法。积极推进知识产权交易，加快建立全国知识产权运营公共服务平台。完善知识产权快速维权与维权援助机制，缩短确权审查、侵权处理周期。集中查处一批侵犯知识产权的大案要案，加大对反复侵权、恶意侵权等行为的处罚力度，探索实施惩罚性赔偿制度。完善权利人维权机制，合理划分权利人举证责任，完善行政调解等非诉讼纠纷解决途径。

健全创业人才培养与流动机制。把创业精神培育和创业素质教育纳入国民教育体系，实现全社会创业教育和培训制度化、体系化。加快完善创业课程设置，加强创业实训体系建设。加强创业创新知识普及教育，使大众创业、万众创新深入人心。加强创业导师队伍建设，提高创业服务水平。加快推进社会保障制度改革，破除人才自由流动制度障碍，实现党政机关、企事业单位、社会各方面人才顺畅流动。加快建立创业创新绩效评价机制，让一批富有创业精神、勇于承担风险的人才脱颖而出。

## 四、优化财税政策，强化创业扶持

加大财政资金支持和统筹力度。各级财政要根据创业创新需要，统筹安排各类支持小微企业和创业创新的资金，加大对创业创新支持力度，强化资金预算执行和监管，加强资金使用绩效评价。支持有条件的地方政府设立创业基金，扶持创业创新发展。在确保公平竞争前提下，鼓励对众创空间等孵化机构的办公用房、用水、用能、网络等软硬件设施给予适当优惠，减轻创业者负担。

完善普惠性税收措施。落实扶持小微企业发展的各项税收优惠政策，落实科技企业孵化器、大学科技园、研发费用加计扣除、固定资产加速折旧等税收优惠政策。对符合条件的众创空间等新型孵化机构适用科技企业孵化器税收优惠政策。按照税制改革方向和要求，对包括天使投资在内的投向种子期、初创期等创新活动的投资，统筹研究相关税收支持政策。修订完善高新技术企业认定办法，完善创业投资企业享受 70% 应纳税所得额税收抵免政策。抓紧推广中关村国家自主创新示范区税收试点政策，将企业转增股本分期缴纳个人所得税试点政策、股权奖励分期缴纳个人所得税试点政策推广至全国范围。落实促进高校毕业生、残疾人、退役军人、登记失业人员等创业就业税收政策。

发挥政府采购支持作用。完善促进中小企业发展的政府采购政策，加强对采购单位的政策指导和监督检查，督促采购单位改进采购计划编制和项目预留管理，增强政策对小微企业发展的支持效果。加大创新产品和服务的采购力度，把政府采购与支持创业发展紧密结合起来。

## 五、搞活金融市场，实现便捷融资

优化资本市场。支持符合条件的创业企业上市或发行票据融资，并鼓励创业企业通过债券市场筹集资金。积极研究尚未盈利的互联网和高新技术企业到创业板发行上市制度，推动在上海证券交易所建立战略新兴产业板。加快推进全国中小企业股份转让系统向创业板转板试点。研究解决特殊股权结构类创业企业在境内上市的制度性障碍，完善资本市场规则。规范发展服务于中小微企业的区域性股权市场，推动建立工商登记部门与区域性股权市场的股权登记对接机制，支持股权质押融资。支持符合条件的发行主体发行小微企业增信集合债等企业债券创新品种。

创新银行支持方式。鼓励银行提高针对创业创新企业的金融服务专业化水平，不断创新组织架构、管理方式和金融产品。推动银行与其他金融机构加强合作，对创业创新活动给予有针对性的股权和债权融资支持。鼓励银行业金融机构向创业企业提供结算、融资、理财、咨询等一站式系统化的金融服务。

丰富创业融资新模式。支持互联网金融发展，引导和鼓励众筹融资平台规范发展，开展公开、小额股权众筹融资试点，加强风险控制和规范管理。丰富完善创业担保贷款政策。支持保险资金参与创业创新，发展相互保险等新业务。完善知识产权估值、质押和流转体系，依法合规推动知识产权质押融资、专利许可费收益权证券化、专利保险等服务常态化、规模化发展，支持知识产权金融发展。

## 六、扩大创业投资，支持创业起步成长

建立和完善创业投资引导机制。不断扩大社会资本参与新兴产业创投计划参股基金规模，做大直接融资平台，引导创业投资更多向创业企业起步成长的前端延伸。不断完善新兴产业创业投资政策体系、制度体系、融资体系、监管和预警体系，加快建立考核评价体系。加快设立国家新兴产业创业投资引导基金和国家中小企业发展基金，逐步建立支持创业创新和新兴产业发展的市场化长效运行机制。发展联合投资等新模式，探索建立风险补偿机制。鼓励各地方政府建立和完善创业投资引导基金。加强创业投资立法，完善促进天使投资的政策法规。促进国家新兴产业创业投资引导基金、科技型中小企业创业投资引导基金、国家科技成果转化引导基金、国家中小企业发展基金等协同联动。推进创业投资行业协会建设，加强行业自律。

拓宽创业投资资金供给渠道。加快实施新兴产业"双创"三年行动计划，建立一批新兴产业"双创"示范基地，引导社会资金支持大众创业。推动商业银行在依法合规、风险隔离的前提下，与创业投资机构建立市场化长期性合作。进一步降低商业保险资金进入创业投资的门槛。推动发展投贷联动、投保联动、投债联动等新模式，不断加大对创业创新企业的融资支持。

发展国有资本创业投资。研究制定鼓励国有资本参与创业投资的系统性政策措施，完善国有创业投资机构激励约束机制、监督管理机制。引导和鼓励中央企业和其他国有企业参与新兴产业创业投资基金、设立国有资本创业投资基金等，充分发挥国有资本在创业创新中的作用。研究完善国有创业投资机构国有股转持豁免政策。

推动创业投资"引进来"与"走出去"。抓紧修订外商投资创业投资企业相关管理规定，按照内外资一致的管理原则，放宽外商投资准入，完善外资创业投资机构管理制度，简化管理流程，鼓励外资开展创业投资业务。放宽对外资创业投资基金投资限制，鼓励中外合资创业投资机构发展。引导和鼓励创业投资机构加大对境外高端研发项目的投资，积极分享境外高端技术成果。按投资领域、用途、募集资金规模，完善创业投资境外投资管理。

## 七、发展创业服务，构建创业生态

加快发展创业孵化服务。大力发展创新工场、车库咖啡等新型孵化器，做大做强众创空间，完善创业孵化服务。引导和鼓励各类创业孵化器与天使投资、创业投资相结合，完善投融资模式。引导和推动创业孵化与高校、科研院所等技术成果转移相结合，完善技术支撑服务。引导和鼓励国内资本与境外合作设立新型创业孵化平台，引进境外先进创业孵化模式，提升孵化能力。

大力发展第三方专业服务。加快发展企业管理、财务咨询、市场营销、人力资源、法律顾问、知识产权、检验检测、现代物流等第三方专业化服务，不断丰富和完善创业服务。

发展"互联网＋"创业服务。加快发展"互联网＋"创业网络体系，建设一批小微企业创业创新基地，促进创业与创新、创业与就业、线上与线下相结合，降低全社会创业门槛和成本。加强政府数据开放共享，推动大型互联网企业和基础电信企业向创业者开放计算、存储和数据资源。积极推广众包、用户参与设计、云设计等新型研发组织模式和创业创新模式。

研究探索创业券、创新券等公共服务新模式。有条件的地方继续探索通过创业券、创新券等方式对创业者和创新企业提供社会培训、管理咨询、检验检测、软件开发、研发设计等服务，建立和规范相关管理制度和运行机制，逐步形成可复制、可推广的经验。

## 八、建设创业创新平台，增强支撑作用

打造创业创新公共平台。加强创业创新信息资源整合，建立创业政策集中发布平台，完善专业化、网络化服务体系，增强创业创新信息透明度。鼓励开展各类公益讲坛、创业论坛、创业培训等活动，丰富创业平台形式和内容。支持各类创业创新大赛，定期办好中国创新创业大赛、中国农业科技创新创业大赛和创新挑战大赛等赛事。加强和完善中小企业公共服务平台网络建设。充分发挥企业的创新主体作用，鼓励和支持有条件的大型企业发展创业平台、投资并购小微企业等，支持企业内外部创业者创业，增强企业创业创新活力。为创业失败者再创业建立必要的指导和援助机制，不断增强创业信心和创业能力。加快建立创业企业、天使投资、创业投资统计指标体系，规范统计口径和调查方法，加强监测和分析。

用好创业创新技术平台。建立科技基础设施、大型科研仪器和专利信息资源向全社会开放的长效机制。完善国家重点实验室等国家级科研平台（基地）向社会开放机制，为大众创业、万众创新提供有力支撑。鼓励企业建立一批专业化、市场化的技术转移平台。鼓励依托三维（3D）打印、网络制造等先进技术和发展模式，开展面向创业者的社会化服务。引导和支持有条件的领军企业创建特色服务平台，面向企业内部和外部创业者提供资金、技术和服务支撑。加快建立军民两用技术项目实施、信息交互和标准化协调机制，促进军民创新资源融合。

发展创业创新区域平台。支持开展全面创新改革试验的省（区、市）、国家综合配套改革试验区等，依托改革试验平台在创业创新体制机制改革方面积极探索，发挥示范和带动作用，为创业创新制度体系建设提供可复制、可推广的经验。依托自由贸易试验区、国家自主创新示范区、战略性新兴产业集聚区等创业创新资源密集区域，打造若干具有全球影响力的创业创新中心。引导和鼓励创业创新型城市完善环境，推动区域集聚发展。推动实施小微企业创业基地城市示范。鼓励有条件的地方出台各具特色的支持政策，积极盘活闲置的商业用房、工业厂房、企业库房、物流设施和家庭住所、租赁房等资源，为创业者提供低成本办公场所和居住条件。

## 九、激发创造活力，发展创新型创业

支持科研人员创业。加快落实高校、科研院所等专业技术人员离岗创业政策，对经同意离岗的可在 3 年内保留人事关系，建立健全科研人员双向流动机制。进一步完善创新型中小企

上市股权激励和员工持股计划制度规则。鼓励符合条件的企业按照有关规定，通过股权、期权、分红等激励方式，调动科研人员创业积极性。支持鼓励学会、协会、研究会等科技社团为科技人员和创业企业提供咨询服务。

支持大学生创业。深入实施大学生创业引领计划，整合发展高校毕业生就业创业基金。引导和鼓励高校统筹资源，抓紧落实大学生创业指导服务机构、人员、场地、经费等。引导和鼓励成功创业者、知名企业家、天使和创业投资人、专家学者等担任兼职创业导师，提供包括创业方案、创业渠道等创业辅导。建立健全弹性学制管理办法，支持大学生保留学籍休学创业。

支持境外人才来华创业。发挥留学回国人才特别是领军人才、高端人才的创业引领带动作用。继续推进人力资源市场对外开放，建立和完善境外高端创业创新人才引进机制。进一步放宽外籍高端人才来华创业办理签证、永久居留证等条件，简化开办企业审批流程，探索由事前审批调整为事后备案。引导和鼓励地方对回国创业高端人才和境外高端人才来华创办高科技企业给予一次性创业启动资金，在配偶就业、子女入学、医疗、住房、社会保障等方面完善相关措施。加强海外科技人才离岸创业基地建设，把更多的国外创业创新资源引入国内。

## 十、拓展城乡创业渠道，实现创业带动就业

支持电子商务向基层延伸。引导和鼓励集办公服务、投融资支持、创业辅导、渠道开拓于一体的市场化网商创业平台发展。鼓励龙头企业结合乡村特点建立电子商务交易服务平台、商品集散平台和物流中心，推动农村依托互联网创业。鼓励电子商务第三方交易平台渠道下沉，带动城乡基层创业人员依托其平台和经营网络开展创业。完善有利于中小网商发展的相关措施，在风险可控、商业可持续的前提下支持发展面向中小网商的融资贷款业务。

支持返乡创业集聚发展。结合城乡区域特点，建立有市场竞争力的协作创业模式，形成各具特色的返乡人员创业联盟。引导返乡创业人员融入特色专业市场，打造具有区域特点的创业集群和优势产业集群。深入实施农村青年创业富民行动，支持返乡创业人员因地制宜围绕休闲农业、农产品深加工、乡村旅游、农村服务业等开展创业，完善家庭农场等新型农业经营主体发展环境。

完善基层创业支撑服务。加强城乡基层创业人员社保、住房、教育、医疗等公共服务体系建设，完善跨区域创业转移接续制度。健全职业技能培训体系，加强远程公益创业培训，提升基层创业人员创业能力。引导和鼓励中小金融机构开展面向基层创业创新的金融产品创新，发挥社区地理和软环境优势，支持社区创业者创业。引导和鼓励行业龙头企业、大型物流企业发挥优势，拓展乡村信息资源、物流仓储等技术和服务网络，为基层创业提供支撑。

## 十一、加强统筹协调，完善协同机制

加强组织领导。建立由发展改革委牵头的推进大众创业万众创新部际联席会议制度，加强顶层设计和统筹协调。各地区、各部门要立足改革创新，坚持需求导向，从根本上解决创业创新中面临的各种体制机制问题，共同推进大众创业、万众创新蓬勃发展。重大事项要及时向国务院报告。

加强政策协调联动。建立部门之间、部门与地方之间政策协调联动机制，形成强大合力。

各地区、各部门要系统梳理已发布的有关支持创业创新发展的各项政策措施，抓紧推进"立、改、废"工作，将对初创企业的扶持方式从选拔式、分配式向普惠式、引领式转变。建立健全创业创新政策协调审查制度，增强政策普惠性、连贯性和协同性。

加强政策落实情况督查。加快建立推进大众创业、万众创新有关普惠性政策措施落实情况督查督导机制，建立和完善政策执行评估体系和通报制度，全力打通决策部署的"最先一公里"和政策落实的"最后一公里"，确保各项政策措施落地生根。

各地区、各部门要进一步统一思想认识，高度重视、认真落实本意见的各项要求，结合本地区、本部门实际明确任务分工、落实工作责任，主动作为、敢于担当，积极研究解决新问题，及时总结推广经验做法，加大宣传力度，加强舆论引导，推动本意见确定的各项政策措施落实到位，不断拓展大众创业、万众创新的空间，汇聚经济社会发展新动能，促进我国经济保持中高速增长、迈向中高端水平。

# 参考文献

[1] 邹云龙. 人的创业发展观念研究 [D]. 长春：东北师范大学，2013.

[2] 文兴吾. 论科技文化是第一文化 [J]. 中华文化论坛，2012（1）：11 – 12.

[3] 吴琦. 马克思人的本质观的历史脉络——兼及马克思主义哲学的批判精神和现实关怀 [J]. 岭南学刊，2009（3）：33 – 35.

[4] 舒远招. 评对马克思社会存在概念的多重误解 [J]. 求索，2011（3）：41 – 42.

[5] 高玄. 乔纳森的生态生产力理论 [D]. 北京：首都师范大学硕士论文，2013.

[6] 马红霞，孙国华. 建构民主的政治逻辑——从马克思的民主理论出发 [J]. 学术界，2011（5）：21 – 22.

[7] 张守民. 唯物史观的核心及其现实意义 [J]. 高校理论战线，2014（6）：7 – 9.

[8] 聂锦芳. 唯物史观的阐释方式与论证逻辑——再读《德意志意识形态·费尔巴哈》中“两个誊清稿”[J]. 天津社会科学，2010（1）：15 – 18.

[9] 张国钧. 马克思主义经济学框架下的国家理论研究 [J]. 济南大学学报（社会科学版），2013（3）：37 – 38.

[10] 罗广亮. 从人的双重生命看人的价值诉求——兼论构建和谐社会的内在人性基础 [J]. 江苏工业学院学报，2007（1）：4 – 6.

[11] 金津，赵文华. 美国研究型大学顶级创业大赛的比较与借鉴 [J]. 清华大学教育研究，2011，1，46 – 49.

[12] 牛金成，陆静. 发达国家的教育及其启示 [J]. 黑龙江教育研究，2013，32（5），79 – 85.

[13] 彭国存. 澳大利亚高校创业教育对我国的启示 [J]. 当代教育理论与实践，2014，6（3），77 – 79.

[14] 周继昌. 日本高校创业教育实施途径及启示 [J]. 创新与创业教育，2012，3（4），99 – 102.

[15] 王凤玉，张晓光. 美国高校创业教育的实施体系及启示 [J]. 重庆高教研究，2014，2（6），93 – 98.

[16] 张秀娥. 德国创业促进体系及对中国的启示 [J]. 当代世界，2009（9）：59 – 61.

[17] 安桂颖. 韩国大学生创业教育对我国的启示 [J]. 开封教育学院学报，2015，35（12），283 – 284.

[18] 李时椿. 创业管理 [M]. 2 版. 北京：北京大学出版社，2010.

[19] 贺尊. 创业学概论 [M]. 2 版. 北京：中国人民大学出版社，2015.

[20] 李时椿，常建坤. 创业基础 [M]. 北京：清华大学出版社，2013.

[21] 杨安. 创业管理——大学生创新创业基础 [M]. 北京：清华大学出版社，2011.

[22] [美] 彼得·F·德鲁克著. 张炜译. 创新与创业精神 [M]. 上海：上海人民出版社，2002.

［23］常建坤，李时椿．发达国家创业活动和创业教育的借鉴与启示［J］．山西财经大学学报（高等教育版），2007，10（3）：39－42.

［24］韩明辉．创业基础［M］．北京：科学出版社，2014.

［25］王彩霞，刘进．医学生职业发展与就业创业教程［M］．2版．北京：人民卫生出版社，2012.

［26］尹琦．大学生创业原理与实务［M］．北京：高等教育出版社，2011.

［27］文海江．大学生就业与创业指导教程［M］．北京：中国传媒大学出版社，2010.

［28］吴国新，刘极霞．大学生就业与创业指导［M］．成都：电子科技大学出版社，2013.

［29］屈振辉，夏新斌．大学生创业基础［M］．成都：电子科技大学出版社，2015.

［30］谢雅萍，黄美娇．社会网络、创业学习与创业能力——基于小微企业创业者的实证研究［J］．科学研究，2014，32（3）：400－409，453.

［31］刘清珺．创新团队的建设与运行［M］．北京：北京科学技术出版社，2016.

［32］［美］帕特里克·兰西奥尼著．华颖译．团队协作的五大障碍［M］．北京：中信出版社，2016.

［33］［美］利·汤普森著．方海萍译．创建团队［M］．北京：中国人民大学出版社，2007.

［34］Kihlstrom，Jean – Jacques Laffont. A General Equilibrium Entrepreneurial Theory of Firm Formation Based on Risk Aversion［J］. Journal of Political Economy，1979，87（4）：719－748.

［35］D. G. Blanchflower，A. J. Oswald. What makes an entrepreneur？［J］. Journal of Labor Economics，1998（16）：26－60.

［36］赵迎军，熊光红．大学生创业理论与实践［M］．杭州：浙江大学出版社，2012.

［37］关晓丽，郑莹，方胜虎．创业基础［M］．北京：人民出版社，2014.

［38］何云海．大学生创业基础［M］．北京：人民邮电出版社，2013.

［39］王克芳，苏雪燕．创业机会识别的影响因素述评［J］．大众商务，2010（109）：295.

［40］陈震红，董俊武．创业机会的识别过程研究［J］．科技管理研究，2005（2）：133－136.

［41］黄帅．商业机会不等于创业机会［J］．科技与企业，2010（6）：20.

［42］姜彦福，邱琼．创业机会评价重要指标序列的实证研究［J］．科学学研究，2004，22（1）：59－63.

［43］Megratta. J.，Stone. N. What is management：How it Works and Why It's everyone's Business［M］. New York：Free Press，2002.

［44］吕延杰．商业模式与企业战略的关系与相互作用［J］．经济研究导刊，2011（18）：25－26.

［45］纪慧生，陆强，王红卫．商业模式设计方法、过程与分析工具［J］．中央财经大学学报，2010（7）：87－92.

［46］梅强．创业基础［M］．北京：清华大学出版社，2012.

［47］赵伊川，马鹤丹，赵宇哲．创业基础［M］．大连：东北财经大学出版社，2013.

［48］李肖鸣，朱建新．大学生创业基础［M］．2版．北京：清华大学出版社，2013.

［49］卢飞成．创业实战［M］．杭州：浙江大学出版社，2012.

［50］李家华．创业基础［M］．北京：北京师范大学出版社，2013.

［51］张耀辉，朱峰．创业基础［M］．广州：暨南大学出版社，2013.

［52］卢福财．创业通论［M］．北京：高等教育出版社，2012.

［53］刘玉平．财务管理与实务［M］．北京：中国人民大学出版社，2012.

NOTE

［54］王丽杰．企业战略管理［M］．厦门：厦门大学出版社，2011．

［55］陈体伟．SRCS——社会资源控制力：新经济时代的企业战略［M］．上海：百家出版社，2001．

［56］潘云良．现代企业管理［M］．北京：中共中央党校出版社，2007．

［57］Linda Pinson. Anatomy of a Business Plan：The Step－by－Step Guide to Building a Business and Securing Your Company's Future［M］. 7th edition. U. S. Tustin：Out of your mind and into the market place™，2004．

［58］Rhonda M. Abrams. The Successful Business Plan：Secrets & Strategies［M］. 4th edition. California：The Planning Shop™，2003．

［59］Thomas W. Zimmerer，Norman M. Scarborough，Doug Wilson. Essentials of Entrepreneurship and Small Business Management［M］. 5th edition. New Jersey：Pearson Education, Inc. ，Upper Saddle River，2008．

［60］李俊，秦泽峰．创业管理［M］．北京：北京大学出版社，2016．

［61］汪戎．创业基础——大学生创业理论与实务［M］．北京：高等教育出版社，2014．

［62］李家华．创业基础［M］．北京：清华大学出版社，2015．

［63］吴泗宗．市场营销学［M］．北京：清华大学出版社，2012．

［64］王德章，周游．市场营销学［M］．北京：高等教育出版社，2009．

［65］吴健安．市场营销学［M］．北京：清华大学出版社，2010．

［66］侯胜田．医药营销案例［M］．北京：中国医药科技出版社，2009．

［67］买忆媛．创新型创业的个体驱动因素分析［J］．科研管理，2013（2）：25－26．

［68］周镐安．创新型创业的个体驱动因素分析［D］．华中科技大学，2009．

［69］何建华．创业者素质研究：文献回顾与分析［J］．中外企业家，2012（8）：124－125．

［70］何安化．创业者历史发展变化［J］．中外企业家，2014（5）：11－12．

［71］翟承强．高校学生社团的功能及其拓展问题探讨［D］．山东大学，2007．

［72］刘树忠．大学生创业素养现状及其培育［D］．广西师范大学，2011．

［73］闫小龙．需要的审美建构与人的全面自由发展［J］．华中论坛，2012（11）：19－22．

［74］龚慧芬．新社会阶层有序参与民主政治建设的研究方法［J］．科技创新，2013（1）：30－32．

［75］李凤．唯物史观的核心及其现实意义［J］．社会论坛，2013（11）：22－23．

［76］陆亚男．大学生创业活动研究［D］．东北林业大学，2013．

［77］兰建平，苗文斌．从创新型创业的内涵与特征谈扶持创新型创业发展［J］．浙江经济，2007（10）：27－28．

［78］买忆媛．企业家的工作嵌入与创业机会开发［M］．北京：科学出版社，2009．

［79］蔡晓珊，陈和．知识型企业创业的关键环境要素探讨：基于SEM模型的实证研究［J］．中央财经大学学报，2016，10（1）：115－122．

［80］胡鞍钢，杨竺松，鄢一龙．就业发展"十三五"基本思路与目标——构建更高质量的充分就业型社会［J］．北京交通大学学报（社会科学版），2015，14（1）：1－6．

［81］徐建军，王明东．创新与超越：大学生创业教育的就业价值研究［J］．学术论坛，2013（4）：206－209．

［82］吴晓光，樊亚宾．大学生创业型就业的问题及对策研究［J］．河北经贸大学学报（综合版），

2011，11（1）：95 – 98.

　　［83］游磊，孙荣华．经济下行趋势下大学生"就业 – 创业"互动性研究［J］．四川理工学院学报（社会科学版），2015，30（5）：94 – 105.

　　［84］刘桂华．论高校创业型就业教育与创新型人才培养［J］．中州学刊，2010（3）：135 – 137.